国家性病监测检 培训教程

U0591889

——梅毒分册

主　审　潘柏申　复旦大学附属中山医院

总主编　杨天赐　厦门大学附属中山医院

　　　　　顾伟鸣　上海市皮肤病医院（同济大学附属皮肤病医院）

主　编　赵飞骏

副主编　刘双全　陆海空　庄鸣华

编　者（按姓氏笔画排序）

　　　　　庄鸣华　上海市疾病预防控制中心

　　　　　刘　鹏　南华大学衡阳医学院

　　　　　刘双全　南华大学附属第一医院

　　　　　肖勇健　南华大学附属第二医院

　　　　　陆海空　上海市皮肤病医院（同济大学附属皮肤病医院）

　　　　　赵飞骏　长沙市中心医院（南华大学附属长沙中心医院）

　　　　　姚江辰　南华大学衡阳医学院

　　　　　黄澍杰　南方医科大学皮肤病医院

　　　　　彭　静　华中科技大学同济医学院附属同济医院

　　　　　童曼莉　厦门大学附属中山医院

人民卫生出版社
·北　京·

图书在版编目（CIP）数据

国家性病监测检验技术规范培训教程．梅毒分册 / 赵飞骏主编 . -- 北京：人民卫生出版社，2025. 7.
ISBN 978-7-117-38298-4

Ⅰ. R759-65

中国国家版本馆 CIP 数据核字第 2025M0F578 号

| 人卫智网 | www.ipmph.com | 医学教育、学术、考试、健康，购书智慧智能综合服务平台 |
| 人卫官网 | www.pmph.com | 人卫官方资讯发布平台 |

国家性病监测检验技术规范培训教程——梅毒分册
Guojia Xingbing Jiance Jianyan Jishu Guifan
Peixun Jiaocheng——Meidu Fence

总 主 编：杨天赐　顾伟鸣
主　　编：赵飞骏
出版发行：人民卫生出版社（中继线 010-59780011）
地　　址：北京市朝阳区潘家园南里 19 号
邮　　编：100021
E - mail：pmph @ pmph.com
购书热线：010-59787592　010-59787584　010-65264830
印　　刷：北京瑞禾彩色印刷有限公司
经　　销：新华书店
开　　本：787 × 1092　1/32　**总印张：**18.5
总 字 数：355 千字
版　　次：2025 年 7 月第 1 版
印　　次：2025 年 7 月第 1 次印刷
标准书号：ISBN 978-7-117-38298-4
定价（共 5 册）98.00 元

打击盗版举报电话：**010-59787491**　**E-mail：WQ @ pmph.com**
质量问题联系电话：**010-59787234**　**E-mail：zhiliang @ pmph.com**
数字融合服务电话：**4001118166**　**E-mail：zengzhi @ pmph.com**

序

性传播疾病作为全球重大公共卫生挑战，其防控成效直接关系到一个国家的全民健康水平与社会发展质量。世界卫生组织数据显示，性传播感染（STIs）已构成全球疾病负担的重要组成。中国传染病年报数据显示，梅毒和淋病长期位居法定报告传染病前列。STIs 严重威胁"健康中国 2030"和"优生优育"的国家健康战略。基于疾病危害程度和流行风险，我国将梅毒、淋病、生殖道沙眼衣原体感染、尖锐湿疣和生殖器疱疹列为重点监测性病。

实验室检测技术是性病防控体系的核心支柱。当前，我国性病检测能力建设面临三重挑战：一是病原体变异导致的诊疗挑战，如淋病奈瑟球菌耐药基因突变；二是检测技术多元化带来的质量控制难题，包括传统血清学检测与核酸扩增技术的标准化衔接；三是基层医疗机构检测能力不均衡问题。这些挑战亟须通过国家级技术规范予以系统解决。

本丛书针对上述五种重点监测性病进行编写，其意义在于：构建了覆盖五种重点监测性病的"检测技术矩阵"，创新性地整合了病原体培养、抗原检测、分子诊断和耐药监测等技术模块；建立了贯穿操作流程的质量控制指标体系；特别针对梅毒血清学诊断的"前带现象"、淋病耐瑟球菌冻存和复苏等关键技术难点提供了标准化解决方案。本丛书将显著提升三个能力,包括疫情早期预警能力、实验室精准诊断能力和耐药监测响应能力,是我国性病领域检验、医疗、预防和科研工作者从入门进阶精通的重要参考工具书。

谨向为本丛书编写作出贡献的专家学者、一线工作者致以崇高敬意!让我们携手推进中国性病防控事业高质量发展,为全球公共卫生治理贡献中国智慧和中国方案!

中国医学科学院/北京协和医学院皮肤病医院
(研究所)原副院(所)长
中国疾病预防控制中心性病麻风病控制中心   张国成教授
原常务副主任
中国科学技术协会第七、八、九届全委会委员

2025 年 6 月

前　言

根据中国传染病年报数据,性传播疾病(STDs)长期位居法定传染病前列,梅毒、淋病、尖锐湿疣、生殖道沙眼衣原体感染和生殖器疱疹等疾病因其高流行风险和对公共卫生的严重威胁,被列为国家监测性病。性病不仅直接影响个体健康,并与人类免疫缺陷病毒(HIV)感染存在协同作用——性病导致的炎症或溃疡会提升 HIV 感染风险,而 HIV 感染者的免疫缺陷又会加速性病进展,形成恶性循环,从而加剧疾病传播和社会负担。现代医学检验技术在性病防控中发挥着不可替代的作用,尤其是在早期检测、精准诊断和疫情监测等方面。

随着病原生物学、免疫学、分子生物学等学科的快速发展,性病检测技术不断革新,为疾病标志物的发现和临床应用提供了强有力的支持。然而,性病检测技术的复杂性和专业性要求从业人员不仅要具备扎实的医学背景,还需要接受持续的专业培训,特别是在质量管理体系和技术标准化方面。提升性病检测能力和临床诊断水平,不仅是防控性病的关键,更是保障公共卫生安全、实现国家健康战略目标的重要举措。

本丛书共分五册,分别涵盖梅毒、淋病、尖锐湿疣、生殖道沙眼衣原体感染和生殖器疱疹。丛书以疾病诊疗需求为导向,系统整合了病原生物学、免疫学、分子生物学等多学科检测技术,以基础理论、基本实践、基层应用、前沿科研为导向,重点突出操作流程、质量控制、技术应用和管理能力的解决方案。本丛书为临床医生、医学检验人员和卫生管理者提供了专业化技能提升和管理水平优化的权威指导。

本丛书汇聚了全国具有丰富临床实践、基础科研和技能培训经验的一线专家,是理论与实践紧密结合的成果。丛书聚焦于国家监测的五种性病,从精准诊疗的角度,系统规范了检验技术的核心要领和质量要求,深入解析了基础理论与实践技能。书中列举了大量检测系统和应用策略的实践经验,并针对常见问题提供了切实可行的解决方案。无论是主题选择、核心体裁还是表述形式,均体现了创新性和实用性。

值得一提的是,本丛书开创性地解析了梅毒螺旋体动物模型建立、病原体组织细胞培养、耐药表型和基因分析等前沿技术方法,并详细介绍了病原体菌株保存和复苏的实验流程。此外,丛书还紧密结合国家卫生行业标准《梅毒非特异性抗体检测指南》,以及世界卫生组织倡导的梅毒螺旋体形态学检测,专门拍摄了技术操作视频,为读者提供更直观的学习资源。

本丛书的编写得到了社会各界的大力支持,特别是资深专家的悉心指导。在此,编委会对所有支持者和编

写团队的辛勤付出表示由衷的感谢！尽管我们力求尽善尽美，但限于时间和能力，书中难免存在疏漏与不足，恳请广大读者和专家不吝指正。

杨天赐　顾伟鸣
2025 年 6 月

目 录

第一章　绪　论

一、概述

梅毒是由苍白密螺旋体苍白亚种(*Treponema pallidum subp pallidum*,TP),即梅毒螺旋体,感染人体所引起的一种系统性、慢性性传播疾病,可引起人体多系统多器官的损害,产生多种临床表现,导致组织破坏、功能失常,甚至危及生命。"性传播感染"(sexually transmitted infections,STIs)是指病原体通过性接触导致的感染,但可能尚未引发明显症状或疾病状态。"性传播疾病"(sexually transmitted diseases,STDs)是指一种通过性接触感染病原体导致明显的临床症状或病理改变的疾病状态,该疾病状态是由感染发展而来。需注意的是,所有STDs均由STIs发展而来,但并非所有STIs都会进展为STDs。

二、流行病学与传播途径

2022年,世界卫生组织(World Health Organization,WHO)估计全球有800万名15~49岁成年人感染梅毒。一些国家对梅毒进行系统性监测的数据显示,先天性梅毒,以及男男性行为者梅毒病例大幅增加。2018—2022年期间,美国报告的梅毒病例数增加了80.1%(从115 064

例增加到 207 255 例),其中先天性梅毒病例数增加了 183.4%。美国疾病预防控制中心对快速增加的梅毒和先天性梅毒病例深感忧虑。欧盟国家经历了 2020—2021 年期间的低发病率,然而 2022 年梅毒报告病例数与上一年相比增加了 34%。2022 年,其中有 14 个欧盟 / 欧洲经济区国家报告了 69 例确诊的先天性梅毒病例,而其他 11 个国家报告零病例。从 2009 年以来,我国新发梅毒病例常年位居法定乙类报告传染病的第 3 位。

梅毒主要通过性接触传播,也可以通过输血或经医疗器械非性接触的方式感染,梅毒孕妇可在妊娠、分娩过程中传染给胎儿。

三、病原体特征

梅毒螺旋体隶属于螺旋体目(Spirochaetales)螺旋体科(Spirochaetaceae)密螺旋体属(*Treponema*),是一种细长、两端尖直、运动活泼的螺旋形微生物。梅毒螺旋体具有几个明显不同于其他原核生物的特征。

第一,梅毒螺旋体菌体透明,不易着色,使用暗视野显微镜能直接观察到具有较强折光性的菌体;也可采用 Fontana-Tribondean 镀银染色试剂将其染成棕褐色。梅毒螺旋体长 6~20μm(相当于 2 个红细胞直径),宽 0.1~0.2μm,经镀银染色后显微镜下可见两端纤细的 6~14 个较为致密规则的螺旋。

第二,梅毒螺旋体基因组比多数原核生物小,为环状双股 DNA,大小为 1 138kb,无染色体外的遗传物质。梅毒螺旋体 DNA 中鸟嘌呤 + 胞嘧啶(G+C)(%)含量高,为 52.8%。

第三,梅毒螺旋体是一种微需氧菌,缺乏抵抗氧毒性作用的酶,如超氧化物歧化酶、过氧化氢酶及过氧化物酶。烟酰胺腺嘌呤二核苷酸(nicotinamide adenine dinucleotide,NADH)氧化酶是梅毒螺旋体唯一与氧利用有关的酶。因此,梅毒螺旋体能利用 O_2,但抵抗氧毒性作用差,只能在特定的低氧环境中生存。

第四,梅毒螺旋体属于革兰氏阴性菌,但其外膜的组成与其他革兰氏阴性菌明显不同。梅毒螺旋体的基因组缺乏脂多糖生物合成基因,缺乏合成延伸长链脂肪酸基因,因此不产生内毒素和外毒素。梅毒螺旋体外膜中的膜蛋白稀少,仅含有罕见的整合蛋白。

第五,梅毒螺旋体是一种人类专性寄生菌,其 DNA 复制、转录、翻译和修复系统完整,但生物合成能力与代谢能力有限,主要通过丙酮酸和草酰乙酸途径进行有限的氨基酸代谢,利用磷酸烯醇式丙酮酸酶或丙酮酸酶合成天冬氨酸,需要利用转运蛋白从宿主中获得必需的营养物质。

现有技术条件下,由于梅毒螺旋体生物学特性和培养条件的严苛性限制了其体外培养技术的实际应用,目前仅可在动物体内进行有限代际的繁殖并保持生物毒性。

四、发病机制

梅毒的致病机制主要由梅毒螺旋体的侵袭、免疫逃逸及宿主免疫反应共同介导。病原体通过黏膜或皮肤破损侵入人体后,在局部繁殖并引发炎症反应,形成一期梅毒的硬下疳;随后经淋巴和血液播散至全身,导致二期梅毒的广泛皮疹和黏膜病变。梅毒螺旋体通过抗原变异(如 TprK 蛋白)、低免疫原性外膜及隐匿存活等方式逃避免疫清除。宿主的免疫应答(如巨噬细胞和 T 细胞浸润)虽有利于控制感染,但过度炎症反应可引发血管炎、肉芽肿性病变及组织坏死等,导致三期梅毒的心血管、神经或骨骼等不可逆损伤。慢性感染中,免疫系统与病原体的长期博弈最终表现为潜伏感染或晚期器官损害,其病理损伤多由免疫介导而非病原体直接毒性所致。

五、临床表现与治疗

梅毒螺旋体可侵犯人体全身的组织器官,包括中枢神经系统。梅毒的临床表现复杂,现症病例可以产生各种类型皮肤黏膜体征和机能异常症状,隐性病例却可以无明显临床表现和机能异常。因此,梅毒危害具有长期性、渐进性,可导致机体神经系统、心血管系统不可逆的损害,甚至死亡。梅毒螺旋体所致的 STIs 可增加感染人类免疫缺陷病毒(human immunodeficiency virus,HIV)的风险。

根据传染途径不同,梅毒分为后天性梅毒(获得梅毒)和先天性梅毒(胎传梅毒,图 1-1)(表 1-1)。后天性梅毒根据不同病程分为一期梅毒(图 1-2)、二期梅毒

(图 1-3)和三期梅毒(图 1-4)。梅毒螺旋体可侵犯人体全身各个器官,包括中枢神经系统、心血管系统和骨骼系统等。早期梅毒患者的皮肤黏膜溃疡具有非常强的传染性,晚期梅毒主要呈现进行性,甚至是不可逆的累积性病理损害。梅毒孕妇可通过垂直传播导致先天性梅毒。常见梅毒名称分类详见表 1-2。

治疗梅毒首选的药物是青霉素,患者治疗过程中通常需要随访 2 年,通过临床症状的变化与实验室结果可以评估疗效。

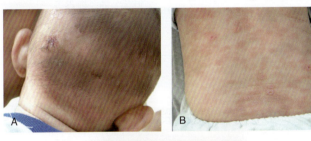

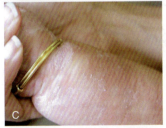

图 1-1　新生儿先天性梅毒临床表现
A. 后脑; B. 背部; C. 手臂的斑丘疹。

表 1-1 梅毒分类分期表

分类	分期	时间 / 条件	主要临床表现
后天性梅毒	一期梅毒	感染后 10~90 天	硬下疳(无痛性溃疡)、局部淋巴结肿大
	二期梅毒	感染后 4~10 周	梅毒疹(手掌 / 足底)、扁平湿疣、黏膜斑
	早期潜伏梅毒	感染≤2 年	无临床表现,仅血清学阳性
	晚期潜伏梅毒	感染>2 年	无临床表现,仅血清学阳性
	三期梅毒	感染>2 年	树胶肿、心血管梅毒(主动脉瘤)、神经梅毒等
先天性梅毒	早期先天性梅毒	出生~2 岁	皮疹、肝脾肿大、骨软骨炎
	晚期先天性梅毒	>2 岁	哈钦森三联征(哈钦森牙、神经性耳聋和间质性角膜炎)
	潜伏先天性梅毒	出生后无症状	无临床表现,仅血清学阳性

表 1-2 常见梅毒名称分类

分类方式	类型
传播途径	垂直传播(先天性梅毒)、横向传播(后天性梅毒)
临床表现	显性梅毒、潜伏梅毒(隐性梅毒)
症状进展	一期梅毒、二期梅毒、三期梅毒
侵犯部位	神经梅毒、心血管梅毒、成骨梅毒
感染人群	儿童梅毒、孕妇梅毒、老年梅毒
病程时长	早期梅毒(≤2 年)、晚期梅毒(>2 年)
传染倾向	现症梅毒(传染性)、既往梅毒(陈旧梅毒)

梅毒分册

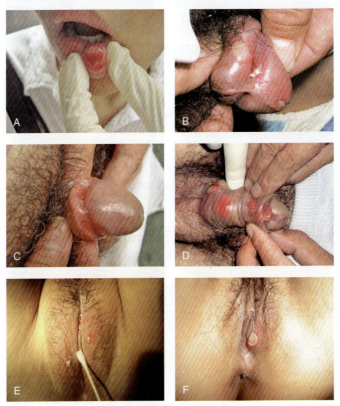

图 1-2　一期梅毒临床表现

A. 口唇黏膜硬下疳；B. 冠状沟黏膜硬下疳（合并淋病感染）；C. 冠状沟黏膜多发性硬下疳；D. 阴茎皮肤和冠状沟系带黏膜多发性硬下疳；E. 女性外阴硬下疳；F. 女性外阴硬下疳（溃疡表面结痂）。

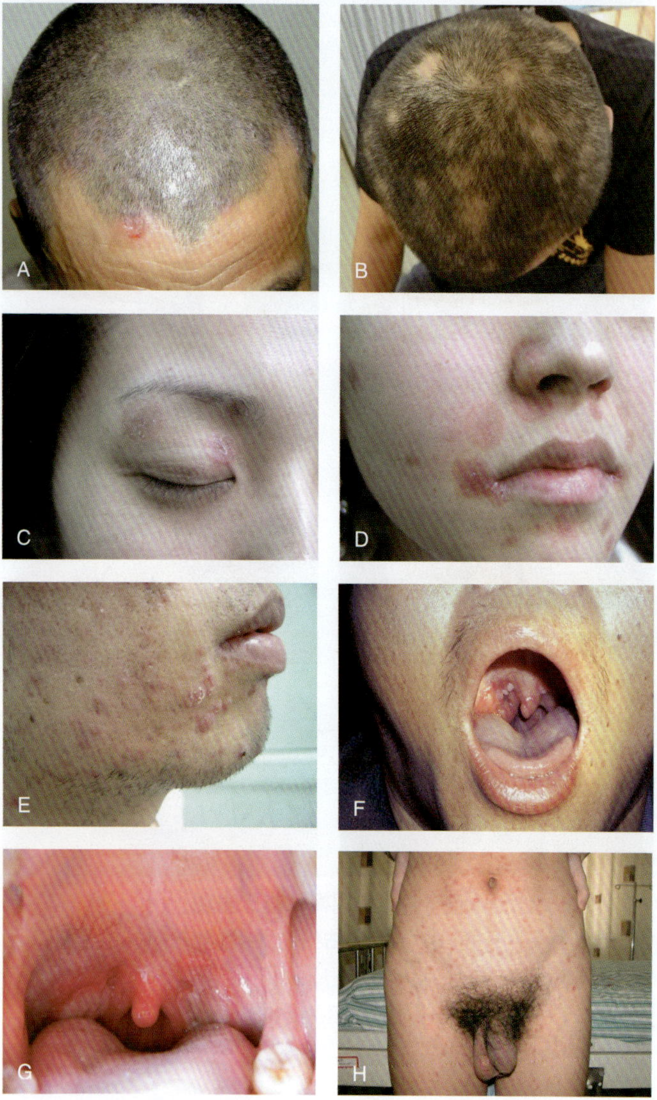
A
B
C
D
E
F
G
H

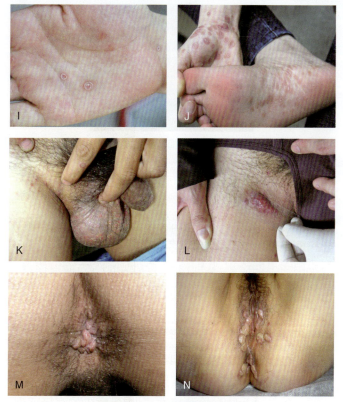

图 1-3　二期梅毒临床表现

A. 头皮斑丘疹；B. 梅毒性脱发；C. 眼睑周围斑丘疹；D. 口唇周围斑丘疹；E. 脸部斑丘疹(合并艾滋病)；F、G. 咽部黏膜扁平湿疣；H. 躯干斑丘疹；I. 手掌斑丘疹；J. 手掌、脚和脚趾斑丘疹；K. 阴囊扁平湿疣；L. 腹股沟肉芽肿(合并 HIV 感染)；M. 肛周扁平湿疣；N. 女性外阴和肛周扁平湿疣。

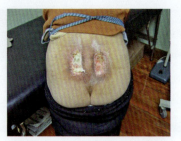

图 1-4　三期梅毒树胶肿表现

六、检测与诊断

由于梅毒具有复杂的临床特征、漫长的病程,梅毒流行病例基数大以及无症状感染等因素,检验技术及其综合应用在早期检测、鉴别诊断、疗效监测等方面发挥着不可替代的作用,同时加强梅毒筛查是提高梅毒防治效率的重要环节。

不同病程梅毒患者各类组织中梅毒螺旋体分布不同,以及体液标本的核酸提取效率差异大等因素,全球梅毒基因检测尚未进入临床常规使用阶段。亟待开发梅毒病原学的分子生物学检测技术,以提供感染的直接证据,并在早期感染、脑脊液标本、先天性梅毒等鉴别诊断中发挥独特优势。

梅毒的临床实验室检查中,目前主要依赖梅毒非特异性抗体和梅毒特异性抗体的检测,而梅毒的确诊通常需要结合流行病学史、临床表现和实验室检查结果,综合评估后做出诊断。

七、疾病管理

梅毒是可治愈的性传播疾病。WHO 支持全球政府响应《艾滋病毒、病毒性肝炎和性传播感染 2022—2030 年全球卫生部门战略》。WHO 建议正确使用避孕套，这是预防包括艾滋病毒在内的 STIs 非常有效的方法之一。各国应开展实验室检测以支持诊断，利用实验室检测结果作为治疗 STIs 的依据，从而加强病征管理。采用先进的技术方法，持续地加强对 STIs 流行趋势的监测能力。鼓励向性活跃人群宣传 STIs 常识，特别是临床医疗一对一的咨询服务可以提高 STIs 暴露前后预防、更新医学常识和性伴教育的效率。

大多数梅毒患者感染时并无明显症状，这使得在人群中这类患者通常难以被发现；即使有症状，有时候其症状表现也是非特异性的。因此，实验室检测技术是梅毒防控的重要支撑。近年来国家对预防疾病和保障公共卫生安全给予了大量基础投入，为性传播性疾病的诊断奠定了良好的基础，有助于无症状梅毒螺旋体感染的诊断。此外，为了减少随访缺失造成诊疗不完整，应推进高质量的即时检验（point-of-care testing，POCT）（包括免疫学和分子生物学方法）的临床应用。

应该兼顾患者症状和本地疾病流行背景，参考权威机构颁布的指导原则，实施科学的疾病管理。了解就诊者的性行为方式、评估梅毒的风险和注意临床表现是进行梅毒筛查的基础。大部分情况下患者的医学常识背景

11

和表述能力可能干扰临床医生的判断,而且感染可以是无症状的,梅毒的实验室筛查是确诊感染的重要环节。梅毒螺旋体感染通常会增加 HIV 感染的风险,还可能促进 HIV 交叉感染的发生和发展,因此对高危人群梅毒与HIV 伴随检测对精准诊疗具有重要意义。

在我国优生优育和保护妇女儿童政策支持下,所有孕妇在第一次产检时(妊娠 3 个月内)都要接受梅毒和HIV 血清学筛查。梅毒孕妇的性伴要接受评估、检测和治疗(或预防性治疗)。如果孕妇在妊娠期间有感染梅毒的风险(如吸毒、感染其他性病、多个性伴、新的性伴,或性伴感染性病),应在妊娠 28 周和分娩时再次进行梅毒检测。

由于医疗技术人员缺乏专业培训、公众缺乏性病认知等因素阻碍了性病的防治效果。因此,实验室要加强技术人员专业技能操作,以及持续进行岗位培训。临床医生要了解检测技术的适用性和局限性,疾病管理人员要掌握梅毒疾病自然发生和发展的规律和诊疗特征,杜绝依赖单一血清学指标来判断是否"误诊"的管理模式,需多方协作共同提高梅毒诊疗服务质量和疾病管理能力,以减少过度诊断潜伏梅毒和漏诊早期梅毒的临床问题。

八、疫苗与研究

研究人员几十年来尝试了多种梅毒疫苗开发策略,包括灭活疫苗和亚单位重组疫苗,但梅毒疫苗的有效性仍然不确定。在早期疫苗研究中,人们发现通过对梅毒螺旋体进行辐射减毒后接种实验兔可产生有效的保护,尽管这种策略并不适用于人类,但它证明了梅毒疫苗开发是一个控制传播感染的有效途径。同时,既往感染的患者再次感染梅毒会产生一定的抵抗性并减弱其临床表现,且更有可能进入早期潜伏感染,这说明梅毒感染在一定程度上影响了二次感染的免疫应答。

直到 2018 年,梅毒疫苗开发的主要障碍之一仍是梅毒螺旋体无法实现体外无细胞培养,这使大多数研究的重点转向重组外膜蛋白。虽然这些蛋白并不能完全抵抗梅毒螺旋体的感染,但都能表现出一定的预防效果,即包括诱导强烈的体液免疫反应,更少的溃疡病变,更快的病变恢复,或抑制梅毒螺旋体传播到远端器官。这些研究提供了有关外膜蛋白、免疫方案和潜在疫苗靶点有意义的信息。生物信息学工具的进步也促进了额外的假定外膜蛋白鉴定,以及预测结构模型和 B 细胞表位。有研究结果表明,建立对梅毒螺旋体的保护性免疫,促进未来疫苗的开发仍需要很长的时间,同时也进一步强调了该病原体的低免疫原性。

1998 年,研究人员首次完成了对 Nichols 标准株的全基因组测序分析,全基因组序列在密螺旋体属不同亚种之间的同源性高达 98%。在研究中常用的靶基因有 *tp0574*、*polA*、*fla*、*bmp*、16S rRNA 等。随着检测技术的进步,梅毒螺旋体分子生物学检测也衍生出多种检测方法如荧光定量聚合酶链式反应(polymerase chain reaction,PCR)、环介导等温扩增技术、转录介导扩增试验技术、多重探针检测技术等,这些技术在梅毒螺旋体的检测、分型、耐药检测等方面中有望发挥不可替代的作用。

　　分子生物学检测在梅毒诊断中潜力巨大,然而由于在血液标本中无论梅毒疾病阶段如何,灵敏度均不理想,而通过无创取样获得的样本(如唾液、溃疡分泌物等)可能是更有希望应用于临床的检测标本,同时,开发研究新型检测技术,如成簇规则分散短回文序列(clustered regulatory interspaced short palindromic repeat,CRISPR)技术联合 PCR 检测,以及寻找更高效的样本处理及基因富集方法,开发更加简便、快速高效的 POCT 技术应是今后应关注的研究方向。

第二章　梅毒螺旋体病原学检测

目前梅毒螺旋体尚无法实现有效的体外无细胞人工培养，可以通过动物接种、暗视野显微镜、镀银染色、基因扩增等病原学检测方法确认梅毒螺旋体在体内存在的证据。

第一节　暗视野显微镜检测

WHO 推荐在性病诊疗机构开展梅毒螺旋体暗视野检测。用最短的时间筛选早期梅毒病例并且进行治疗干预，是最有效的预防病理损害、阻止梅毒传播的措施之一。我国绝大部分现有的实验室具备开展暗视野显微镜检测的条件。

一、实验准备

1. **设备**　暗视野显微镜、长柄椭圆形的钝口刮器（图 2-1）等。

2. **耗材和试剂**　载玻片、盖玻片、滴管、注射器具、生理盐水、乳胶手套、无菌干棉球 / 或棉拭子、75% 乙醇棉球、酒精灯等（图 2-2）。

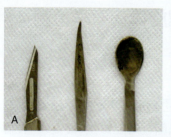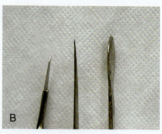

图 2-1 不同类型的刮器平面(A)和侧面(B)图

左侧是过去推荐使用的手术刀,锐利锋口容易增加溃疡面损害和操作风险;中间是自制的刀形刮器,尽管打磨钝口锋面,但是尖锐端口限制了特殊部位的采样操作;右侧是自制打磨成钝口、椭圆形的刮器,无论是外阴,还是咽部和宫颈等特殊部位标本都可以采集,并且患者依从性好,有利于采集高质量的标本。

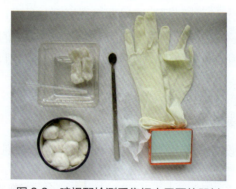

图 2-2 暗视野检测采集标本需要的器材

75% 乙醇棉球仅限用于消毒器具,切忌擦拭溃疡;无菌滴管用于滴加生理盐水;长柄椭圆形钝口刮器;无粉乳胶手套;洁净载玻片和盖玻片。

二、实验原理

　　自然光通过暗视野显微镜下聚光器透镜后产生有差异的折射率,利用这种物理现象可以辨别细微的不同物质。暗视野显微镜的聚光器仅允许光线从边缘投射到载玻片,被聚焦于物体表面(图2-3),通过观察物体不同的折射率、长度、螺旋、外形、活力、运动方式等,比对梅毒螺旋体形态学描述,以及流行病学和临床皮损溃疡特征,可识别梅毒螺旋体。

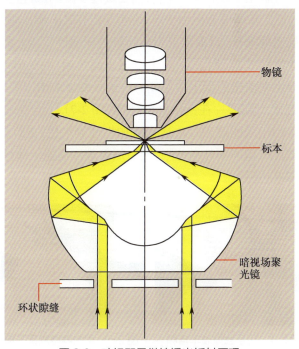

图 2-3　暗视野显微镜透光折射原理

三、实验步骤

(一) 采集标本

1. **硬下疳** 戴乳胶手套触摸(用刮器触碰)并观察不同部位的硬下疳皮损特征(疼痛性、软硬度、对称性、泛发性)(图2-4、图2-5)。用无菌干棉球/或棉拭子蘸取无菌生理盐水,轻轻擦去皮损上的污物(图2-6),并用钝口刮器轻轻地刮拭皮损边缘隆起组织(图2-5)。刮器与皮损接触角度倾斜45°左右,需要缓慢多次刮拭,直至刮拭时感觉皮肤摩擦阻力变小,说明开始有渗出液,同时观察患者疼痛反应(梅毒患者的特征为无痛硬下疳),再次用生理盐水棉球/拭子擦去皮损表面污垢(图2-6)。当皮损出现清澈的渗出液后用一次性吸管吸取渗出液(或者直接用载玻片在刮拭部位压印,图2-7),于含有皮肤损害渗出液的载玻片中适当滴加生理盐水(图2-8)。以盖玻片充盈但不外溢为限,随后用盖玻片覆盖液体标本(图2-9),备用。

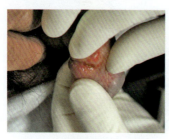 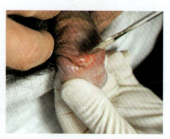

图2-4 用手触摸硬下疳和观察溃疡特征　　图2-5 用刮器感触硬下疳和观察溃疡特征

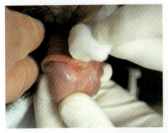

图2-6 用生理盐水棉球擦拭污垢

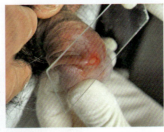

图2-7 用载玻片压印渗出液

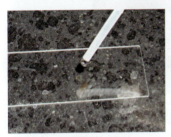

图2-8 滴加生理盐水

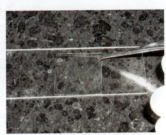

图2-9 用盖玻片覆盖液体标本

2. **淋巴结** 无菌操作消毒疑似感染淋巴结表面皮肤（腹股沟肿胀、质地有弹性、无疼痛感的淋巴结，图2-10），用无菌干棉球擦干后，用一手的拇指和食指固定淋巴结，另一手手持无菌注射器吸取 0.3mL 无菌生理盐水，与淋巴结纵向平行，与皮肤成 30° 穿刺进入淋巴结的实质中心。随后向淋巴结内注射生理盐水，注射器位置不要移动，再用固定淋巴结的手指轻轻捏淋巴结数次，注射器吸取淋巴结中生理盐水组织液。如此反复数次注射 - 吸取操作，直至看到注射器中明显浑浊的组织液，拔出注射器后，用无菌干棉球按压穿刺点止血。最后将组织液滴到载玻片上(注意不要再补加生理盐水),覆上盖玻片,置于暗视野显微镜下检查。

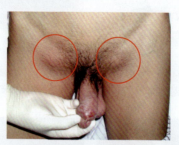

图 2-10 采集腹股沟肿大淋巴结结节标本
(红色圈标注)

3. **咽部扁平湿疣** 将刮器伸到咽部损害部位(图 1-3F、图 1-3G),缓慢刮拭,减少咽部反射性吞咽动作,同时观察患者疼痛反应(很重要)。随后将刮器上的分泌物擦到载玻片上,如此反复数次,直至有明显的液态标本。于玻片中滴加生理盐水,加盖玻片后置于暗视野显微镜下观察。

4. **手掌、脚趾** 因为这些部位角质层比较厚(图 1-3I、图 1-3J),操作需要耐心。用生理盐水沾湿刮器,沿着蛎壳状皮损外缘带点压力刮拭数分钟,嘱患者等待 10 分钟,再次加重力度刮拭皮损,直至感觉润滑感,稍等片刻观察到明显渗出后,压印渗出液,于玻片中滴加生理盐水,加盖玻片后置于暗视野显微镜下观察。

5. **斑丘疹** 在头部皮损边缘略带压力缓慢刮拭(图 1-3A),直至润滑感,稍等片刻观察到有明显渗出后压

20

印渗出液,于玻片中滴加生理盐水,加盖玻片后置于暗视野显微镜下观察。

(二)暗视野显微镜检测

1. 暗视野显微镜准备 应使用带电光源的暗视野显微镜。取下普通光学显微镜的聚光器,更换同款显微镜适配的干式暗视野聚光器。

2. 暗视野显微镜光路调整 在载物台上标本夹之间插入一张白纸,打开光源,将暗视野聚光镜调升至白纸上出现最强光斑,调节聚光器水平位置按钮,将光斑调至目镜视野中央,调节聚光器上光栅直至白纸上出现均匀、最强照度的光环。

3. 暗视野显微镜检测 将标本载玻片置于载物台上,用标本夹固定。先用 4× 物镜对标本进行聚焦,随后转换为 10× 物镜观察标本中红细胞、杂菌(皮损渗出液有利于皮肤表面杂菌繁殖)、药膏颗粒(如果患者涂抹外用制剂)等,评估标本制备质量。找到杂质相对比较少的区域后,转换为 40× 物镜寻找具有活力的螺旋体,通过比对梅毒螺旋体形态学描述,以及流行病学和临床皮损溃疡特征以识别梅毒螺旋体。

四、质量标准和结果判断

(一)质量标准

1. 梅毒螺旋体形态 需观察螺旋体的形态、活力和运动方式等指标。因此,要求标本离体后的 20 分钟内进行暗视野显微镜下观察。

(1)暗视野显微镜 40× 物镜下菌体形态：高折光性、灰白色的菌体为 6~20μm（1~2 个红细胞直径），有规则的螺旋、两端纤细且没有钩状。

(2)菌体活力和运动方式：动物感染菌液标本应超过 80% 菌体呈现活动状态，临床皮损标本的菌体活力会受不同病程、皮损部位、采样质量、就诊前是否用药等因素影响。以菌体纵轴中部强烈蛇形扭动为主要运动方式，偶尔可见沿纵轴螺旋状和弹簧状的运动方式。

2. 显微镜下的梅毒螺旋体会有体型大小、活力强弱的细微差异。当标本中梅毒螺旋体达 10^5 条 /mL 时，暗视野显微镜检测可达 80% 的灵敏度。动物感染标本观察到的梅毒螺旋体形态要粗、长、活力强，偶尔可以看到增殖期的螺旋体。患者皮损部位标本随着病程进展，或者使用过非敏感性抗生素等因素，溃疡组织微环境不利于梅毒螺旋体生存，以及菌株分子分型等因素差异影响，可观察到菌体长度缩短、直径变小、活力下降，甚至出现没有活力的梅毒螺旋体。

(二) 结果判断

1. 溃疡质地硬，采集过程中患者没有疼痛感。

2. 暗视野显微镜下观察到螺旋体特征符合梅毒螺旋体形态学描述、流行病学和临床皮损溃疡特征，可报告"找到梅毒螺旋体"，否则报告"未找到梅毒螺旋体"。对没有活力螺旋体形态的疑似标本，建议立刻重新采集标本检测。

五、临床意义

1. WHO 推荐梅毒螺旋体形态学为筛选现症梅毒必备检测项目之一。若在暗视野显微镜检测找到梅毒螺旋体,患者可被确诊为早期梅毒(一期或二期梅毒)。

2. 无论是否找到梅毒螺旋体,对患者都应在首诊时采集血液标本进行梅毒非特异性和特异性抗体检测。首诊时免疫学检测结果是未来评估患者治疗转归和判断治愈的基线数据。

3. 即使标本中未发现梅毒螺旋体,患者也不能排除感染梅毒。需要结合病史和临床表现,补充免疫学检测进行鉴别诊断。即使是经验丰富的实验人员,暗视野显微镜单次检测的阳性率也不到 50%。随着皮损趋于自然愈合,检测阳性率呈现显著下降的趋势。可对高度疑似患者进行同一个皮损重复检测或多个皮损同步检测,以提高阳性率。

六、关键技术

(一)专业培训

技术人员应接受操作技能的专业培训,无论多么完善的理论教学都不能替代实践。推荐由经过技术培训的实验室技术人员采集标本。扫描二维码观看操作演示视频。

ER 2-1
梅毒螺旋体
形态学检测

(二)操作注意事项

梅毒螺旋体感染引起的溃疡是没有疼痛

感的。采样前仔细询问病史和症状、观察皮损表现,有助于判断检测结果。在刮拭皮损过程中,不仅要询问,还要观察患者对疼痛的反应。应避免任何可能增加出血的操作,影响显微镜下观察目标。全程操作应轻、缓,选择皮损边缘部位刮拭。

(三) 采集用具

应杜绝使用手术刀具采集标本,否则会增加安全风险。采集标本的刮器非常重要,应具备如下要素。

1. 刮器为不锈钢材质,以方便消毒和重复使用。

2. 刮器呈椭圆形或圆形,适用于各种角度采集标本。与皮损接触面要钝圆光滑,避免使用尖、锐、锋利的端口增加皮损出血风险,进而影响显微镜下寻找梅毒螺旋体。

3. 刮器带有长柄,可以采集咽部和宫颈等部位的皮损标本。

(四) 保证收集渗出液的有效性

观察活力和运动方式是辨识梅毒螺旋体的指标之一。应使用无菌生理盐水棉球 / 拭子轻轻抹去刮拭后出现的污垢,确保收集的渗出液没有杂质干扰而影响显微镜下观察目标。切忌使用 75% 乙醇溶液消毒或者擦拭皮损部位,否则会导致皮损下梅毒螺旋体死亡。

(五) 渗出液采集方法

采集足量渗出液可以提高检出阳性率。对二期梅毒疹采集标本要有耐心。尤其手掌、脚趾部位角质层比较厚,组织液渗出比较慢。应采用多步采集法,第一次刮拭皮损后,嘱患者等待 5~10 分钟后再进行第二次刮拭,其至第三次刮拭,直至刮拭过程出现润滑感,使组织液渗出更加充分。切忌以挤压皮损部位的方式来试图增加渗出液,这反而会增加出血风险,影响显微镜下观察目标。保证皮损刮拭技能娴熟,以便获取高质量的组织渗出液。

(六) 标本处理

不是每个皮损标本载玻片上都需要滴加生理盐水。滴加生理盐水的主要作用是充盈盖玻片以保存螺旋体活力。但是滴加生理盐水会稀释渗出液,增加寻找螺旋体的难度,甚至导致假阴性结果。因此,在收集的渗出液比较多的情况下,可在渗出液上直接加盖玻片后进行显微镜检测。

有时显微镜下寻找有活力的螺旋体耗时很长,长时间聚焦光源会导致标本脱水和螺旋体死亡。应优先观察高活性区域,避免长时间观察一份标本。

此外,显微镜载物台与物镜的间隙小,在反复调焦过程中很容易使物镜碰到液体标本,增加生物安全的风险。应每次检测后,消毒物镜镜头,同时操作者在操作时应佩戴好防护装备。

(七) 显微镜光源选择

推荐采用干式暗视野聚光器,在观察前调整最佳光路。为了满足暗视野观察效果,过去使用钨丝灯头或高压汞灯光源增强照度,并采用油浸式暗视野聚光器提高光的折射效率;此光源高温可能导致灯源损耗,且聚光后载玻片发烫,每次使用后的保养工作使操作烦琐。如今已改用 LED 光源,在提供足够的照度同时,长时间照射也不会产热。即使在明亮的实验室环境下,只要不在直射太阳光的范围内,操作干式聚光器暗视野显微镜,都可以清晰地观察到活动的梅毒螺旋体。

(八) 标本观察技巧

暗视野显微镜下观察液体标本会有微流动现象,有时是桌面没有调整水平,有时是操作者急促呼吸所致。梅毒螺旋体非常细小,在载玻片和盖玻片间隙中处于不同的焦平面,需要动态移动载物台的水平面,在前后、左右,以及上下方向反复调节不同焦平面来跟随观察。

(九) 选择物镜

暗视野显微镜检测最高倍数观察只需要 40× 物镜。不主张在暗视野下使用油镜观察。香柏油与液体标本的黏稠度差异很大,在盖玻片上加香柏油后会导致盖玻片黏附在物镜上,使其不会随着载玻片同步移动,进而破坏标本制片和增加生物安全方面的风险。

七、局限性

1. 除非有充分的技能水平,否则不建议采集口腔标本进行暗视野显微镜检测。齿垢密螺旋体(*Treponema denticola*)和溃蚀齿密螺旋体(*Treponema phagedenis*)与梅毒螺旋体形态相似,可导致假阳性结果。必要时应比对病史、临床表现、溃疡性质和疼痛程度、菌体形态,以及免疫学检测等特征予以鉴别。

2. 暗视野显微镜检测需要皮肤黏膜损害的组织渗出液,并且病程长的皮损检出阳性率会显著下降。

3. 技术人员掌握暗视野检测的技能水平对检测质量

有决定性的作用,不同技术人员可能会得出完全不同的检测结果。这也是反复强调岗位专业培训注重技能操作的原因。

第二节　镀银染色显微镜检测

当实验室缺少暗视野显微镜,或者想要提高早期梅毒的检出率时,梅毒螺旋体镀银染色显微镜检测是一个实用的方法。

一、实验准备

1. **设备**　普通电光学显微镜、长柄椭圆形钝口刮器等。

2. **耗材和试剂**　载玻片、盖玻片、滴管、注射器具、乳胶手套、无菌干棉球 / 或棉拭子、75% 乙醇棉球、酒精灯、Fontana-Tribondean 镀银染色液(见附录)、加拿大树胶、香柏油、生理盐水等。

3. **对照品**　已知梅毒螺旋体的标本载玻片,梅毒螺旋体 60 条 /HP(40× 物镜)。

二、实验原理

梅毒螺旋体对普通染色液不容易着色,但具有嗜银的特性,其经过 Fontana 银溶液特殊染色后,在普通光学显微镜下观察到的棕色背景下,梅毒螺旋体呈现棕褐色。根据螺旋体长度、螺旋规则和数量、两端纤细等指标,比对梅毒螺旋体形态学描述,以及流行病学和临床皮损溃疡特征,识别梅毒螺旋体。

三、实验步骤

1. **采集标本** 同本章第一节"暗视野显微镜检测"。

2. **镀银染色** 将皮损渗出液或菌液的标本滴加到载玻片上(或压印法将渗出液转移至载玻片上),自然干燥后(阴雨潮湿环境下可置于显微镜灯室上方进行微加热固定),在载玻片背部用记号笔圈出标本印迹部位。随后用罗吉氏固定液固定 2~3 分钟并经流水清洗后,加鞣酸媒染剂 2~3 滴,微加热直至产生蒸气,静置染色 30 秒。流水再次清洗后,加 Fontana-Tribondean 银溶液,微加热产生蒸气,静置染色 30~60 秒,经水洗后自然干燥,滴加少许加拿大树胶封固后加盖玻片。

3. **显微镜检测** 利用普通光学显微镜在 10× 物镜下聚焦染色标本后转换为 40× 物镜,在均质化棕色区域寻找棕褐色螺旋体,仔细观察菌体分布区域和数量;可在盖玻片上滴加香柏油,转换为 100× 物镜仔细辨别菌体长度和形态、两端纤细、螺旋规则和数量等特征,通过比对梅毒螺旋体形态学描述,以及流行病学和临床皮损溃疡特征以识别梅毒螺旋体。

四、质量标准和结果判断

(一) 质量标准

1. 在均匀的棕色背景下,梅毒螺旋体呈棕褐色、长度

6~20μm、6~14 个规则螺旋（100× 物镜下可以辨别螺旋数量）、菌体两端纤细没有钩状（图 2-11、图 2-12）。

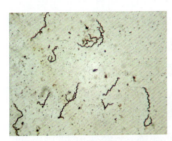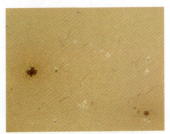

图 2-11　新西兰兔梅毒感染菌液标本涂片镀银染色结果　　图 2-12　梅毒患者硬下疳标本涂片镀银染色结果

2. 比较阳性质控片，观察患者标本染色深浅、背景与菌体反差、杂质分布等制片和染色质量，评估干扰物质影响程度。通常情况下，动物感染标本比患者标本的背景杂质干扰少，菌体形态更粗、长，并且有增殖期的菌体。

（二）结果判断

1. 皮损质地硬，患者没有疼痛感。

2. 镀银染色观察到具有特征性的螺旋体，可报告"找到梅毒螺旋体"，否则报告"未找到梅毒螺旋体"。即使标本中未发现梅毒螺旋体，也不能排除患者的梅毒感染可能。

五、临床意义

1. 镀银染色显微镜检测比暗视野显微镜检测的灵敏度更高，仅需要普通环境和电光源显微镜就可以开展实验。WHO 推荐镀银染色显微镜作为确诊早期梅毒的补充方法,是梅毒诊疗必备技术服务的基本检测项目。镀银染色显微镜检测找到梅毒螺旋体,可作为早期梅毒的诊断依据(一期或二期梅毒)。

2. 无论是否找到梅毒螺旋体,检查的患者都应在首诊时采集血液标本进行梅毒非特异性和特异性抗体检测。免疫学检测结果既可以提高现症梅毒检出率,也可作为评估患者治疗转归和疗效的基线数据。

3. 标本中未发现梅毒螺旋体,不能排除梅毒感染。在皮损接近消退、就诊前用药、采集标本和染色技术缺陷等情况下,可能会降低检出率。必要时应立刻重新采集标本进行检测,并结合病史、临床表现、免疫学、基因扩增等检测结果等进行综合判断。即使是经验丰富的实验人员,镀银染色单次检测的阳性率也不到80%,且随着皮损趋于自然愈合,检测阳性率呈现显著下降趋势。因此可对高度疑似患者进行同一个皮损重复检测或者多个皮损同步检测,以提高阳性率。

六、关键技术

1. 推荐按照附录配方配置的镀银染色试剂,有效期长达1年,其染色效果优于现用现配。应使用玻璃器具配置 Fontana-Tribondean 镀银染色试剂,在硝酸银溶液中滴加氢氧化铵时,银氨溶液滴定至恰好浑浊消失为宜,并置于4~8℃环境避光保存。每次实验应同步阳性质控片染色,监测染色液是否有效。

2. 切忌对标本载玻片过度加热固定,否则会导致螺旋体皱缩、变形,甚至蛋白变性而无法着色;染色过程中不要过度加热导致液体冒泡和翻腾。镀银染色过程容易导致标本脱片。推荐使用黏附载玻片,或者对普通载玻片预先进行洁净处理。流水清洗时不要直接对着标本印迹部位冲洗,而是让水流顺淌过标本印迹部位,并且时间控制在 30 秒内。

3. 加拿大树脂封固后加盖玻片,方便 100× 油镜检测,同时可减少标本氧化脱色并有利于长期保存。

七、局限性

1. 不建议采集齿垢、肛门等部位标本。某些腐生螺旋体可导致假阳性结果。必要时比对病史、临床表现、菌体形态,以及免疫学检测等特征予以鉴别。

2. 硝酸银原料受危化品管理限制,购买前到属地公安部门备案。如果不考虑劳动和经济成本,推荐采购病理科使用的商品化镀银染色试剂。

3. 镀银染色需要皮肤黏膜损害的组织渗出液,并且病程长的皮损检出阳性显著下降。

4. 技术人员掌握镀银染色的技能水平对检测质量有决定性的作用,不同技术人员可能得出完全不同的检测结果。这也是反复强调岗位专业培训注重技能操作的原因。

第三节　梅毒螺旋体分子生物学检测

尽管分子生物学检测技术和理论发展已日趋完善，然而鉴于不同病程梅毒患者各类组织中梅毒螺旋体分布不同，以及体液标本的核酸富集效率差异大的特殊性，我国梅毒基因检测尚未在临床常规使用，目前尚无获得国家药品监督管理局医疗器械注册证的商品化梅毒基因检测试剂，整体检测水平和能力无法满足临床对梅毒诊疗的需求。本节仅介绍梅毒荧光 PCR 试剂(科研用)和自建基因扩增体系。

一、实验准备

1. **设备**　实时荧光 PCR、核酸扩增仪、核酸检测仪、核酸杂交仪、核酸抽提仪、全自动核酸恒温扩增分析系统、生物安全柜、超低温冰箱、恒温高速离心机及多种离心转头、加热模块、超声波粉碎机、普通冰箱、低温冰箱、高压灭菌器、涡轮混匀仪、凝胶电泳仪、凝胶成像仪等。

2. **耗材和试剂**　各种规格带盖尖底离心管、微量移液器、滤芯移液头、乳胶手套、专用工作服和工作鞋、带护套尿道拭子(纤细)、带护套宫颈拭子(粗大)、阴道扩张器、一次性针具、梅毒螺旋体核酸检测试剂盒(荧光 PCR，科研用)、核酸抽提试剂、核酸扩增试剂、琼脂糖、标准分子量、生理盐水等。

3. **分子检测实验室**　具备经省市主管机构审批的临

床基因检测实验室资格。

4. **对照品、质控品和溯源标准物质**　试剂盒配套的阴阳性对照品、梅毒螺旋体 *tpp47* 基因质粒 DNA 标准物质（NIM-RM4602）、定量合成梅毒螺旋体 DNA（BAA-2642SD™）。

二、实验原理

1. **荧光 PCR 法（科研用商品化试剂）**　应用 PCR 结合 Taqman 技术，通过引物探针对梅毒螺旋体的特异性 DNA 核酸片段进行荧光 PCR 检测。

2. **自建基因扩增体系**　通过对特异性基因 *tpp47*、*polA*、16S rRNA、*tpf-I*、*bmp*、*tnpA*、*tnpB* 等片段的核酸扩增，检测梅毒螺旋体。可以采用常规 PCR、巢式 PCR、多重 PCR 等技术。PCR 技术的基本原理类似于 DNA 的天然复制过程，其特异性依赖于靶序列两端互补的寡核苷酸引物。

三、实验步骤

（一）梅毒螺旋体靶标富集

1. **皮损黏膜渗出液**　同本章第一节"暗视野显微镜检测"。

2. **淋巴结穿刺液**　同本章第一节"暗视野显微镜检测"。

3. **脑脊液**　遵从临床诊疗脑脊液采集操作规范。每次脑脊液采集分段收集 2~3 管，宜使用第二管标本。脑脊液在 4℃恒温、10 000~12 000g 条件下离心 10 分钟,弃上清液,仅保留管底 200μL 残留液,悬浮管底沉淀备用。

4. 血液 血液标本的采集和处理参照《静脉血液标本采集指南》(WS/T 661—2020)的要求进行。使用真空乙二胺四乙酸(ethylene diamine tetraacetic acid,EDTA)二钾抗凝管收集至少 10mL 静脉血液,颠倒混匀使血液充分抗凝。按比例添加红细胞溶血素(取自血液分析仪中常规试剂),消除红细胞干扰。静置 60 分钟后,待全血管中呈现透明酱色液体后,在 4℃恒温、10 000~12 000g 条件下离心 10 分钟后弃上清液,仅保留管底 200μL 残留液(若抗凝血在 2 500~2 700g 条件下离心,则离心 15 分钟)。

5. 感染新西兰兔睾丸组织 同本章第四节“梅毒螺旋体动物(新西兰兔模型)接种检测”的流程制备洗脱菌液,备用。

6. 感染新西兰兔血液 于新西兰兔耳背中央静脉或者心脏采集血液,置于抗凝剂管中充分混匀,按照上述全血标本处理流程,浓缩梅毒螺旋体后,备用。

(二)荧光 PCR 法

1. 标本处理 将渗出液或浓缩标本直接加入含 1mL 生理盐水的尖底离心管中,在涡旋振荡器上以点振方式充分洗脱生物标本,弃拭子,压紧管盖。若在 5 个连续工作日进行检测,可置于普通冰箱冷藏,否则置于 −20℃或更低温度环境下冻存。

2. 核酸抽提 提前 30 分钟将试剂恢复室温,按照“标本数量 ×50μL”的公式配置核酸抽提试剂,核酸抽提

液与标本数量 ×1μL 内标混匀。

3. **标本核酸抽提** 提前将标本管恢复至室温,吸取 200μL 置于 1.5mL 尖底离心管中,压紧管盖,于 30℃恒温、18 000g 条件下离心 5 分钟。弃上清液,加生理盐水 1mL。上述条件下重复离心洗涤一次,弃上清液,直接加入 50μL 核酸抽提液至沉淀中。压紧管盖,于 99℃裂解 10 分钟,随后在上述条件下重复离心 10 分钟,取上清液作为 PCR 反应模板。

4. **对照品核酸抽提** 将阳性、阴性对照品各 50μL 置于 1.5mL 尖底离心管,分别加入核酸抽提液 50μL,压紧管盖,于 99℃裂解 10 分钟,随后于 30℃恒温、18 000g 条件下离心 10 分钟,取上清液作为 PCR 对照反应模板。

5. **PCR 扩增试剂配制** 按照"标本数量 ×36μL 核酸试剂 ×0.4μL 酶(Taq+UNG)"公式配制扩增试剂,涡旋振荡器点振数次混匀后于 1 000g 条件下离心数秒。

6. **加样** 反应体系为 40μL。取上述混合液 36μL 置于 PCR 反应管中,分别加入 4μL 标本、阳性对照品、阴性对照品的核酸抽提液,随后压紧管盖,放入 PCR 扩增仪中。

7. **PCR 扩增** 在实时荧光 PCR 仪上,设置反应程序按照 37℃、2 分钟,94℃、2 分钟,再按照 93℃、10 秒,60℃、60 秒,循环 40 次,单点荧光检测设置在 60℃,通道 1 为 6- 羧基荧光素(FAM)、通道 2 为 VIC、通道 3 为 TEXAS RED。并且"passive reference"和"quencher"项均选择"none"。

8. **基线和阈值设定** 基线调整取 6~15 个循环的荧光信号,以阈值线刚好超过阴性对照品检测荧光曲线的最高点。

(三)自建基因扩增体系

1. **引物设计** 参照文献实验方法,从 NCBI 基因库(https://www.ncbi.nlm.nih.gov/)检索苍白密螺旋体亚种的基因序列和生物信息;或在国家基因库用中文或拉丁名输入基因信息(https://mp.weixin.qq.com/s/SH9sElSlQ9WNTxCBRY4I4A)检索和下载序列,用 BioeDIT(http://bioedit.software.informer.com/7.1/)比较不同亚种与拟定靶标基因的同源性信息及基因序列,确定靶标基因序列特异性,合成引物和制定反应体系方案。

2. **反应体系** 包含反应缓冲液(10×PCR Buffer)、脱氧核苷三磷酸底物(dNTP)、耐热 DNA 聚合酶(Taq 酶)、上下游引物、靶序列(DNA 模板)、镁离子等。该体系通常是 20μL。

3. **核酸抽提** 上述浓缩梅毒螺旋体的液体标本按照商品核酸提取试剂盒说明书,对全部标本一次性进行核酸提取,备用。

4. **反应程序和扩增** 模板 DNA 加热至 93℃左右(变性),双链 DNA 解离成为单链,将温度降至 55℃左右,模板 DNA 与引物退火(复性),引物与模板 DNA 单链的互补序列配对结合。DNA 模板-引物结合物在 72℃、DNA 聚合酶作用下,以 dNTP 为反应原料,靶序列为模板,按碱基互补配对与半保留复制原理,合成一条新的与模板 DNA 链互补的半保留复制链(延伸)。通过重复循环变性 - 退火 - 延伸三个步骤,获得更多的"半保留复制链"。每完成一个循环需 2~4 分钟,2~3 小时可将目的基因扩增几百万倍。

5. **扩增产物验证** 以梅毒螺旋体 Nichols 株(或已知阳性标本)为阳性参照,生理盐水(蒸馏水)为阴性参照。按照反应体系和程序,用新合成引物进行 PCR 扩增,配制 1.5%~2.0% 凝胶板,同步设标准分子量,将扩增产物与上样缓冲液混合后,进行 110V 电泳 40 分钟,在凝胶成像仪下比较扩增产物电泳条带的分子量位置、泳道纯净度等指标。割取电泳条带进行纯化、测序,判断引物、反应体系和程序是否符合设计要求(如果使用实时荧光 PCR 进行检测,则应分析 Ct 值并判断检测结果,通过比对阳性标本参比方法检测数据和结果,评估实验方案的有效性)。

四、质量标准和结果判断

(一)质量标准

1. **梅毒螺旋体** 通过离心、裂解红细胞等方法沉淀标本和浓缩梅毒螺旋体,在梅毒螺旋体含量多时沉淀物在暗视野显微镜下可观察到梅毒螺旋体。

2. **荧光 PCR**

(1)阴性对照品检测结果:FAM 通道和 VIC 通道 Ct 栏显示"undetermined"。610 通道 Ct 值 ≤ 38(且有明显 S 形扩增曲线)。

(2)阳性对照品检测结果：FAM 通道和 VIC 通道 Ct 值均 ≤ 35，且有明显 S 形扩增曲线。

(3)阴性：FAM 通道和 VIC 通道均显示"undetermined"，610 通道 Ct 值均 ≤ 38，且有明显 S 形扩增曲线。

(4)阳性判断值：Ct 值 ≤ 38。

3. 自建基因扩增体系

(1)经过电泳分离后，PCR 扩增产物在预期分子量的位置呈现阳性电泳带。

(2)电泳条带纯化产物经过测序检测，符合预期碱基序列。

4. 对于 EDTA 二钾、溶血素等添加物质，需要评估其是否干扰基因扩增效率。

(二) 结果判断

基因扩增值如符合阳性判断，可出具"梅毒基因扩增阳性(科研参考)"报告，否则出具"梅毒基因扩增阴性(科研参考)"报告。

五、临床意义

1. 一期和二期梅毒皮损渗出液、二期梅毒血液，甚至神经梅毒脑脊液的标本梅毒基因扩增均可以呈现阳性结果。由于不同病程梅毒螺旋体在各种组织中的浓度分布差异非常大，并且受梅毒螺旋体标本浓缩方法、梅毒螺旋体核酸富集试剂等因素的影响，梅毒基因核酸扩增阴性不能排除梅毒感染。需要通过询问病史、观察临床表现，以及其他梅毒感染的实验室检测结果进行综合判断。必要时可以重新采集标本进行检测。

2. 不同报道的临床研究结果差异较大。有研究显示,39 例一期梅毒的男性外生殖器硬下疳皮损渗出液进行 PCR($tpp47,bmp,polA$) 检测的阳性率为 97.44%(38/39,1 例渗出液标本核酸抽提浓度太低,核酸扩增失败)。对这 38 例标本又进行 arp 和 tpr 基因重复片段遗传多样性分析,鉴别梅毒螺旋体不同分子亚型,最后通过 23S rRNA 基因检测发现全部携带大环内酯类药物耐药基因。另有研究显示,一期梅毒皮损 PCR($tpp47,bmp,polA,23S$ rRNA)检测阳性率 70%,但是血液阳性率为 0;而二期梅毒血液阳性率达 50%,神经梅毒仅 33%。还有研究显示,对 99 例早期梅毒患者进行 PCR($tpp47$) 检测,最低检测浓度为 1 拷贝。皮损渗出液核酸检测灵敏度和特异度分别是 100% 和 97.14%,而血液标本核酸检测灵敏度和特异度分别是 34.1% 和 100%。

六、关键技术

1. 梅毒疾病和梅毒螺旋体有特殊性,应根据患者病程进展,采集不同部位标本以增加阳性率。处于感染后期的皮肤黏膜损害,即使经验丰富的检验人员采集标本,往往也很难获取梅毒螺旋体。这时候采集淋巴结,甚至血液标本阳性率更高。

2. 血液标本浓缩梅毒螺旋体是提高阳性率的重要环节。梅毒螺旋体核酸阳性率取决于消除红细胞干扰、离心速率、离心时间三个要素。除全自动血细胞分析系统的溶血素外，也可以在抗凝血液试管中加入 2% 冰乙酸白细胞稀释液，按照比例配制(冰乙酸 2mL，蒸馏水 98mL，10g/L 亚甲蓝溶液 3 滴)，配制完成后吸取 0.38mL 加入。患者皮损、淋巴结、血液标本的采集和梅毒螺旋体的浓缩，应严格遵循上述检测方案和流程。若是病理组织标本可以将标本捣碎后加入 10mM Tris (pH 8.0)、0.1M EDTA、0.5% SDS 的组织裂解液后，再根据商品化核酸抽提说明书进行提取。梅毒螺旋体在液体中会发生自然沉降，抽提核酸前的标本应充分混匀。

3. 采用高品质的核酸抽提试剂盒，最大限度地获得高浓度、高纯度的核酸靶标。目前国内市场上供应核酸抽提试剂品类较多，要了解产品特性和反复研读说明书，筛选出适应梅毒螺旋体标本的核酸抽提试剂。

七、局限性

1. 核酸检测虽然灵敏度高，但其灵敏度也取决于靶标的丰度，若靶标 $<1 \times 10^3$ 拷贝 /mL 也可能无法检出。因此，规范的标本采集、标本处理和抽提核酸可以提高阳性率。

2. 鉴于梅毒病程的自然发生与发展规律，同一时刻的梅毒螺旋体对不同组织的亲嗜性存在差异。需要对患者的病史、临床表现进行全面评估，做出采集标本种类的决策。必要时可多部位采集标本以提高阳性率。

3. 由于生物遗传的多样性,若发生引物靶标片段碱基突变,有可能导致基因扩增脱靶而产生假阴性结果。这种情况极其罕见,但是无法避免,因此通常引物设计时需要兼顾保守区的不同核苷酸序列。

第四节 梅毒螺旋体动物 (新西兰兔模型)接种检测

梅毒螺旋体动物接种是一项基础实验技术,适用于人体或实验动物的皮损、血液、脑脊液(cerebrospinal fluid,CSF)等标本。梅毒螺旋体在动物体内接种技术和环境设施要求比较高,目前主要用于基础科研工作。

一、实验准备

1. **设备** 动物解剖实验台、超低温冰箱、液氮罐、恒温高速离心机、显微镜(荧光和/或暗视野)、高压灭菌锅、脱色摇床等。

2. **耗材和试剂** 无菌手术台布、一次性药碗、针具、吸管、手术刀具、手术剪刀、尖端带齿镊子、10~20mL 耐低温密封小容器、血细胞计数板(池)、载玻片、盖玻片、1.8mL 冻存管、50mL 无菌尖底离心管、玻璃试管、隔离衣、乳胶手套、护目镜、防刺手套、病理切片储存盒、棉签、苯扎溴铵消毒液、75% 酒精、麻醉剂、生理盐水等。

3. **动物房资质** 具备主管部门审批合格二级动物实验室(房)资格;动物饲养员和动物饲料合格;遵守动物

保护条例。

4. **实验动物** 产自合格动物实验繁育场出品的发育正常的雄性纯种新西兰兔,日龄(120±10)天,体重(2.5±0.2)kg。

5. **对照品、质控品和溯源标准物质** 梅毒螺旋体Nichols标准株。

二、实验原理

新西兰兔睾丸具备适宜的激素和生长微环境条件,能够支持具有生物活性的梅毒螺旋体在睾丸内自然存活和繁殖。在此环境中培养的梅毒螺旋体子代不仅保持抗原的免疫原性和免疫反应性,还能维持其生物毒性,尽管子代数量有限。

三、实验步骤

(一) 感染标本的准备

目前有三种获取菌株的方法,可制备菌液用于接种。

1. **梅毒患者脑脊液和淋巴结穿刺液** 将液体标本置无菌尖底离心管中,以 10 000g,30℃恒温离心 5 分钟,弃去上清液,敲打离心管底部悬浮沉淀,生理盐水补足0.5mL 菌液,用针具吸取液体标本备用。由于梅毒螺旋体难以适应体外环境,因此建议菌液制备后尽快接种,否则应置于 4℃冰箱暂时保存(最多不超过 4 小时,否则可能接种失败)。

2. **梅毒患者皮肤黏膜** 用钝口刮器刮拭皮损边缘

(操作细节参考本章第一节"暗视野显微镜检测"),用含生理盐水的棉签擦拭皮损表面污垢,稍等片刻,当组织液渗出后,用一次性吸管尽量多地收集皮损渗出液,然后将菌液转移至针具内备用(菌液保存同上)。

3. **库存菌株** 将存有梅毒螺旋体感染的新西兰兔睾丸的耐低温密封容器提前一天置于 4~8℃ 环境。若标本存于液氮罐,应增加一天解冻时间(将睾丸先移至 –30℃ 环境),级差提升温度,否则突然升温会导致睾丸组织炸裂。

(1)清洗:实验前置于 30℃ 1 小时后,将感染睾丸放于盛有适量生理盐水的药碗中,用镊子夹住感染睾丸洗涮,重复 2 次,至药碗中液体无色清澈为止(减少残余红细胞等物质干扰)。

(2)暴露螺旋体:在 10mL 生理盐水的药碗中,用镊子夹住感染睾丸使其白膜外缘向上,并沿着睾丸纵轴线将睾丸实质剪成片状(图 2-13,感染睾丸的系带侧不能切断),然后用剪刀尖将每片截面中心剪开呈现蝴蝶状(图 2-14),尽量暴露组织中的梅毒螺旋体,用镊子夹住呈花瓣状的感染睾丸轻轻晃动洗脱掉组织内部残存的红细胞。

(3)振荡:取出睾丸组织并放入 50mL 无菌生理盐水离心管中,补充 60%~70% 容量的生理盐水,置振荡器中以 220 转 /min 振摇 10 分钟。

(4)观察并计数:取出洗脱液在暗视野显微镜下观察菌体活力和数量,然后取 100μL 洗脱液注入 EP 管并置于 75℃ 水浴 5 分钟致死梅毒螺旋体。取 1 滴置于血细胞计数板,在暗视野显微镜下计数。

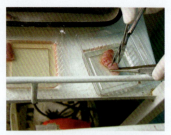 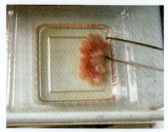

图 2-13　沿长轴将睾丸剪成片状　　图 2-14　将睾丸剪成蝴蝶状

（5）菌液制备：用生理盐水调整梅毒螺旋体浓度到 1×10^7 条 /mL ［或细胞计数池 (80 ± 20) 条 /mm^2］，用针具抽取菌液备用。

（二）感染接种

由 2 位技术员配合完成感染接种流程。

1. 抓取

（1）甲技术员（简称"甲"）佩戴防穿刺手套从兔笼中轻柔地抓住健康新西兰兔（本段以下简称"兔子"）颈背部，另一只手在笼门处托住兔子臀部（图 2-15），保持兔子颈背部手始终不放松，将兔子蹲于实验台上，先用手臂和身体进行安抚以缓解其紧张（图 2-16），待兔子安静后，"甲"一手抓兔子颈背

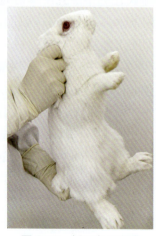

图 2-15　抓取兔子方式

部,另外一只手叉开手指顺前肢摸到前臂,用间隔的手指固定前肢。

（2）乙技术员(简称"乙")用手掌按住并抚摸兔子背部,另一只手伸到兔子尾部,叉开手指顺后肢摸到小腿,间隔的手指固定后肢。

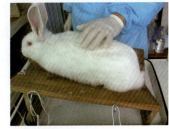

图 2-16　安抚兔子

2. **固定**　二人同步翻转兔子,"甲"将兔子头部向实验板缺口处往下方按压,"乙"将兔子颈部的绳子固定好,"甲"用腾出手来接续固定兔子一个后肢;"乙"将该后肢用绳子固定好,再固定另外一个后肢,再分别固定 2 个前肢,将兔子固定好(图 2-17)。

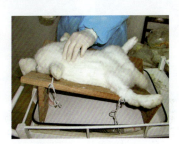

图 2-17　接种前固定

根据家兔生理曲线,设计"V"形实验台,台板的头部位置镂空以便兔子头部有空间。固定头部的钩钉要适当抬高,避免绳索勒紧其颈部。台板的头部高于脚部,便于睾丸自然下垂。固定四肢的钩钉位置合理,既能方便固定也可避免拉扯四肢。

3. **接种** 接种前采集兔子耳背静脉血进行梅毒血清学检查。"甲"用手掌轻轻按压兔子腹部,使得双侧睾丸伸出腹部(动物紧张和防御时会将睾丸缩回腹部)并且自然下垂。无菌操作条件下,用含碘制剂消毒阴囊周围,再用75%乙醇擦拭,然后用拿针筒的小指压住一侧腹股沟疝孔避免睾丸回缩进腹腔(图2-18),另一只手轻轻固定睾丸,感受正常睾丸大小、软硬、质地。在捏住睾丸的手指间隙,针头穿刺阴囊至睾丸实质中部(图2-19)注射(0.3 ± 0.1) mL上述备用菌液后,抽回针具,无菌干棉球按压穿刺部位数秒至没有渗出液;用同样方法对另一侧睾丸接种菌液。

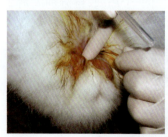 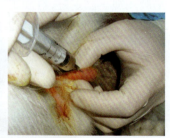

图 2-18 压迫腹股沟疝孔防止睾丸回缩至腹腔　　图 2-19 接种感染,穿刺至睾丸实质中心注射菌液

4. **结束** "甲"一只手抓取兔子颈背部,"乙"逐个解绑前肢交给"甲"用间隔的手指固定前肢。"乙"逐个解绑后肢用间隔的手指固定后肢,最后解绑颈部绳子。两人同步翻转兔子身体,用手臂和身体进行安抚以缓解其紧张,然后将兔子放回兔笼。

（三）炎症进展检查

1. 睾丸炎症　每天观察兔子食量，约 10 日起观察阴囊潮红、肿胀现象，第 12 日起按捏阴囊和睾丸，发现睾丸肿大、质地开始变硬，并且兔子在受惊吓时睾丸无法缩回至腹腔（图 2-20）。

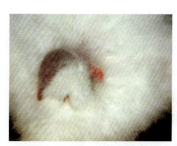

图 2-20　睾丸炎症反应
与正常睾丸相比，炎症睾丸质地变硬、无法回缩至腹腔。

2. 生物标志物检测　从接种后第 5 日起，每隔一日在兔子耳背中央静脉采集少量血液并分离血清，随后进行梅毒非特异性抗体和特异性抗体检测，观察两类抗体浓度变化趋势。

（四）收获

1. 采集血液　复苏菌株首代感染后约 18 日，或次代菌株和临床菌株感染后约 13 日，可出现睾丸明显肿胀和质地变硬，抗体浓度明显升高。按照接种方式固定兔子四肢和颈部。将兔子毛发向外侧两边推移备皮，暴露肋间心尖搏动处的皮肤，用 75% 乙醇溶液对兔子胸部消毒。待乙醇溶液挥发后，一只手拇指与食指分开按压毛发、固定穿刺点皮肤和皮下肋骨,另一只手用 12 号针头的针具从心尖搏动处边缘斜向 45° 穿刺进入心脏,抽取全部血液(65~80mL,实际情况受兔子体型、采集技术等因素影响)致死(图 2-21)。必要时辅以高浓度乙醚深度麻醉致死。

2. **获取感染睾丸**　无菌操作下,一手捏住阴囊固定睾丸,切开阴囊和外层鞘膜(图 2-22)。用带齿镊子夹出睾丸,剪去精索(图 2-23)、附睾(图 2-24)等组织,保留完整的睾丸。在含有生理盐水的药碗中充分涮洗睾丸组织去除血液,至药碗中液体无色清澈为止。保留完整的感染睾丸样本备用。

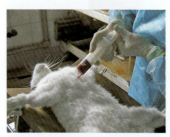

图 2-21　心脏穿刺采集血液

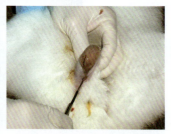

图 2-22　切开阴囊鞘膜

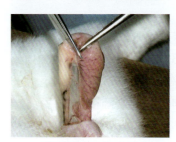

图 2-23　剪去精索

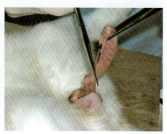

图 2-24　剪去附睾

（五）菌株保存

1. **睾丸冻存** 将完整的感染睾丸放入耐低温密封小容器中，做好唯一标识和记录；将放置睾丸的容器放在4℃环境下2小时，再直接置于-80℃环境下冷冻，可保存4年，或者次日转移至液氮中，可保存6年。

2. **菌液冻存** 用胎牛血清（或兔血清）制备20%~30%甘油（加入等量菌液后相当于10%~15%浓度），取0.5mL置于1.8mL带胶圈螺口的冻存管中。随后将睾丸组织剪碎，放入生理盐水，在振荡器中充分释放菌体，取0.5mL菌液加入预制冻存管中并颠倒混匀，放在4℃环境下30分钟，再直接置于-80℃环境下冷冻，可保存4年。

（六）制备阳性对照片（用于镀银染色、免疫荧光反应）

剪碎睾丸，充分洗脱，调整菌体浓度，吸取菌液滴加在载玻片上，直径0.5cm，充分自然干燥后整齐排列在病理切片储存盒，低温（-30℃）下长期保存。

四、质量标准和结果判断

（一）质量标准

1. **兔子健康状况** 应选择有资质的机构购买实验动物。实验前毛发透亮、眼睛有神、情绪稳定、食欲正常等。提起兔子颈背部后双侧睾丸明显自然下垂。实验动物的生活环境、摄食饮水等需要标准化的控制，采用无抗生素的饲料和水进行单只单笼饲养。

2. **接种感染** 感染接种10日左右出现睾丸炎症，阴囊肿胀潮红,睾丸无法回缩至腹腔(图2-20)。睾丸呈现张力性弹性且质地变硬。解剖后感染睾丸肿胀至正常的2倍或者2倍以上(图2-25),感染睾丸通体肿胀、透亮、完整。

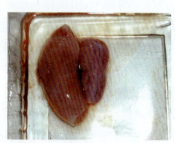

图2-25　炎症睾丸(左侧)与
正常睾丸(右侧)

3. **免疫反应**　接种前采集兔子耳背静脉血,血清的梅毒非特异性抗体和梅毒特异性抗体为阴性。接种后感染兔血清的梅毒非特异性抗体和梅毒特异性抗体呈阳性。

4. **菌体计数**

(1)剪碎睾丸组织(50mL 生理盐水/每个睾丸)中洗脱菌量超过 1×10^7 条/mL。

(2)计数原则:40× 物镜下,细胞计数池内计数 25 个中方格,遵循数左不数右、数上不数下的原则。

5. **盲传**　对于临床病例标本,若接种 40 日后仍然没有炎症反应且免疫学阴性,建议按照上述流程将睾丸组织制备成悬液,再次对新的兔子进行盲传接种。而库存菌株应在 40 日内进行次代盲传。

(二) 结果判断

1. 接种后兔子精神萎靡,易惊厥。食欲下降或略微下降。

2. **显微镜观察** 暗视野显微镜在 40× 物镜下观察,超过 90% 梅毒螺旋体活力强,不仅有蛇形扭动,而且有少量菌体呈现螺旋式和弹簧式运动。镀银染色显微镜下观察,螺旋规则均匀,菌体两端纤细。菌体长度可达 15μm (相当于 2 个红细胞的直径),部分菌体处于增殖期,菌体长度超过 20μm,中间有明显折弯。

3. 感染兔 5 日后出现血清学反应,10~14 日出现睾丸炎症,14~16 日炎症达高峰。血清的梅毒非特异性抗体滴度可超过 1:64,梅毒特异性抗体呈阳性。

4. **菌体计数** 公式如下。

计数结果(条 /mm^3)=X(25 个中方格梅毒螺旋体总数)×16(1mm^2 面积)×10(盖玻片与计数池间隙 0.1mm)× 稀释倍数

将上述计算结果乘以 10^3,即为 "条 /mL" (25 个中方格中约 62.5 条梅毒螺旋体 =1×10^7 条 /mL)。

5. **阴性** 由于兔子、菌株的个体差异,有时梅毒螺旋体感染兔子会延迟到 40 日,甚至 90 日左右才出现比较明显的睾丸炎症反应和比较弱的免疫学反应。

五、临床意义

1. **临床诊断** 新西兰兔是进行梅毒研究的理想动物

第二章 梅毒螺旋体病原学检测

51

模型,梅毒螺旋体感染新西兰兔的早期临床表现与潜伏期特征与人类梅毒高度相似。该模型的阳性结果可为临床疑似病例诊断及特殊部位标本的鉴别诊断提供重要参考依据。

2. **构建基础医学研究的动物模型**　梅毒螺旋体难以在体外持续培养,因此动物模型成为基础研究的关键。实验证明,新西兰兔接种梅毒螺旋体 4 小时后,其各部位组织都可发现梅毒螺旋体的踪迹。动物模型可以评估菌株毒力、免疫反应和疫苗的效果,对于理解菌株的毒力、宿主的免疫反应以及疫苗的研发都至关重要。新西兰兔模型已被广泛用于梅毒的发病机制、早期诊断、药物治疗及预后等多方面的研究。

3. **制备生物标本**　通过增殖获得完整梅毒螺旋体菌体,可以制备镀银染色和间接免疫荧光反应阳性涂片;可以制备梅毒螺旋体天然抗原和抽提基因组核酸;可以制备兔抗梅毒螺旋体抗体。

4. **保存菌株**　动物接种感染可以保存梅毒螺旋体标准菌株和流行菌株。

六、关键技术

(一) 操作流程

实验人员之间需要反复模拟演练整个实验过程,达到完美的默契配合程度。

1. 抓取兔子颈背部的手始终不放,直至将其固定在操作台上。

2. 兔子颈部被绳索限位,防止实验过程中因其受惊而伸头撕咬,如有必要可用布巾遮挡其头部以减轻惊吓。

3. 避免使用细的绳索固定兔子四肢,不仅捆扎和解绑不方便,而且容易导致静脉回流障碍。

4. 确保睾丸被固定后再注射菌液,否则兔子有可能受惊使睾丸回缩,接种针穿通睾丸和阴囊,而导致接种失败。

(二) 感染菌接种剂量

关键是评估生物活性和接种的菌体数量,而不是接种体积。单次接种高浓度菌体数量(10^6~10^7),可能导致兔子急性排斥反应产生睾丸溃烂甚至死亡;而太低浓度菌体数量可能延迟或影响增殖效果。单次接种超过0.5mL,可能导致睾丸急剧膨胀而破裂;而接种量太少可能导致菌液在睾丸组织中分散吸收效果不佳而影响菌体增殖效率。

(三) 接种季节

动物在自然环境中具有特定的生长繁衍周期和激素调节节律。尽管在高等级动物饲养条件下可以实现全年反季接种感染,但每年2~3月仍是梅毒螺旋体复苏、增殖、传代的最佳时期。建议经过2~3次的代际接种后,于6月盛夏前完成整个保存菌种实验。

(四) 感染和收获时间

复苏菌株首代接种感染睾丸应该不超过21日的收获时间,次代接种或者临床标本感染睾丸应该不超过18日的收获时间。如果时间太长,在细胞和体液免疫作用下睾丸组织中的菌体迅速被清除,仅仅留下创伤性、溃疡性、粘连性的睾丸组织。收获感染睾丸时进行心脏采血,将兔子全身血液抽完,减少血液在感染睾丸组织中的残留。

(五) 菌株保存

所有措施要围绕提高菌体存活率。睾丸组织冻存法将完整的睾丸保存在超低温环境下,组织中有天然的细胞膜保护作用,梅毒螺旋体存活率比较高。如果采用菌液冻存时,冻存液中添加适量的血清。冷冻过程形成的冰晶对细胞膜有破坏作用易导致梅毒螺旋体死亡,可以利用甘油等保护剂,并且在阶梯降温程序中减少冰晶形成的影响。维持细胞形态需要等渗环境,切忌使用蒸馏水配制菌液保存剂。

(六) 菌株复苏

无论哪种方式保存的菌株,通常经过 3 年左右需要复苏增殖传代,并且经过 2~3 代接种收获高质量的感染睾丸后,再次超低温保存。复苏时要阶梯升温过程,先将液氮中感染睾丸放置超低温冰箱 1 日,再转移至常温冷藏 4 小时(若为菌体冻存管则放置 1 小时),并于接种前转移至 30℃ 1 小时(若菌体冻存管放置至融化即可),制备菌液进行接种。切忌将液氮中的感染睾丸直接放置在室温中,急速升温可能导致睾丸炸裂而引起事故,或者菌体膜破裂导致梅毒螺旋体死亡。

(七) 菌株毒力

随着梅毒螺旋体在动物模型中不断代际增殖,梅毒螺旋体菌株的致病性(毒性)逐渐减低,仅保留免疫原性和免疫反应性。因此,菌种库中保存的菌株只可间歇性、有限代际地保种。

(八) 盲传接种

宜早不宜晚。接种后超过 40 日没有炎症和免疫反应的睾丸进行次代盲传。即使睾丸有微弱炎症,在体液和细胞免疫作用下,梅毒螺旋体也可能显著失去生存的机会。

七、局限性

1. 由于新西兰兔个体差异或菌量少,以及技术能力等问题,因此感染试验阴性不能排除梅毒感染。

2. 新西兰兔感染试验的检测成本、技能水平、实验要求比较高。

第三章 梅毒螺旋体血清学检测

梅毒血清学检测主要针对以下 2 种类型的抗体。

1. **梅毒非特异性抗体** 梅毒螺旋体感染人体后,会破坏宿主的组织和细胞膜,释放出隐蔽的变性心磷脂(如心磷脂、卵磷脂等),从而刺激宿主免疫系统产生相应的抗体(如抗心磷脂抗体,即反应素)。然而,由于组织细胞膜的破坏并非梅毒独有的病理表现(如自身免疫病、病毒感染、妊娠等也可导致类似变化),因此这类抗体并不具有梅毒特异性。在实验室检测中,这类抗体可以与人工制备的心磷脂 - 卵磷脂 - 胆固醇抗原(如 RPR、VDRL 试验所用抗原)发生凝集反应,从而被检测出来。尽管制备的检测抗原并非来源于梅毒螺旋体,但由于梅毒感染时此类抗体水平通常显著升高,因此这类检测仍被广泛应用于梅毒筛查和疗效监测。

目前,具有国家药品监督管理局(National Medical Products Administration,NMPA)注册证的有甲苯胺红不加热血清试验(toluidine red unheated serum test,TRUST)(试剂盒)和快速血浆反应素环状卡片试验(rapid plasma reagin circle card test,RPR)(试剂盒)。

2. **梅毒特异性抗体** 是梅毒螺旋体感染人体诱导宿主免疫防御系统产生的抗梅毒螺旋体抗体,这类抗体具有特异性,可以确诊梅毒。获得 NMPA 注册证的方法学包括荧光密螺旋体抗体吸收试验（fluorescent treponemal antibody absorption，FTA-ABS）、梅毒蛋白印迹试验（western blot，W-B）、梅毒螺旋体明胶颗粒试验（treponema pallidum particle agglutination，TPPA）、梅毒螺旋体化学发光试验（chemiluminescence analysis，CLIA）、梅毒螺旋体免疫层析试验（immunochromatography，ICT）等。

第一节　梅毒非特异性抗体检测

梅毒非特异性抗体检测贯穿梅毒诊疗的全过程。检测结果的阳性反应与活动性梅毒有关，被用来筛查、诊断、疗效监测、判断治愈、鉴别复发或再感染梅毒。

一、实验准备

1. **设备**　水平旋转仪、低温冰箱、普通冰箱、恒温高速离心机、高压灭菌锅、微量移液器等。

2. **耗材和试剂**　试剂盒、移液器头等。

3. **对照品、质控品和可溯源标准物质**　试剂盒配套阴阳性对照品、专用机构认可的质控品、梅毒螺旋体抗体血清（液体）标准物质（GBW/E090081-5 等系列）、QCRSYPHQC1 抗梅毒质控血（20/B767）。

二、实验原理

（一）甲苯胺红不加热血清试验（TRUST）

这是一种改良的性病研究实验室试验（venereal

disease research laboratory test,VDRL)检测。将 VDRL
抗原结合到作为示踪物质的甲苯胺红染料
颗粒上,当抗原与标本中的抗体发生反应
时,产生肉眼可观察到的红色絮状凝集。
TRUST 抗原溶液中氯化胆碱起到化学灭活
效果,添加的乙二胺四乙酸(EDTA)起稳定
试剂性能的作用。扫描二维码观看操作演
示视频。

ER 3-1
梅毒非特异
性抗体检测
演示

(二)快速血浆反应素环状卡片试验(RPR)

检测原理同 TURST,将 VDRL 抗原结合到作为示踪
物质的炭颗粒上,当抗原与标本中的抗体发生反应时,产
生肉眼可观察到的黑色絮状凝集。RPR 抗原溶液中添加
氯化胆碱起化学灭活的效果,添加 EDTA 起稳定试剂性
能的作用。

三、实验步骤

(一)采集标本及处理

1. **静脉血液标本** 所有疑似梅毒的患者均需采集静
脉血液标本接受实验室检查,采集和处理参照《静脉血液
标本采集指南》(WS/T 661—2020)的要求进行。非抗凝
全血标本在自然凝固、血块充分收缩后,经过离心,直接
吸取血清进行定性和半定量试验。抗凝全血标本在充分
混匀后,在 2 500~2 700g 的条件下离心 15 分钟,直接吸
取血浆进行定性试验。血清和血浆标本在 4 小时内检测
可置于室温存放;如在 8~48 小时检测,则应置于 2~8 ℃

环境中保存;若预计超过 48 小时检测,应置于 –80~–20℃ 环境中冻存。标本冻融不宜超过 3 次。

2. **脑脊液标本** 疑似神经梅毒的患者需补充采集脑脊液标本,采集过程应遵从临床诊疗操作规范。每次脑脊液采集分段常收集 2~3 管。宜使用第二管脑脊液标本,离心后取上清进行定性和半定量试验。脑脊液标本在 4 小时内检测,可置于室温存放;5 个连续检测日内进行检测应置于 2~8℃ 环境中保存。脑脊液不可冻存。

(二) TRUST/RPR 检测

1. **定性试验(血清 / 血浆 / 脑脊液标本)** ①按照行业标准的反应体系和程序(表 3-1、表 3-2),吸取 50μL 待检血清 / 血浆 / 脑脊液标本、对照品或质控物,每个标本置于直径 18mm 反应板上的一个圆圈中,将标本均匀涂布于整个反应圆圈内。②滴加抗原前,轻轻颠倒确保抗原混匀,再用滴针轻缓地吹吸数次,直至抗原充分悬浮。③吸入滴管,弃去针管中第一滴抗原后,从第二滴开始向每个标本圈中滴加 1 滴抗原(血清和血浆标本加 17μL 抗原;脑脊液标本加 10μL 抗原)。④滴加抗原后,立刻将反应板倾斜 30° 左右旋转数周,使抗原和标本快速混合。⑤将反应板固定在水平旋转仪夹槽内,一键启动仪器的反应程序(100 转 /min,8 分钟)。⑥当仪器停止工作后,3 分钟内肉眼观察结果,按照定性试验反应结果的描述作出判断。

表 3-1　梅毒非特异性抗体检测体系和反应程序(血清 / 血浆标本)

项目	定性	半定量
血清	50μL	
生理盐水	—	50μL
TRUST/RPR 抗原	17μL	
转速	(100±2)转 /min	
时间	8min±8s	

注: TRUST. 甲苯胺红不加热血清试验; RPR. 快速血浆反应素环状卡片试验。

表 3-2　梅毒非特异性抗体替代 VDRL 检测体系和反应程序
(脑脊液标本)

项目	定性	半定量
脑脊液	50μL	
生理盐水	—	50μL
TRUST/RPR 抗原	10μL	
转速	(100±2)转 /min	
时间	8min±8s	

注: VDRL. 性病研究实验室试验; TRUST. 甲苯胺红不加热血清试验; RPR. 快速血浆反应素环状卡片试验。

2. 半定量试验(血清 / 脑脊液标本)　①按照行业标准的反应体系和程序,吸取 50μL 生理盐水,分别加至直径 18mm 反应板上数个连续的圆圈内。②吸取 50μL 待检血清 / 脑脊液标本、对照品、质控物,与反应板上第一个圆圈内的生理盐水充分混合,稀释过程中,标本与生理盐水应反复吹吸混匀≥6次,避免产生气泡,不应将标本吹出反应圆圈。③吸取第一个圆圈中倍比稀释的标本50μL,与反应板上第二个圆圈内的生理盐水充分混合。④重复吸取前一个圆圈的50μL稀释标本与后一个圆圈中生理盐水混合的操作,至最后一个生理盐水的圆圈充分混合后,吸出50μL的稀释标本,弃去。⑤从高稀释度向低稀释度,逐一将稀释标本均匀地涂满整个圆圈。⑥滴加抗原(血清标本加17μL抗原;脑脊液标本加10μL抗原)。⑦启动反应程序,当仪器停止工作后,3分钟内肉眼观察出现凝集反应,对最高稀释度凝聚反应圆圈的检测结果以"+"或"±"表示。

四、质量标准和结果判断

(一)质量标准

1. **定性检测** 每一孔的免疫反应采用分级方式表示强弱差异。用符号"−"表示阴性反应;用符号"+"表示阳性反应,并且以不同数量的"+"表示阳性的强弱反应程度。

2. **半定量检测** 大部分患者仅用定性试验分级方式不能精细地表示宿主免疫反应状态,以及细微变化的差异,通过对标本梯度倍比稀释的方式,可以精确反映免疫反应的结果。半定量试验的滴度指呈现弱阳性反应或临界阳性反应的最高稀释倍数。

(二) 结果判断

1. 定性检测

(1) 强阳性反应: RPR/TRUST 肉眼呈见团块状絮状凝集物,悬液背景清亮,以符号"+++"或"++++"表示。

(2) 阳性反应: RPR/TRUST 肉眼呈见较小絮状凝集物,悬液背景较清亮,以符号"++"表示。

(3) 弱阳性反: RPR/TRUST 肉眼可辨细小散在絮状凝集物,悬液背景浑浊,以符号"+"表示。

(4) 临界阳性反应: RPR/TRUST 肉眼可辨较粗糙抗原颗粒,悬液背景浑浊,以符号"±"表示。

(5) 阴性反应: RPR/TRUST 肉眼抗原颗粒均匀分布,以符号"–"或"阴性"表示。

2. 半定量检测

滴度以"1∶N+"或"1∶N±"格式表示(其中 N 为稀释倍数值,后缀符号"+"或"±"表示梯度稀释最后一孔呈现弱阳性或临界阳性的凝集现象)。

(三) 报告格式

1. 阴性反应的检测报告

应由"实验方法"(如 TRUST 或 RPR)和"结果表示"两部分组成,如 RPR–(或阴性)。

2. 阳性反应的检测报告

应有"实验方法""定性"(原始样本)结果和"半定量"结果(样本滴度)共三个部分组成。

(1) 举例 1 报告:"RPR ++++","1∶64+"("实验方法"为 RPR;原始标本"定性检测"符合强阳性凝集现象;"半定量试验"中,经过梯度倍比稀释至 1∶128 孔免疫反应符合阴性结果,而 1∶64 孔免疫反应符合弱阳性凝集现象。提示:定性试验强阳性反应,无前带现象,呈高滴度状态,半定量检测已经至最终稀释度)。

(2) 举例 2 报告:"TRUST−", "1∶256+"("实验方法"为 TRUST;原始标本"定性检测"符合阴性结果;"半定量检测"中,经过梯度倍比稀释至 1∶512 孔免疫反应符合阴性结果,而 1∶256 孔免疫反应符合弱阳性凝集现象。提示:定性试验有前带现象,呈高滴度状态,半定量试验已经至最终稀释度)。

五、临床意义

(一)辅助诊断

梅毒非特异性抗体阳性与活动性梅毒有关。当 TRUST/RPR 检测呈阳性,并且梅毒特异性抗体检测呈阳性,结合病史、临床表现进行综合判断后,可做出梅毒诊断。

(二)先天性梅毒诊断指标

新生儿的梅毒特异性抗体呈阳性,并且出现以下检测结果之一,可作为判断先天性梅毒的参考依据。

1. 新生儿出生时的血清标本梅毒非特异性抗体水平高于同期母亲 2 个滴度。

2. 新生儿脑脊液标本的 TRUST/RPR 呈阳性反应。

3. 出生后 3 个月内,血清 / 脑脊液标本的梅毒非特异性抗体由阴性转为阳性,或者抗体水平比出生时增加 2 个滴度。

(三) 疗效监测

在治疗后的连续疗效监测过程中,抗体滴度水平和变化趋势有不同的临床意义。

1. 抗体下降≥2个滴度(例如:从1:64下降至1:16),判断治疗有效。

2. 抗体下降≥2个滴度,或者由弱阳性转为阴性,并且连续2个监测周期的定性试验呈阴性反应,判断治愈。

3. 抗体下降或上升<2个滴度,在排除再感染和实验技术性误差的情况下继续随访监测。

4. 连续2个随访周期,抗体下降≥2个滴度,又从最低点抗体滴度增加≥2个滴度,在排除再感染的情况下,可判断复发。

5. 连续2个随访周期的抗体转为阴性,又再次出现阳性。可结合病史判断再感染。

6. 抗体上升≥2个滴度(例如:从1:16上升至1:64),或定性试验从阴性反应转为阳性反应,应结合流行病学史和临床体征,可判断复发、再感染、治疗失败。

六、关键技术

(一) 检测体系和反应程序

包括抗原量、血清量、反应转速和时间4个关键参数。当这些参数变量被控制最小误差后,唯一可以改变免疫凝集反应强弱变化的就只有血清标本中的抗体浓度水平,这种抗体浓度水平就是需要了解的指标。为了控制误差变量,应选择符合行业标准的水平旋转仪、标准化

的微量移液器和 / 或滴针。

1. **水平旋转仪设置** RPR/TRUST 反应程序：转速 (100±2) 转 /min；时间 8min±8s。水平状态转速误差精度符合 ±2 转 /min；时间控制误差精度符合 ±1s/min 的要求。电子控制部件可预设实验的固定反应程序。水平旋转仪具有数显倒计时和蜂鸣的双重提醒功能（图 3-1）。

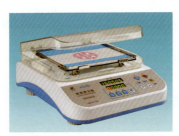

图 3-1 梅毒非特异性抗体检测专用水平旋转仪

2. **微量移液器** 宜使用 50μL 固定式微量移液器，吸取血清、血浆、脑脊液和无菌生理盐水。适配的聚丙烯材料的移液吸头，能确保良好的密封性；吸头表面光滑，标本残留少，可确保质量一致性和结果的可重复性。

3. **专用滴针** 应配备专用滴针来吸取和滴加抗原（图 3-2）。实验用于血清 / 血浆检测时，滴针的每滴抗原量是 17μL，或符合 (59μL±1 滴)/mL 的技术要求。用于脑脊液检测时，滴针的每滴抗原量是 10μL，或符合 (100μL±2 滴)/mL 的技术要求。

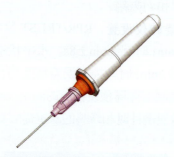

图 3-2　梅毒非特异性抗体检测使用标化的抗原滴针

（二）实验规范与原则

实验人员应遵守《梅毒非特异性抗体检测指南》（WS/T 491—2024）的质量原则。本项检测贯穿梅毒全周期诊疗的指标，实验结果准确性涉及梅毒精准诊疗的过程。本检测采用手工操作、肉眼判断的方式，技术人员应经过培训，并通过长期、反复地实践来提高检测质量。

1. 试剂盒中反应板覆盖有表面张力合适的疏水性涂层。涂布标本时，移液吸头与反应板的夹角接近30°，要避免吸头划破反应板表面防水涂层。有直径18mm的防溢反应圈防止液体外溢。当发现不能完整地将标本均匀摊开铺满整个反应圈，或标本聚拢，或扩散至反应圈外时，应及时更换反应板或试剂。

2. 混匀抗原悬液时，勿剧烈吹吸。应保持垂直状态，以自由落体方式滴加抗原。不要使用滴管中第一滴和最后一滴抗原。针管中的抗原余量不足时，应将残余抗原注入试剂瓶颠倒混匀后再重新吸出。

3. 实验反应结束后应立刻观察,否则将增加反应时间以及出现液体蒸发,会严重影响结果判读。

4. 定性检测呈阳性反应时,应将标本进行梯度倍比稀释后进行半定量试验。半定量试验第一个圆圈的标本滴度为 1:2;第二个圆圈的标本滴度为 1:4;以此类推。半定量试验应做到呈现阳性反应的最终稀释度(报告阴性结果前一孔的免疫反应状态)。血浆标本不适合半定量试验。

(三) 检测结果允许误差

定性试验的阴性和阳性结果应一致,半定量试验阳性结果 ≤ ±1 个滴度误差范围。

(四) 血清固定

血清固定是指患者经过规范抗梅毒治疗和一定时间的随访,其梅毒非特异性抗体水平维持在相对恒定的滴度状态。个别患者可终身呈现血清固定现象。判断血清固定应具备 3 个要素。

1. 流行病学病史和临床表现排除复发、再感染。

2. 经过抗梅毒治疗后,连续 2 个随访周期(≥ 6 个月),患者血清抗体波动在 ±1 个滴度范围内的滴度水平(一般滴度 ≤ 1:8),即变化趋势不明显。

3. 无实验室的技术性和方法学误差。

(五) 排除和判断前带现象

1. 前带现象的标本会随着梯度稀释,连续反应孔中免疫反应呈弱→强→弱→阴性的过程(图3-3)。检验单上临床诊断栏标注了“(一期 / 或二期)梅毒”,或者“(一期/或二期)梅毒待排",或者外院转诊的本院首诊患者，尤其是梅毒螺旋体抗体阳性而 TURST/RPR 定性检测结果阴性者，应将标本稀释至 1∶16 进行半定量检测，以排除前带现象。如有前带现象，需进一步稀释至阴性，报告最终滴度。

2. 不要将梅毒非特异性抗体定性检测阴性、半定量呈高滴度阳性的前带现象标本，报告时篡改为定性结果为"阳性"。

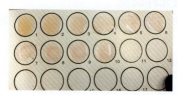

图3-3　梅毒非特异性抗体检测前带现象

七、局限性

(一)假阳性反应

1. 技术性假阳性主要由真空采血管添加剂成分干扰检测结果导致。应对措施为筛选出抗干扰的真空采血管。

2. 生物学假阳性是指由梅毒螺旋体以外的其他生物性因子、疾病因素或生理因素引起的梅毒螺旋体非特异性抗体阳性反应，如急性和慢性疾病、自然组织损伤等；常见的疾病因素有系统性红斑狼疮、麻风病、疟疾、传染性单核细胞增多症、病毒性肝炎、肿瘤、其他螺旋体疾病等；常见的生理性因素有妊娠和老年等。临床发现非梅毒患者的梅毒非特异性抗体生物学假阳性，对诊断其他疾病有重要的提示作用。

(二) 假阴性反应

1. 机体感染梅毒螺旋体后，免疫应答需要一定时间，即血清学反应窗口期。当抗类脂质抗体浓度尚处于实验方法的检出限以下时，梅毒非特异性抗体试验会出现假阴性反应。

2. 少数早期梅毒和神经梅毒，以及部分晚期梅毒，可发生 RPR/TRUST 定性检测假阴性反应。

3. 仅在特殊情况下(如血库、无离心机的实验室、无法获得血清标本的情况)，血浆标本才可用于 RPR/TRUST 定性试验。原因是血浆中的抗体免疫反应性高于血清，基线检测值的不同给疗效随访带来干扰，同一患者血清与血浆的检测结果不应直接比较。用血浆进行检测时，应在标本类型中注明"血浆"。

4. 由于标本检测是非特异性的免疫反应，需要结合梅毒特异性检测结果、病史、症状和体征进行综合判断。

第二节 梅毒特异性抗体检测

我国目前梅毒流行形势严峻，不同的梅毒特异性抗体检测方法适用于不同的应用场景。用于检测血清中的梅毒特异性抗体的试剂都包含梅毒螺旋体和/或梅毒特异性优势表位基因工程表达的抗原。除了早期的抗体窗口期以及部分晚期阶段,绝大部分梅毒患者终身呈阳性反应。本节仅介绍 FTA-ABS、W-B、TPPA、CLIA、ICT。

一、实验准备

1. 设备 荧光显微镜、化学发光检测仪、计算机、低温冰箱、恒温高速离心机、微量板振荡仪、保温箱、恒温干式/水浴箱、侧摆摇床、微量移液器等。

2. 耗材和试剂 U 形微量反应板、微量移液头、FTA-ABS 试剂盒、W-B 试剂盒、TPPA 试剂盒、CLIA 试剂盒、ICT 试剂盒等。

3. 对照品、质控品和溯源标准物质 试剂盒配套阴性和阳性对照品、专用机构认可的质控品、梅毒螺旋体抗体血清(液体)标准物质(GBW/E090081-5 等系列)、QCRSYPHQC1 抗梅毒质控血(20/B767)。

二、实验原理

(一)荧光密螺旋体抗体吸收试验(FTA-ABS)

以完整梅毒螺旋体作为抗原,与待测血清反应形成抗原抗体复合物,再加入荧光素(FITC)标记的抗人免疫球蛋白,形成抗原 + 患者抗体 + 荧光二抗体的免疫复合物。在荧光显微镜下,梅毒螺旋体表面显示苹果绿荧光。

(二)梅毒蛋白印迹试验(W-B)

将基因重组的梅毒螺旋体优势表位的不同分子量特异性抗原转印至硝酸纤维素膜条上,当与患者血清共同孵育时捕获样品中梅毒抗体,再与标记物结合抗体反应形成免疫复合物,通过酶促底物反应,不同分子量抗原带位置出现与背景反差的颜色改变。

(三) 梅毒螺旋体明胶颗粒试验(TPPA)

将梅毒螺体 Nichols 株超声处理后的精制可溶性蛋白,与鞣酸处理后的玫瑰红色明胶颗粒结合形成致敏颗粒。当遇到待检血清中梅毒螺旋体抗体后形成网状互联结构,在 U 形孔底出现肉眼可见的玫瑰红色的薄膜状凝集反应,而阴性血清不形成网状互联结构,自然沉降后集中沉积于孔底。

(四) 梅毒螺旋体化学发光试验(CLIA)

化学发光免疫检测是结合了免疫反应高特异度与化学发光高灵敏度,用于检测梅毒抗体的新型标记免疫分析技术。当标本中含有梅毒抗体,与生物素化梅毒螺旋体特异性重组抗原、钌(Ru)标记梅毒螺旋体特异性重组抗原共同孵育后,形成抗原抗体夹心的免疫复合物。加入链霉亲和素包被的微粒后,免疫复合物通过生物素与链霉亲和素间的反应结合到微粒上。在液相反应池中,微粒通过电磁作用被吸附到电极上,未结合的物质被清洗液洗去。电极施加电压后,抗原抗体夹心磁珠复合物产生化学发光,通过光电倍增管可测量发光强度。软件将标本反应产物的电化学发光信号值与预先设定定标cutoff 值比较,自动计算和报告检测结果。

(五) 梅毒螺旋体免疫层析试验(ICT)

采用胶体金免疫层析技术及双抗原夹心法原理检测人全血、血清或血浆中的梅毒螺旋体抗体。试剂盒基因重组的梅毒螺旋体优势表位特异性抗原被固相在硝酸纤维素膜上(检测线,用字母"T"标记),羊抗兔免疫球蛋白(immunoglobulin,Ig)G 抗体被固相硝酸纤维素膜上(质控线,用字母"C"标记),试剂条加样窗的海绵垫上包被胶体金标记的重组梅毒特异性抗原和兔 IgG 多克隆抗体。

当加入血清 / 血浆标本后,若液态标本含有梅毒抗体,首先溶化并与胶体金标记的重组梅毒特异性抗原结合,形成患者梅毒螺旋体抗体 + 胶体金重组抗原的免疫复合物,复合物随着毛细作用迁徙至 T 线位置,被固相上的重组梅毒特异性抗原捕获,聚集浓缩后形成肉眼可见的红色检测线条。若标本中没有梅毒抗体,则不会形成免疫复合物。穿过 T 线位置的剩余标本继续迁移至 C 线位置,试剂中兔 IgG 抗体被固相上羊抗兔 IgG 捕获,聚集浓缩形成肉眼可见的红色质控线条(提示试剂质量在控)(图 3-4)。

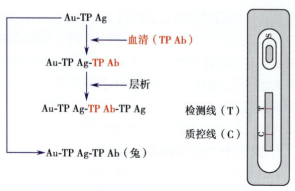

图 3-4　梅毒特异性抗体 ICT 检测原理示意图

三、实验步骤

(一) 荧光密螺旋体抗体吸收试验(FTA-ABS)

将血清标本加到含梅毒螺旋体的载玻片上(个别试剂要求先将血清用吸收剂吸附 30 分钟),室温下在湿盒内孵育 30 分钟,流水洗涤后,滴加荧光素标记鼠抗人抗体,孵育 30 分钟。再次洗涤后,滴加甘油缓冲液,覆以盖玻片,在荧光显微镜下观察发出苹果绿荧光的螺旋体。根据荧光亮度判断免疫反应强弱程度。

(二) 梅毒蛋白印迹试验(W-B)

免疫蛋白印迹膜条在反应槽中用缓冲液湿润,吸干缓冲液后,滴加血清标本,启动侧摆摇床,反应 30 分钟,吸干后,用缓冲液洗涤;再次吸干后,滴加酶结合物反应 30 分钟;吸干后滴加底物;吸干后,终止反应;晾干,观察特定蛋白条带的颜色改变,对比说明书判读结果。

(三) 梅毒螺旋体明胶颗粒试验(TPPA)

取试剂盒配套的纯水复溶致敏颗粒和未致敏颗粒,静置 30 分钟。在 U 形微量反应板上标记唯一标识,用标本稀释液对质控品和待检血清进行稀释,每个质控品和待检血清分别滴加致敏颗粒溶液、未致敏颗粒溶液,U 形板中贴好封口膜,在微量振荡仪上 60 转 /min 振荡 3 分钟。保湿条件下在 30℃环境下静置 1 小时,观察未致敏抗原颗粒是否凝集,再观察每个致敏抗原颗粒孔凝集状态。通过对比试剂盒反应结果示意图模板,评估质控品结果是否符合要求、非致敏颗粒有无反应,最终判断待检血清检测结果。

（四）梅毒螺旋体化学发光试验（CLIA）

起草仪器安装、校准和定标体系文件，技术负责人主导制定检测性能验证方案，由技术员全程参与主导的检测性能验证，完善体系文件并且发布。临床标本、试剂、质控品上载到全自动检测仪上，按照程序自动吸取标本，免疫反应后检测发光值，比较检测折点后，自动判断结果。

（五）梅毒螺旋体免疫层析试验（ICT）

用一次性滴管或移液器滴加待检血清／血浆标本至加样孔中，滴加数滴缓冲液，室温下等待 15~30 分钟。观察质控线是否正常，再观察是否有反应线，根据试剂说明书判断结果。

四、质量标准和结果判断

（一）质量标准

1. FTA-ABS

（1）对照品和／或质控品符合预期结果，本次检测有效。否则应排除干扰因素后重新检测。

（2）将弱反应的对照品荧光强度设定为弱阳性，用符号"+"或"±"表示。其余不同抗体浓度水平的荧光强弱程度分别用符号"++""+++"和"++++"表示。

2. W-B
按照说明书识别不同分子量的条带的反应情况。膜条上质控条带显示清晰，对照品和／或质控品检测结果符合预期，判断试验有效性。否则分析原因后重新检测。

3. TPPA

（1）对照品和/或质控品符合预期结果，本次检测有效。否则应排除干扰因素后重新检测。

（2）当标本的致敏颗粒和非致敏颗粒都形成红色的薄膜状，或者边缘模糊的环状沉淀时，可能存在非特异性反应。需要分析原因后用吸收剂对标本消除非特异性抗体后，再进行重新检测。

4. CLIA　对照品和/或质控品符合预期结果，本次检测有效。否则应排除干扰因素后重新检测。

5. ICT　质控线位置应出现显色条带，说明试验有效。否则本次试验无效，需重新检测。

（二）结果判断

1. FTA-ABS　荧光显微镜下观察到梅毒螺旋体发出苹果绿荧光为阳性反应（图 3-5）；无荧光判断为阴性反应；有微弱荧光但弱于 1+ 对照血清判断为临界反应，需重复试验或用其他梅毒螺旋体血清学试验证实。

图 3-5　梅毒特异性抗体 FBA-ABS 检测阳性结果

2. W-B 区分标本中梅毒螺旋体特异性反应的条带。根据试剂说明书描述的条带谱判断规则,对标本检测结果进行判断"阳性"/"阴性"/"疑似"。判断标准:如没有出现质控条带,说明试验无效,需重新检测(图 3-6)。

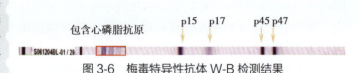

图 3-6 梅毒特异性抗体 W-B 检测结果

3. TPPA

(1)发生凝集反应标本,在 U 形孔底形成红色的薄膜状沉淀。而未发生凝集反应的标本,明胶颗粒因为沉降作用在 U 形孔底形成红色的聚集状沉淀。免疫反应结果呈现不同的形态(图 3-7)。

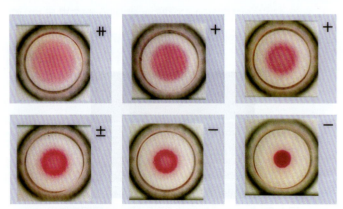

图 3-7 梅毒特异性抗体 TPPA 检测免疫反应结果判断模式图

(2)标本致敏颗粒形成红色的薄膜状或边缘模糊的环状沉淀,同时非致敏颗粒形成红色的聚集状沉淀,为阳性结果。标本致敏颗粒和非致敏颗粒都形成红色的聚集状沉淀,为阴性结果。尽管沉淀中心有薄膜状,TPPA 致敏颗粒形成边缘模糊的外环状为临界阳性,致敏颗粒形成边缘清晰平滑的外环状为阴性。

4. CLIA 标本检测结果>临界值,为阳性结果。检测结果≤临界值,为阴性结果。

5. ICT 标本检测位置如出现显色条带,说明样品中含有梅毒螺旋体抗体,结果为阳性。若该位置无显色条带,则没有抗体,为阴性。

(三) 报告格式

报告格式为:梅毒螺旋体 + 方法学 + 检测结果。例如:"TP-FTA-ABS(或 W-B 或 TPPA 或 CLIA 或 ICT)阳性"的报告。

五、临床意义

1. 阳性结果可以确证患者携带梅毒特异性抗体。需注意:梅毒特异性抗体一经产生大多数患者终身存在,且抗体没有免疫保护作用,治愈后的人可以再次感染。标本阳性结果仅表示患者携带梅毒特异性抗体,该就诊者是否具有传染性的现症梅毒,需要结合梅毒非特异性抗体检测结果、病史、症状和体征进行综合判断。因此,不能仅凭梅毒特异性抗体阳性单一报告就轻易诊断为梅毒现症患者。

2. 梅毒特异性抗体的窗口期最长可至 4 周,窗口期的抗体检测为阴性。因此对高度疑似梅毒患者但梅毒特异性抗体检测阴性者,应间隔 1 周后再次抽血复测。

3. 梅毒特异性抗体 IgM 有助于极早期梅毒的诊断,以及先天性梅毒和神经梅毒的诊断。

4. 通常梅毒特异性抗体检测灵敏度要高于梅毒非特异性抗体。当缺乏梅毒感染证据的就诊者检测梅毒非特异性抗体为阳性结果时,可以通过梅毒特异性抗体阴性结果来排除梅毒感染,并验证生物学假阳性。

六、关键技术

(一)特异性抗体检测试剂

截至 2024 年底,NMPA 网站显示目前存在数十家企业的 400 多款梅毒特异性抗体检测试剂。实验室应通过以下路径遴选产品。

1. 通过分析由专业质量评估机构出具的室间质评报告、专项基线调研报告、岗位培训等,了解不同检测系统的稳定性和准确性。

2. 由于质量评价活动是针对实验室配制的标本,所以无法取代临床病例的异质性。要仔细研读试剂上市前的临床评估报告。尤其要审核评估机构组长单位是否为性病诊疗专业机构,评估参比试剂、检出限、溯源性,分析出现不符合标本的原因等要素。

3. 通过验证检测系统的性能,了解检测特性。

4. 综合评估和判断上述信息后,遴选符合临床服务需求的、高质量的检测系统。

（二）灵敏度

针对溯源物质检出限的结果显示，灵敏度方面：CLIA>ICT>TPPA。特别提醒，同类方法学的不同品牌试剂也可能存在较大差异。

（三）特异度

为了提高特异度，少数试剂盒包含非特异性抗体吸收剂。但是，交叉抗体被吸收后检测灵敏度也会同步降低。如果对检测结果有疑虑，则应将吸收前后的标本同步检测后进行综合分析。

（四）IgM 抗体检测

在 NMPA 网站上公布的试剂盒大部分用于检测梅毒总抗体，仅有少数试剂盒可以独立区分检测 IgM 或 IgG 抗体。理论上，IgM 抗体与病原体存在有关，阳性结果可以推断早期感染者。另外，IgM 分子量大，无法通过胎盘或血脑屏障，可用来鉴别诊断先天性梅毒和神经梅毒。经过有效治疗后病原体消失，IgM 随之降低，甚至低于检出限，因此 IgM 抗体检测可被用于监测疗效。

（五）复测规则

应根据临床评估报告、性能验证等检测数据，以及服务人群的需求，建立自己实验室的复测规则。在临床实践中遇到极端病例和服务人群变化后，应不断地优化复测规则。例如：兼顾但不限于临床病例分选、检测值临近 cutoff 值范围区间、梅毒非特异性抗体阴性、HIV 感染等免疫功能低下等要素。

七、局限性

1. 处于窗口期的标本检测梅毒特异性抗体可为阴性。少数晚期梅毒特殊病程者的梅毒特异性抗体可为阴性。

2. 免疫缺陷者的梅毒特异性抗体可为阴性。

3. FTA-ABS 使用完整梅毒螺旋体作为抗原,与同属其他螺旋体有同源性。应使用试剂盒中吸收剂(含同属其他螺旋体抗原)对待检血清进行吸收后,再进行 FTA-ABS 检测。

第四章　临床检测应用策略

梅毒作为一种重要的性传播疾病,对其准确监测与及时干预对于控制梅毒传播、保障公共卫生安全具有重要意义。在实际应用中,要警惕生物学假阳性,因其成因繁杂,可能受多种疾病与特殊生理状态的影响,故必须严谨鉴别以避免误判。同时应结合临床症状、病史和实验室检测结果进行综合分析。针对梅毒的不同病期特点,需选择相应的检测时机与方法,确保病情评估的准确性,并据此制定个体化的精准治疗方案。此外,随着检测技术发展和应用的不断完善,应依据筛查、确诊、特殊病例诊断等不同需求,科学布局、合理搭配,为梅毒的诊断、治疗与防控筑牢根基。

第一节　梅毒血清学生物学假阳性

由梅毒螺旋体以外的其他生物性因子、疾病因素或生理因素引起的梅毒螺旋体非特异性和 / 或特异性抗体阳性反应,被称为梅毒螺旋体生物学假阳性。从临床角度分析,被检测者自身的某些病理或生理反应(如肝炎、妊娠、高龄等)可能影响检测,造成梅毒螺旋体血清学试验检测结果假阳性;从实验室角度分析假阳性是指没有被检测者感染梅毒螺旋体证据的情况下,排除了临床样本的采集或保存不当(如溶血或污染)、检测系统和方法学的检测性能差异、实验室操作等因素所引起的随机误差及技术性假阳性后,仍存在未知因素引起的梅毒血清学试验检测阳性反应。

一、常见的三种假阳性

(一)梅毒非特异性生物学假阳性

梅毒非特异性抗体生物学假阳性发生率为0.2%~0.8%,在3类梅毒血清学生物学假阳性中占比最高。有资料表明,包括自身免疫性疾病(如系统性红斑狼疮)、急性病毒性感染(如HIV)、肿瘤(如骨肿瘤)等60余种疾病患者,以及老年人、药物滥用人员、孕妇等均可出现梅毒非特异性抗体生物学假阳性。女性梅毒非特异性抗体生物学假阳性发生率约为男性的3.824倍,80岁以上人群出现概率远高于16岁以下人群。91.75%梅毒非特异性抗体生物学假阳性案例的梅毒非特异性抗体滴度在1:4以下,高滴度(一般在1:64以下)的梅毒非特异性抗体生物学假阳性受检者常伴有免疫球蛋白增多症。

(二)梅毒特异性抗体生物学假阳性

梅毒特异性抗体检测方法多采用特异性梅毒螺旋体重组蛋白作为靶标,该方法具有更高的特异度,因此发生梅毒特异性抗体生物学假阳性的概率较低。有文献表明,梅毒特异性抗体生物学假阳性反应可发生于雅司病、品他病、地方性梅毒等其他螺旋体感染,也可能出现在传染性单核细胞增多症、麻风病、疟疾、系统性红斑狼疮、甲状腺炎、弓形虫病、幽门螺杆菌感染等患者。

(三) 梅毒非特异性和特异性抗体生物学假阳性

梅毒非特异性和特异性抗体同时出现生物学假阳性的概率非常低,主要是物种分类近源的螺旋体感染所致,如雅司病、品他病、地方性梅毒病。从遗传分类学角度分析,这些螺旋体亚种有很多相同抗原和交叉抗原,尚无法采用血清学检测区分梅毒螺旋体和其他密螺旋体亚种的感染,需进一步通过临床表现、流行病学特征和详细的病史咨询来排除。最新研究表明,密螺旋体株的 Tp0136 蛋白具有高度异质性,可以根据 Tp0136 开放阅读框氨基酸序列的多样性,对梅毒苍白密螺旋体亚种、雅司苍白密螺旋体、未分类的类人猿密螺旋体(可感染人)和地方密螺旋体进行分型。

二、梅毒血清学生物学假阳性判断注意事项

判断梅毒血清学生物学假阳性不仅需要梅毒疾病自然发生与发展规律的系统背景知识,还要掌握排除技巧的使用流程。

1. 如果受检者出现梅毒非特异性抗体阳性而梅毒特异性抗体阴性,通常是由于梅毒非特异性抗体生物学假阳性所致。

2. 如果以梅毒非特异性抗体阴性而特异性抗体阳性为标准,来判断梅毒特异性抗体的生物学假阳性,这是不科学的,会导致部分早期梅毒或既往梅毒螺旋体感染者被漏诊。

3. 如果以两种特异性抗体试验结果不一致作为标准,来判断梅毒特异性抗体的生物学假阳性,这也是不科学的,须在综合评估受检者相关临床症状、体征和病史的基础上做出判断,以免漏诊。

三、梅毒血清学生物学假阳性处理

梅毒血清学生物学假阳性的诊断除了排除梅毒螺旋体感染外,通常还提示该受检者存在其他潜在的病理或生理状态。有关梅毒非特异性抗体检测的生物学假阳性判断不难,但特异性抗体的生物学假阳性,以及非特异性和特异性抗体双重生物学假阳性的判断仍是临床一大难题,即使通过测序等技术手段,以及结合病史等也难以正确判定。

梅毒血清学生物学假阳性判断的前提是有充足的证据证明不是梅毒螺旋体感染,如果不能排除梅毒螺旋体感染,则需进行正规的预防性抗梅毒螺旋体治疗。目前大部分实验室检测程序都选择一种灵敏度高,自动化程度高的梅毒特异性抗体检测方法进行首次筛选(如 CLIA或 ELISA),对阳性或灰区的样品,再选择另一种梅毒特异性抗体检测方法进行复测验证(如 ICT 或 TPPA)。双重检测程序的解释如下:①首次筛选阳性 / 复测阴性,可能为生物学假阳性,但无法排除梅毒螺旋体感染,应继续随访。②首次筛选阳性 / 复测阳性,可以支持梅毒诊断。

对怀疑其他螺旋体感染所致的梅毒非特异性和特异性抗体检测双重生物学假阳性,除非已经明确患者为既往的其他螺旋体感染并已接受过正规治疗,否则都应该接受等同于梅毒的规范性治疗。对受检者和性伴进行诊断性治疗、随访采样复测、排除其他疾病等措施是发现梅毒血清学生物学假阳性的重要手段。

综上所述,在没有足够证据排除梅毒螺旋体感染的前提下,切勿轻易给出梅毒特异性抗体生物学假阳性的结论。

第二节　疾病症状表现与检测

诊断梅毒的三要素原则包括病史(传染史)、临床症状和体征,以及实验检测结果。然而,精准诊断梅毒在目前仍然面临多方面的挑战。

1. 就诊者接触史往往描述不清,有的患者故意隐瞒病史以逃避社会和家庭责任,医生无法准确判断感染史。

2. 梅毒病程长,临床症状的发生和发展是动态过程,临床表现呈现复杂性、多样性、非典型性,甚至系统性。梅毒抗体无免疫保护作用,梅毒治愈后仍然可以再次感染,梅毒致病机制目前仍然不明确。

3. 不同病程梅毒的生物标志物存在时相性变化。缺乏系统性掌握实验室不同方法学的检测性能、适用性、局限性,混淆了不同方法检测性能差异与血清学生物学假阳性的概念。

4. 现有梅毒诊断标准对疾病的分类不够全面,甚至部分临床医生还将神经梅毒归类在晚期梅毒。

5. 梅毒诊断标准将同时具有二类抗体阳性作为依据。在梅毒报告病例构成中超过85%是"潜伏梅毒"。

是否存在梅毒非特异性抗体血清固定、故意隐瞒既往治疗史的患者,如何界定是否为现症梅毒(具有传染性的报告病例)都是重要的问题。而这些所谓"病例"仅有梅毒非特异性抗体和特异性抗体双阳性的一个诊断要素,需要结合流行病史和临床表现综合评估。

6. 误诊问题同样可能发生在对先天性梅毒的诊断中。

就诊者进入门诊后,首诊医生应根据临床表现,询问病史和症状进行评估、分类、筛选,并且根据性传播疾病的自然发生与发展规律所产生的生物标志物构成和变化趋势,提出恰当的检测项目。特别需要注意的是,临床医生应完整了解本院实验室的技能水平和管理质量、检测方法的优势和局限性,以及技术人员资历等信息。

一、以生殖器、肛门周围溃疡为主要特征的疾病 与检测方法选择

一期梅毒中皮肤黏膜溃疡是梅毒螺旋体感染途径的第一部位。螺旋体通过肉眼无法辨别的皮肤黏膜裂隙进入,诱发机体产生组织急性炎症性反应和溃疡损害。这种溃疡特征症状为没有疼痛感、"软骨样"可自然消退的硬下疳。典型的硬下疳为单个、边缘隆起、中间呈"杨梅"状外观的皮损。约90%男性的硬下疳发生在冠状沟部位,少数发生在包皮、阴茎部位。大部分女性的硬下疳发生在外阴部位,少数发生在宫颈口部位。有异位性行为的患者可以发生在口唇、乳头、肛门等部位。二期梅毒患者的外生殖器、肛周、咽部、头皮、掌跖等部位常常发生斑疹、

斑丘疹、丘疹、丘疹鳞屑疹及脓疱疹等皮肤黏膜损害。皮损呈现对称性、泛发、无觉症状、自然消退的特征。这些皮肤黏膜损害中存在活动性梅毒螺旋体且具有传播风险。

梅毒和生殖器疱疹的特征均主要为生殖器、肛门周围溃疡，也可表现为其他部位的黏膜溃疡。仅根据病史和临床检查的诊断可能会误诊，应进行暗视野显微镜检测、基因扩增和血清学检测。生殖器疱疹应采用型特异性的血清学和核酸扩增试验(nucleic acid amplification test, NAAT)检测。直接从皮损渗出液或组织中检测梅毒螺旋体的暗视野显微镜检测和基因扩增检测是早期梅毒和先天性梅毒的确诊方法。目前尚无获得NMPA批准的临床诊断梅毒NAAT试剂，部分企业提供科研用的梅毒NAAT实时荧光PCR试剂。

在HIV感染人群中存在较高比例的梅毒螺旋体感染。大部分混合感染者血清学检测对诊断梅毒和监测疗效是准确可靠的。少数患者的血清学检测结果与临床表现不一致时，应考虑对皮损进行暗视野显微镜检测、基因扩增或组织病理学检测(图4-1)，并且对高危人群进行推断性治疗。无论HIV状态如何，由于梅毒螺旋体菌株、宿主免疫反应等因素的异质性，部分患者治疗3个月后的梅毒非特异性抗体未能下降至1/4，需要继续随访。

对于任何梅毒病程和人群，青霉素都是治疗梅毒的首选药物。青霉素治疗效果依赖于长期的临床实践。需特别注意青霉素剂型对组织的穿透性，因为抗生素和/或抗体不容易到达梅毒患者的中枢神经系统、胎盘、房水等

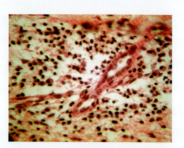

图 4-1　硬下疳组织病理学特征
血管内膜炎,内皮细胞肿胀与增生;血管周围炎,
有大量淋巴细胞与浆细胞浸润。

存在生理屏障的组织。苄星青霉素、普鲁卡因青霉素和口服青霉素制剂被认为不适用于神经梅毒治疗。

贾 - 赫(Jarisch-Herxheimer)反应是梅毒治疗后数小时内出现的急性发热、皮损表现加重等现象,有诱发孕妇早产或导致胎儿窘迫的风险。常见于早期梅毒(不限于现症梅毒)患者,主要是梅毒螺旋体裂解释放超量的异种蛋白而产生的治疗反应,而不是对青霉素的过敏反应。尽管还没有办法阻止贾 - 赫反应,但是可以通过微小剂量前序治疗降低贾 - 赫反应的程度。这类患者往往存在免疫反应的前带现象。应该优化梅毒非特异性抗体检测报告格式,提供前带现象的信息,提示临床医生减少医疗风险。

对于因青霉素过敏而接受替代疗法的患者,必须进行彻底的临床和血清学随访。必要时包括中枢神经系统检测。现有资料表明,头孢曲松替代治疗的最佳剂量和持续时间尚未确定。我国临床分离的梅毒螺旋体对阿奇霉素和其他大环内酯类药物的耐药率超过 80%。对青霉素过敏主要是由于药物中所含的杂质,而非青霉素本身,因此必要时应进行脱敏治疗,并使用苄星青霉素 G 进行皮肤试验。

治疗应兼顾母婴阻断效果,对青霉素过敏的一期和二期梅毒孕妇应进行脱敏治疗,并接受青霉素 G 治疗,否则新生儿存在先天性梅毒风险。

皮肤黏膜损害是性接触感染梅毒螺旋体的主要途径。所有 90 日内与早期梅毒(无论一期、二期还是潜伏梅毒)感染者有性接触的人,都应该进行梅毒非特异性和特异性抗体的检测评估。即使血清学检测结果为阴性,也应接受预防性治疗。即使是与早期梅毒感染者性接触超过 90 日的性伴,如果血清学检测呈阳性,也应基于临床和血清学评估,筛选性伴是否为传染源,并进行治疗。因为免疫反应的异质性,不推荐将单一的梅毒非特异性抗体滴度作为病程不明患者的性伴通知和推定治疗的指标。所有早期梅毒感染者在诊断和治疗时都应接受 HIV 检测。对没有临床神经系统异常的一期和二期梅毒感染者,使用青霉素推荐方案治疗后出现症状性神经梅毒的情况很少见。因此,不建议对这类梅毒患者进行常规脑脊液检测。

二、以神经和精神功能异常为特征的疾病与检测方法选择

梅毒螺旋体侵犯中枢神经系统可发生于梅毒的任何阶段。早期阶段通常仅仅表现为中枢神经系统的生物标

志物异常,但是不会进展到中枢神经系统组织损害和功能异常,如梅毒性脑膜炎、视觉系统(眼梅毒)或听觉系统(耳梅毒)等。由于患者通常因为组织损害和功能异常过程缓慢发展后再去就诊,因此以往将神经梅毒归类在晚期梅毒。眼梅毒通常表现为全葡萄膜炎,但可累及眼前段和眼后段的结构,包括结膜炎、前葡萄膜炎、后间质性角膜炎、视神经病变和视网膜血管炎,严重者可致永久性视力丧失。耳梅毒通常表现为耳蜗前庭症状,包括耳鸣、眩晕和感音神经性听力损失。听力损失可以是单侧或双侧,突然发作,并迅速发展,严重者可致永久性听力丧失。

有眼部异常、脑神经功能障碍、脑膜炎、卒中、急性或慢性精神状态改变或振动觉丧失的患者,除血清标本外,还有必要进行脑脊液生物标志物评估。实验室脑脊液生物标志物检测有助于诊断神经梅毒。但是,没有一种检测可以独立诊断神经梅毒。检测包括但不限于脑脊液细胞计数、蛋白质、梅毒非特异性和特异性抗体检测的组合。还应该结合神经系统体征和症状。脑脊液(CSF)-VDRL 具有高特异度但不灵敏,CSF-TRUST/RPR 替代方法同样具有高特异度。但是,CSF-VDRL 比 CSF-TRUST/RPR 更加灵敏。对有神经系统体征或症状的人,CSF-VDRL 阳性(在梅毒特异性抗体阳性、脑脊液没有血液污染的条件下)是诊断神经梅毒的指标。CSF-VDRL 和 CSF-TRUST/RPR 阴性,不能排除神经梅毒。脑脊液梅毒特异性抗体检测阴性可以排除神经梅毒。

对脑脊液和/或受累组织进行梅毒螺旋体基因扩增

是确诊神经梅毒的直接证据。无论病原体是否阳性，同时对血清和脑脊液标本进行梅毒非特异性和特异性双抗体检测可以推定神经系统梅毒螺旋体感染。

特别注意，尽管没有神经系统体征或症状，在早期梅毒人群中脑脊液生物学标志物异常也很普遍。神经梅毒治疗方案有别于普通梅毒，不能等到发现神经和精神出现功能异常的晚期再对神经梅毒进行治疗，延误最佳治疗时机将导致不可逆的机体功能损害。

三、无临床表现的疑似梅毒与检测方法选择

潜伏感染是指血清学双抗体阳性，而没有其他原发性、继发性或三期梅毒的证据。如在就诊前的 2 年内发生疑似性暴露，或者诊断前 2 年内梅毒患者曾经血清阴转，或者接受治疗后梅毒非特异性抗体滴度上升至原来的 4 倍以上，或者有早期梅毒的性伴，可以推定为早期潜伏梅毒；所有其他潜伏梅毒病例均被归类为晚期潜伏梅毒或病程未知的潜伏梅毒。

仅使用单一梅毒非特异性抗体检测没有充分的诊断依据，可能会导致漏诊一期梅毒，仅使用梅毒特异性抗体检测既往接受过梅毒治疗的人群可能会出现误诊。诊断潜伏梅毒的患者应评估中枢神经系统和 HIV，并且根据检测结果做出医疗决策。

潜伏梅毒往往不是通过性传播，因此治疗目的是预防梅毒并发症。但是，潜伏梅毒可以垂直传播给胎儿，对孕妇的管理目标是预防先天性梅毒。

四、感染 HIV 的梅毒患者检测方法选择

感染 HIV 的梅毒患者的梅毒特异性抗体和非特异性抗体检测结果解释与未感染 HIV 的患者相同。但 HIV 与梅毒混合感染者中观察到治疗后梅毒非特异性抗体滴度高于预期，且存在假阴性的检测结果，以及血清反应性延迟出现的情况。当临床高度怀疑梅毒，而血清学检测无反应或其解释不明确时，皮损组织暗视野显微镜检测或基因检测将有助于梅毒诊断。

切记，若梅毒特异性抗体阳性，需要补充梅毒非特异性抗体定性检测和 / 或半定量检测。若为双抗体阳性，应结合病史、症状和体征进行综合判断。首诊时梅毒非特异性抗体的定性和半定量检测是诊疗的基线数据，需通过比较首诊和随访的血清学检测来判断疗效。

五、妊娠梅毒检测方法选择

所有孕妇均应在第一次产前筛查时进行梅毒血清学检测。产前筛查可采用梅毒非特异性抗体检测（既传统筛查流程），或者梅毒特异性抗体检测（反向筛查流程）。任何一种抗体检测阳性，都需要补充第二类抗体检测。若为评估妊娠期间有梅毒感染风险（多个性伴、药物滥用、丈夫或性伴的风险因素）的孕妇，应在妊娠 28 周时增加一次血清学检测。任何妊娠 20 周后出现死胎的产妇都应进行梅毒血清学筛查。

我国大部分妊娠梅毒是通过体检被筛查出来的，共

同的特点是潜伏梅毒。其中还包含了妊娠前被诊断为梅毒并接受治疗,但血清抗体尚未转归为阴性的患者。因此,目前亟待优化对妊娠梅毒疾病管理的流程。提高妊娠梅毒精准诊疗质量,也意味着减少误诊先天性梅毒。

从梅毒诊断的"三要素"原则来看,仅依靠实验室二类抗体阳性来推断是有误诊风险的。第一,执行实名制传染病管理非常重要。无论孕妇健康体检时是否隐瞒病史,都可以追溯到女性孕前的病史。妊娠健康检测疑似梅毒感染患者的丈夫,也应该同期进行血清学检测和追溯病史。通过评估孕妇的病史和治疗史,可能排除大部分的妊娠潜伏梅毒。第二,自 20 世纪 30 年代发现青霉素以来,梅毒螺旋体持续对青霉素敏感。接受治疗的孕妇绝大部分生产健康后代。第三,要分析梅毒血清学免疫反应的自然发生与发展规律,不能仅仅依靠一次二类梅毒抗体来诊断"梅毒"。同时对孕妇进行病原学和血清学综合检测,可以提高妊娠梅毒的诊断准确率。

六、先天性梅毒检测方法选择

先天性梅毒的有效预防和检测重点是在孕妇中识别梅毒。对所有梅毒孕妇及其新生儿都应在分娩后立刻进行血清学筛查。然而,先天性梅毒的诊断可能很困难。不建议对新生儿脐带血进行常规筛查,因为有可能被产妇的血液污染而导致假阳性,而脐带内的华通胶可产生假阴性结果。

根据我国的优生优育政策,孕妇均应进行健康筛查,一旦发现孕妇梅毒应及时进行治疗。梅毒是可以治愈的疾病,使用青霉素治疗孕妇,可达到理想的母婴阻断效果。

曾经发现在 2000 年后我国先天性梅毒报告病例急剧增加。尽管这些所谓"先天性梅毒"增加了一个病史要素——母亲确诊梅毒,但是超过 95% 的先天性梅毒没有症状和体征,新生儿仅仅是双抗体阳性。按照梅毒诊断标准诊断为"先天性梅毒"的病例,为什么在 18 个月后超过 75% 梅毒特异性抗体阴转了?实践证明,母亲的 IgG 抗体可以通过胎盘转移到胎儿的血液循环。如果母亲双抗体阳性,新生儿也大概率双抗体阳性。因此,对新生儿的血清学检测,实际上受母体的梅毒抗体水平影响。目前常规的检测技术很难区分母亲或新生儿的血清学反应。

如果实验室提供对病原体和梅毒特异性 IgM 检测,可以极大程度提高先天性梅毒的精准诊断效率。极少数新生儿鼻腔黏膜等部位损害,取皮损分泌物进行暗视野或镀银染色显微镜检测,或者取皮损分泌物和血液进行核酸检测。如前所述,在新生儿体内发现梅毒螺旋体,是诊断先天性梅毒的直接证据。

推荐在同一个实验室采用同一种试剂对梅毒感染产妇和新生儿进行梅毒非特异性抗体的半定量检测,比较产妇和新生儿的梅毒非特异性抗体滴度,必要时结合新生儿的临床和影像学证据,进行综合判断后做出医疗决策。目前仍无可靠的梅毒特异性 IgM 检测试剂和检测程序评估先天性梅毒的临床应用数据,有待进一步的循证医学数据支持。

应全面检查新生儿的症状和体征,如非免疫性水肿、结合型或直接型高胆红素血症或胆汁淤积性黄疸或胆汁淤积、肝脾肿大、鼻炎、皮疹或肢体假性麻痹。必要时对胎盘和脐带、水疱性皮疹、鼻腔分泌物等进行暗视野显微镜和/或基因扩增检测。同时影像学检查亦有助于先天性梅毒的诊断。

应特别注意，孕妇梅毒的诊断和治疗史、分娩时的血清学双抗体结果，以及丈夫/或性伴的血清学反应和诊断，都是精准诊断先天性梅毒的重要评估指标。

无论确诊还是疑似先天性梅毒，应首选青霉素对新生儿进行治疗或预防性治疗，必要时需进行青霉素脱敏治疗。此外，密切随访血清学监测抗体水平变化和趋势，可以评估治疗效果。

孕妇仅有梅毒特异性抗体阳性/梅毒非特异性抗体阴性，并且妊娠期间进行了预防性青霉素充分治疗，如果新生儿血清的梅毒非特异性抗体阴性，则可排除先天性梅毒，必要时随访。低风险孕妇血清发现单一的梅毒特异性抗体阳性，或者梅毒非特异性抗体阳性，其丈夫/性伴同样低风险和出现血清学阴性，应对孕妇在2~4周后重复进行血清学检测，以排除血清学生物学假阳性，进而评估孕妇的早期感染情况。

任何有先天性梅毒风险的新生儿都应接受HIV的全面评估。无论HIV状况如何都应采用相同的管理措施。

所有梅毒非特异性抗体阳性的新生儿应每3个月接受随访和血清学检测，直到梅毒非特异性抗体转为阴性。绝大部分由母亲被动转移的抗体在新生儿出生后6个月内转为阴性。若接受治疗或预防性治疗的新生儿在出生后6~12

个月内梅毒非特异性抗体滴度不下降,则应检测脑脊液。

七、早期梅毒检测方法选择

早期梅毒指感染或者疑似感染梅毒螺旋体后 2 年内的梅毒。发现早期梅毒不仅关系到患者能否得到及时诊断和治疗,也反映本地有梅毒传播这一情况,是流行病学的重要指标。

对早期梅毒患者的皮损、血液、脑脊液标本进行梅毒螺旋体病原体检测是确诊梅毒的直接证据。随着病程进展,在细胞和体液免疫双重作用下,皮损和体液中的梅毒螺旋体数量逐渐降到检测技术的检出限以下,皮损也逐渐愈合,进入隐性感染状态。如果不进行治疗,可再次出现二期梅毒皮损,有的患者可以循环反复。很多早期梅毒可以不出现一期梅毒的硬下疳和 / 或二期梅毒的皮损,有的患者因为没有疼痛感的一过性皮损而忽略了症状。

无论是否病原体阳性,患者均应采集血样进行免疫学检测。首诊患者血清学检测结果可以评估病程和疾病严重程度,以及作为治疗后随访检测的基线。

基于检测技术的灵敏度,大部分早期梅毒患者的血清学检测在感染 2~4 周后首先被检出梅毒特异性抗体、5~7 周以后才出现梅毒非特异性抗体。血清学刚刚转为阳性时抗体浓度极低,随后的抗体浓度显著增高。因此对首次抗体检测处于临界值的患者,1 周后密切随访复测就会看到明显的阳性检测值。新西兰兔感染模型的动物实验研究大多显示血清学的时间转折点在第 5 日(特异性抗体阳性)、第 7 日(非特异性抗体阳性)。新西兰兔模型免疫应答与人类存在差异。新西兰兔一次接种梅毒螺旋体量远远超过人类自然感染的菌体量。进入人体的梅毒螺旋体需要增殖和有效刺激机体免疫的过程。高灵敏度的检测技术可以探测到低浓度的抗体。

关于血清学窗口期问题,极早期感染者抗体浓度低于检测方法的最低检出限,尽管患者的病史、临床表现符合疑似梅毒,甚至病原体检测也是阳性,但是该患者的梅毒非特异性和特异性二类抗体都是阴性。

八、神经梅毒和中枢神经系统炎症与损伤检测

神经梅毒(neurosyphilis)是由梅毒螺旋体感染引起的中枢神经系统损害,主要引起患者的神经系统退行性变(痴呆、精神病性症状、麻痹、脑膜炎、脑血管炎症、瘫痪、脊髓痨)和慢性脑膜炎(间歇性头痛、头晕和记忆力下降的智力障碍)。过去认为神经梅毒发生于三期梅毒,实际上是由于晚期梅毒阶段都出现精神和神经功能异常才被诊断。现代医学基础研究和临床实践已经发现,神经梅毒可发生于梅毒病程的任何阶段,大部分患者仅有脑脊液指标异常而无其他症状和体征。

脑脊液的梅毒螺旋体病原体检测是一个重要的诊断中枢神经系统感染的直接证据。脑脊液高速离心后的沉淀物可以做暗视野和镀银染色显微镜检测,还可进行核酸检测。脑脊液的常规血清学检测仍然是神经梅毒诊断、监测治疗效果的有效手段。脑脊液梅毒特异性抗体

阴性,可以排除神经梅毒。

国际同行专家推荐将患者血清梅毒非特异性抗体RPR滴度≥1:32作为腰椎穿刺的最佳界值。国内专家发现早期梅毒患者脑脊液二类抗体指标异常对临床的诊断价值。但由于缺乏严谨的临床评估方案、有效的鉴别技术手段,以及评估中枢神经系统炎症和损伤的指标,早期梅毒脑脊液异常与神经梅毒发生和发展之间是否存在关联,还需要进一步研究。

外周血的梅毒血清学反应异常可能导致脑脊液免疫反应的波动。外周血清中高浓度抗体的梅毒患者,常出现脑脊液的梅毒非特异性和特异性抗体异常,血液中小分子IgG可以穿透血脑屏障参与脑脊液的免疫反应。因此,亟待开发一种可以鉴别脑脊液中的梅毒非特异性抗体和特异性抗体来源的技术方法。

理论上IgM分子量大,无法穿透血脑屏障。如果脑脊液的梅毒特异性IgM抗体阳性,提示梅毒螺旋体侵入中枢神经系统后产生抗体。因此,对脑脊液标本进行梅毒特异性IgM抗体检测,将更有鉴别诊断意义。

目前面临的更加严峻的挑战:鉴于无法区分脑脊液标本中梅毒非特异性和特异性抗体是否来自血液IgG抗体,有可能导致误诊神经梅毒。且国内目前尚未供应商品化梅毒血清学IgM抗体检测的试剂。因此,评估中枢神经系统的免疫损伤和功能异常指标,显得尤为重要。

既然常规方法无法辨别脑脊液检测结果,那么针对脑脊液检测梅毒特异性IgM,以及中枢神经系统炎症倾向与损伤严重程度就变得尤为重要。它们共同特点是：炎症趋势或损伤严重时，以下生物标志物显著增加，而疾病趋于缓和或者治愈后，标志物浓度降低。

近 10 年来，全球梅毒和梅毒螺旋体的临床和基础研究团队相继发表了具有深刻影响的报道。①梅毒螺旋体入侵中枢神经系统的炎症反应证据：白细胞计数、巨噬细胞移动抑制因子(macrophage migration inhibition factor, MIF)、Tau 蛋白(微管相关蛋白 Tau)、白细胞介素 -10(interleukin-10, IL-10)、可溶性髓样细胞表达触发受体(soluble triggering receptor expressed on myeloid cells 2, STREM2)。②梅毒螺旋体入侵中枢神经系统的免疫反应证据：蛋白、CXCL13、Toll 样受体、寡克隆带、Th17 细胞。③神经损伤指标：人泛素 C 末端水解酶 L1、胶质纤维酸性蛋白、神经元轴突轻链。有关炎症和免疫反应的生物标志物的指标需要更多的临床实践，提升循证医学的应用价值。

健康人脑脊液白细胞计数参考值范围：成人(0~8) × 10^6/L；儿童(0~15) × 10^6/L；新生儿(0~30) × 10^6/L。神经梅毒患者有临床症状，其脑脊液白细胞计数 ≥ 参考值范围。脑脊液蛋白定量(总蛋白、白蛋白)>500mg/L。脑脊液糖 <2/3 血糖。脑脊液梅毒非特异性和特异性抗体双阳性，或者脑脊液 -IgM 特异性抗体阳性。

九、小结

要慎重实施采用单一的梅毒非特异性抗体或者梅毒特异性抗体检测的筛查策略。

梅毒非特异性抗体检测是贯穿梅毒完整诊疗中不可替代的免疫学指标。阳性反应与活动性梅毒有关,是判断现症梅毒的参考依据。根据临床需要,首诊或随访再次采集样本进行复测。当梅毒非特异性抗体试验和梅毒特异性抗体二类抗体联合检测时,应根据抗体的构成、浓度水平和变化趋势等指标特征,综合判断,以提高诊断梅毒的准确性和效率。

伴有皮肤黏膜溃疡或皮肤损害的疑似患者,宜进行病原体 + 非特异性抗体 + 特异性抗体检测的联合筛查。没有皮肤黏膜异常表现的疑似患者,宜进行非特异性抗体 + 特异性抗体检测的联合筛查。

因就业、手术、妊娠等而进行疾病筛查时,即使没有病史、症状和体征,通常也需要采集血液进行血清学检测。单独采用梅毒非特异性抗体或梅毒特异性抗体检测都有其局限性,采用二类抗体联合检测策略可以提高阳性率。考虑到输血等医疗行为有必要掌握患者的完整感染史,应采用梅毒特异性抗体进行筛查,发现抗体阳性并通过病史、症状和体征、其他检测等综合评估做出医疗决策,或者转诊到专科医院进行确诊和治疗。

第三节　检测结果与医疗决策

一、梅毒螺旋体病原体检测

一期和二期(早期梅毒中的现症病例)皮肤黏膜损害

部位含有梅毒螺旋体,通过检测可以找到病原体。因此,鉴于实用性高、成本低、时效强的特点,暗视野显微镜检测被 WHO 推荐为发现早期梅毒的经典检测方法,是 STIs 门诊必备的普适性检测项目。然而常规开展暗视野显微镜检测的医疗机构不多,延误了临床精准诊断早期梅毒(一期和二期梅毒)。发现早期梅毒提示本地存在梅毒传播,延误诊断将增加患者病痛和并发症的风险。通过早期诊断,及时通过药物阻断传染源,可以提高 STIs 防治效果。

二、梅毒非特异性抗体检测的临床意义

特别强调,无论病原体检测是否阳性,首诊时都应对疑似梅毒患者的血液进行梅毒非特异性和特异性抗体检测。其中梅毒非特异性抗体基线数据既是判断现症梅毒,也是随访观察治疗效果的指标。

半定量检测是梅毒非特异性抗体的关键参数。梅毒非特异性抗体免疫反应的强弱程度与疾病活动度相关,反映感染梅毒螺旋体后宿主组织细胞外膜暴露的脂质蛋白诱导机体产生的抗体。治疗后非特异性抗体滴度下降并且可以消失,因此被用于监测治疗效果。临床上将 4 倍滴度变化作为疾病进展和转归的判断指标(相当于 2 个滴度差异,例如: $1:16 \rightarrow 1:4$;或 $1:8 \rightarrow 1:32$)。TRUST 与 RPR 的检测灵敏度存在系统上的差异,即使同一种方法使用不同品牌商品也存在检测性能的差异。推荐对首诊和随访的血清学检测在同一个实验室进行,并且采用同一个品牌试剂,以减少技术误差和系统误差。需注

有前带现象的患者携带超量抗体,更容易发生贾-赫反应。标准的检测流程是由技术人员对血清标本先进行梅毒非特异性抗体定性检测,阴性结果不需要再进行半定量检测,技术人员无法预知有前带现象的标本,也不可能将所有阴性标本再进行半定量检测,这样会漏诊梅毒病例或错失发现前带现象机会。为了及时发现患者标本的前带现象,减少贾-赫反应带来医疗风险,要求医生在送检单的"诊断"栏目提示疑似梅毒病例,并且同时开具梅毒特异性抗体检测。按照质量标准要求,检验科对首诊疑似梅毒病例的标本,即使定性检测阴性,也都应将标本稀释至1:16进行半定量检测,并且报告最终稀释度。下面列举常见的梅毒非特异性抗体检测报告格式(表4-2)。

表4-2 常见的梅毒非特异性抗体检测报告格式

报告格式	试验方法+定性试验+半定量试验	备注
案例1	阳性	1. 无方法学 2. 无法比较治疗效果 3. 无法判断前带现象
案例2	RPR1:32阳性	1. 无定性监测试验 2. 半定量未做到终点 3. 无法判断前带现象
案例3	RPR>1:32	1. 无定性检测 2. 半定量未做到终点 3. 无法判断前带现象

报告格式	试验方法＋定性试验＋半定量试验	备注
案例4	RPR-(或 ±/+/++/+++/++++),1∶128+/±	1. 精细显示免疫反应强弱程度 2. 提示前带现象 3. 半定量试验做到终点

注：只有案例4是符合质量要求的报告格式。

三、梅毒特异性抗体检测的临床意义

目前国内大部分实验室采用高度自动化的梅毒特异性抗体检测系统开展术前四项(梅毒、乙型肝炎、丙型肝炎和HIV)检测。无论是已治愈的还是活动性梅毒，梅毒患者的梅毒特异性抗体可能呈现终身阳性。梅毒特异性抗体阳性包含了治愈的既往感染者，或感染后未治疗的患者，或正在治疗中的患者，以及罕见的梅毒特异性抗体生物学假阳性的患者。因此，仅仅梅毒特异性抗体阳性不能诊断现症梅毒，也不能用于预测治疗效果。

建议采用两种不同检测原理的试剂进行梅毒特异性抗体检测和验证。如果梅毒特异性抗体复测阳性，并且梅毒非特异性抗体阴性，则不需要对治愈的既往感染者进行治疗。

针对溯源物质检测的研究表明，梅毒CLIA、ELISA和ICA检测灵敏度高于TPPA。极早期感染者的CLIA、

ELISA 和 ICA 检测阳性,而 TPPA 复测阴性的病例不能排除梅毒感染。

四、梅毒血清学筛查流程

由于梅毒的特殊病程和检测技术等综合问题,梅毒螺旋体病原体检测尚未在我国普及。目前临床诊断梅毒的实验室检测主要依靠血清学检查。梅毒血清学筛查流程包括传统血清学筛查流程(用梅毒非特异性抗体试剂筛查,对阳性标本再用梅毒特异性抗体试剂检测)、逆向血清学筛查流程(用梅毒特异性抗体试剂筛查,对阳性标本再用梅毒非特异性抗体试剂检测,以支持现症梅毒诊断),以及双重血清学筛查流程(同步使用梅毒非特异性和特异性抗体试剂进行检测)。

没有理由强制规定必须采取哪种流程筛查梅毒,主要原因如下。

1. 梅毒自然发生与发展规律的生物标志物时相差异,二类不同抗体出现或消失的时机不同。

2. 接触传染源后潜伏周期较长,个体免疫机制的异质性会放大生物标志物出现和转归的效应。

3. 二类抗体的产生原因不同,每一类抗体阳性具有不同的临床意义,诊断梅毒需要同时评估二类抗体的免疫反应结果。

4. 待检者遗忘或隐瞒病史是门诊普遍现象,医生无法准确判断待检者风险因素,即使健康体检者亦有可能是高危人群。

5. 二类抗体检测方法学的灵敏度和特异度不同。因此,采用何种梅毒血清学筛查流程取决于待检人群、筛查目的、预期效果。

梅毒诊断需要三个要素综合判断,即病史、临床表现、实验室检测结果。实践中应采取梅毒螺旋体病原体和/或血清学的不同生物标志物联合检测等措施,提高精准诊断梅毒的效率。

第四节 技术应用

专业技术人员需要提高准确发现生物标志物和管理质量的能力。医务人员首先需要对梅毒病程自然发生与发展规律有充分的理论基础,掌握自然病程中生物标志物的时相差异特征,了解针对疑似患者、性伴随访、流行病学调查等不同人群的检测策略。其次要有丰富的临床实践经验,要熟知实验室检测方法和检测性能的特性、临床意义和局限性。

通常梅毒螺旋体病原体阳性可以诊断梅毒。然而,无论哪一类血清学检测的单一抗体阳性都不要随意诊断为梅毒新发病例。单一梅毒非特异性抗体阳性有可能是其他疾病引起的,而单一梅毒特异性抗体阳性则可能是治疗痊愈的既往感染者。即使二类抗体同时阳性,也可能是治疗后随访过程中的既往感染者。特别提醒,极早期感染者、晚期梅毒特殊病程、免疫缺陷者的梅毒血清学可以呈阴性。无论哪一类抗体检测,对不同病程患者都存在适用性和局限性。无论采用联合方法还是单一方法检测,都会遇到检测结果无法解释的情况。

技术人员应重点关注检测技能和质量标准,准确地发现生物标志物,为临床提供优质的服务。涉及人员技能培训、仪器设备校准、试剂检测性能、操作程序和检测结果判断等因素。因此,上岗前技术人员要参加专业机构组织的技能培训和考核;全程深度参与对仪器设备的校准,切忌由供应商技术人员代替;参阅培训课或者专业机构历年颁布的试剂评价报告,在完成检测项目的性能验证后,遴选优质品牌试剂,严禁将成本作为唯一评估的依据。

梅毒特异性抗体试验的灵敏度和特异度均高于梅毒非特异性抗体试验。要评估二类抗体试剂的检测性能。筛选一种灵敏度高的 RPR 或者 TRUST 试剂,作为日常梅毒非特异性抗体检测试剂。筛选一种化学发光法,或酶联免疫法,或明胶颗粒法,或免疫层析法,或免疫荧光法等的试剂,作为日常梅毒特异性抗体检测试剂。储备一种高质量的梅毒特异性抗体 ICA 试剂,当待检标本处于临界/灰区或梅毒非特异性抗体阴性时,进行复测和确认。

要注意厘清几个概念:以临床诊断("金标准")评估检测体系的检测性能是灵敏度和特异度;以参比试剂为参照评估检测体系的检测结果是符合率(或一致性);两种试剂对同一份标本进行检测,是一致性的符合率。对差异结果的标本需要用临床诊断作为标准,来评价更符合临床诊断的试剂。对差异结果的合理解释是研判试剂质量的重点。

排除人为操作随机误差因素,还有很多因素决定一种试剂的检测性能,包括方法学、不同来源的抗原/抗体、生产工艺、临界值参数设定、检测体系溯源性、临床评估结论指标。疾病的发生和发展是一个渐进的过程,血清抗体转换和转归不是断崖式的改变,例如:对复杂的混合感染、免疫功能低下等特殊病例,还需要辩证地对检测值进行评价,定期观察抗体指标的构成和变化趋势。需要辩证地判断试剂优劣,而不能以点带面,脱离临床诊断。

检测方法的阳性和阴性预测值与抽样的流行率、检测方法、高危人群或低危人群有关。不能脱离标本构成而纠结于统计公式和百分率。检测结果的准确性要以患者的最终诊断为依据。

一、人员技能培训和资质

1. 根据工作岗位要求,技术人员应接受生物安全防护、医学伦理、动物实验、临床分子检测等技能培训,考核后获得上岗资格,并参与日常实践和熟练技能操作,持续对技术人员进行能力评估。切忌放任仅仅参加理论学习并且拿到所谓"上岗证"的技术员独立操作。

2. 根据工作岗位要求,接受 STIs 知识和检测技能、梅毒螺旋体动物模型实验,和/或组织细胞培养,和/或组织病理学制片等专业培训,掌握性传播疾病的自然发生与发展规律、生物标志物变化和检测方法的医学背景,并且获得上岗资格。

3. 兼职参与临床和基础科研的技术人员,应接受包括提取、纯化核酸的基本技能培训,接受包括文库构建、测序平台操作和数据初步处理的高通量测序技能的培训,接受应用软件分析测序数据和生物信息学解释的培训,并且经过评估才可参与工作。

二、实验室设置和管理

1. 实验室应符合《实验室生物安全通用要求》(GB 19489—2008)、二级生物实验室标准,《医疗机构临床基因扩增检验实验室管理办法》(卫办医政发〔2010〕194 号)、《实验动物环境及设施》(GB 14925—2023)、《实验动物管理条例》(2017 年 3 月 1 日修订版)的设置和管理要求。

2. 制定质量管理体系文件,执行标准化操作程序并记录实验流程。

3. 遵守 ISO15189 质量管理的基本准则。实验记录和报告要以检测数据为依据。

三、检测性能验证

NMPA(截至 2024 年底)发布了 437 款梅毒血清学检测试剂盒。这些试剂包含不同检测方法、测定不同抗体靶标和组分,以及不同包装规格。检验科技术人员要培养仔细研读说明书和技术资料的习惯和意识,充分理解所开展检查项目的指标性能和临床意义。应由实验室核心的质量和技术主管、技术人员、产品技术支持人员共同制定性能验证方案,并且由检验科技术人员全程主导新项目检测系统的性能验证工作。

制定方案和实施验证是了解检测系统特性的必要环节,是熟悉检测系统、设备操作、检测特性,以及发现问题和优化方案的过程。要确保在正式开展项目时,相关人员已经熟练掌握操作技术要领和质量要求。

检测性能验证至少包含但不限于以下指标:符合率、准确度、重复性、线性、最低检出限等。标本涵盖梅毒各期病程患者、生物学假阳性和疑似干扰标本。

四、梅毒螺旋体病原体检测

发现病原体是诊断梅毒感染的直接证据。临床实验室应配合 STIs 的诊疗需求,为患者提供梅毒螺旋体病原体检测服务。WHO 推荐暗视野显微镜检测为发现早期梅毒必备技术,而改良的镀银染色方法弥补了暗视野显微镜灵敏度低的不足。需要注意的是,按照《危险化学品安全管理条例》(国务院令第 591 号),配制镀银染色试剂的原料硝酸银,购买前需要到属地公安部门备案,如果购买商品化试剂,可免去备案。

近几年全国大多数二级以上医疗机构具备了开展梅毒螺旋体基因扩增检测的技术条件。未来将有望分子生物学技术在助力临床的梅毒精准诊疗上发挥支撑价值。

五、梅毒非特异性抗体检测

关于梅毒非特异性抗体,其阳性提示活动性梅毒,同时也是监测治疗效果的指标。应实施严格的操作技能和结果判断培训。当检测系统的操作标准化后,唯一可以改变结果的就是标本中的抗体水平。梅毒螺旋体感染以后开始产生抗类脂质的抗体。随着病程进展,抗体浓度越来越高,同一患者的潜伏与现症感染期的抗体水平在一定范围内波动,如果不经过抗生素治疗和干预,这类抗体可能长期存在。这种与疾病严重程度相关的梅毒非特异性抗体被用来诊断现症梅毒。经过抗生素治疗后,梅毒螺旋体被清除,引起破坏宿主组织细胞膜的因素排除后,诱导宿主产生类脂质抗体的因素消失,体内已有的类脂质抗体逐步被降解代谢,抗体浓度降低甚至归零。这种病原体存在时产生、治疗后快速降低或消失的类脂质抗体,是梅毒诊断、监测疗效、判断治愈的指标。

虽然 RPR 和 TRUST 的检测原理基本相同,但因采用的抗原原料和生产工艺不同,各种方法和试剂灵敏度和特异度存在系统性差异。任何这 2 种方法的定性和半定量结果,相互间不应直接比较。当梅毒非特异性抗体试验用于梅毒筛查时,应选择灵敏度高的方法或试剂。对同一病例治疗效果的监测,应采用与初次检测相同的方法和试剂。

1. 定性检测和结果判断 熟记《梅毒非特异性抗体检测指南》(WS/T 491—2024)中关于定性检测免疫反应分级。掌握反应孔中的阴性结果抗原颗粒和悬液的均质化状态。检测岗位新人可以通过将高滴度标本连续梯度稀释,仔细观察前后反应孔的不同强弱免疫反应的凝集状态,反复演练准确地判断分级和报告。从实验结果的反应板上可以发现很多质量信息(图 4-2),如标本涂布没有覆盖整个反应孔、卡片表面张力不均匀和不合适等质量问题。

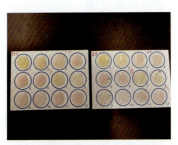

图 4-2 梅毒非特异性抗体检测结果质量问题

大部分孔标本涂布没有覆盖整个反应孔；右侧反应卡表面疏水性涂层张力过大且不均匀，右侧 8 号孔标本呈现波浪形不规则，可能被手指油性物质污染或表面张力问题所致。这些都会导致产生随机误差。

2. **半定量检测和滴度** 梅毒非特异性抗体阳性被认为与活动性梅毒有关。无论是否有临床表现，漫长的随访监测疗效需要掌握抗体相对浓度、变化趋势。即使定性试验"分级"表示，也无法反映抗体浓度的细微变化，抗体经过倍比稀释后再进行血清学反应，即"相对定量"。注意：半定量试验应做到最终稀释滴度（"+"或"±"表示）。

所谓滴度，是指抗体占总反应体积的比例。例如：1 份血清 +1 份生理盐水，血清占 1/2，用"1：2"表示；再接续对倍稀释，相当于血清占了 1/4，用"1：4"表示；以此类推。切忌记录中用"1:1"表示,这是对滴度概念的错误认知。

3. 捕捉前带现象和处理　前带现象在梅毒非特异性抗体免疫反应中较常见。由于个体免疫反应差异,这类患者会产生高滴度的抗体,抗原和抗体不能形成肉眼可见的凝集反应或者只有微弱凝集,将该血清进行梯度倍比稀释后,出现凝集状态逐步由弱转强、再转弱,直至阴性的现象。这类患者体内存在的高滴度抗体,在首次治疗时会因为梅毒螺旋体死亡后抗原片段与抗体反应,导致机体发热,甚至痉挛、水肿等急性反应,增加治疗风险。

关键问题是技术人员如何及时发现前带现象和处理。如果检验单上临床诊断提示"梅毒"或"梅毒?"的标本,或血清样本梅毒特异性抗体阳性,即使梅毒非特异性抗体定性检测呈现阴性,该标本也应倍比稀释至 1:16,每个稀释孔进行梅毒非特异性抗体检测,及时排查是否为前带现象;如果是前带现象,应继续倍比稀释直至阴性。继续稀释并且检测非常重要,有时前带现象的血清滴度非常高,治疗后 3 个月随访其抗体滴度仍然可能超过 1:16。如果没有报告最高稀释度,医生将无法评估治疗效果。

梅毒非特异性抗体水平与免疫反应凝集的强弱程度呈正相关,反映患者特定的病程状态。梅毒的发生、发展和临床表现异常复杂,治疗效果监测周期长,其检测报告应精准地提示患者免疫特征和变化趋势,如"前带现象"等。检验报告应该如实反映检测结果,前带现象的定性检测若为阴性,不可将定性试验"阴性"修改为"阳性"。

4. **脑脊液(CSF)替代检测方案** 性病研究实验室试验(VDRL)是公认的神经梅毒脑脊液检测方法。但是，NMPA 尚未批准 VDRL 在中国境内销售。为了解决临床对神经梅毒诊疗需求，经过专业机构技术人员大样本比对研究，完善 CSF-TRUST 检测体系和检测程序的标准化替代方案，已经被国家卫生行业标准《梅毒非特异性抗体检测指南》(WS/T 491—2024)所采纳。CSF-TRUST 检测结果灵敏度低于 CSF-VDRL，特异度相同，CSF-TRUST 检测阴性不可排除神经梅毒。

5. **报告格式的重要性** 梅毒的临床表现复杂，免疫反应的强弱程度，提示患者特定的病程、疾病分期等，报告格式组成要有"方法学"、定性和半定量检测结果等要素，要详细地提示患者的免疫特征。

六、梅毒特异性抗体检测

1. NMPA 注册批准的梅毒特异性抗体检测试剂盒，主要针对以下几种梅毒螺旋体基因组抗原进行血清学检测。

(1) TP0171 是分子量为 15.65kDa 的脂蛋白，在保护性免疫中发挥一定作用。与其他螺旋体蛋白相比，该蛋白具有梅毒螺旋体特异性。

(2) TP0453 是分子量为 16.45kDa 的脂蛋白。可能与病原体免疫逃逸或代谢有关。

(3) TP0574 是分子量为 47kDa 的脂蛋白，在梅毒螺旋体膜蛋白中含量最多，为致病菌特有的蛋白，它是青霉素结合位点,与地方性极细螺旋体亚种(雅司病)有交叉抗原表位。

上述三种蛋白均位于梅毒螺旋体细胞膜外侧,是梅毒螺旋体主要的抗原成分。

(4)TP0768 是分子量为 42kDa 的膜蛋白,梅毒患者在治疗后 1 年内其体内抗 TmpA 抗体的浓度水平明显降低,提示该指标不论在梅毒的诊断还是疗效监测中均有应用价值。

从生物学层面考虑,不是所有试剂盒都能覆盖全部 4 种抗原。从技术层面,不同试剂方法学对少数标本检测结果可比性较差。

2. 虽然梅毒特异性抗体生物学假阳性是在排除梅毒相关临床症状、体征和病史的基础上做出的判断,但由于潜伏梅毒感染者(占比>80%)常无自觉症状,且有些患者因隐私原因可能隐瞒高危性行为病史,因此判断是否属于梅毒特异性抗体假阳性是有难度的。有时需要排除其他疾病因素,对不能确定特异性抗体真假阳性的患者,密切随访是非常必要的。

七、血清学检测临界值

这是长期困扰医技人员的问题。技术人员在确保检测系统稳定的情况下,通过重复检测、随访检测、第二种不同原理的同类抗体检测、外送验证、病原体和双抗体联合检测等措施,有助于血清学检测准确性。技术人员应实事求是地记录每一次检测结果并出具报告。以下因素都有可能影响临界值结果：检测技术的局限性、极早期梅毒患者血清学窗口期、梅毒特异性抗体检测方法的灵敏度高于梅毒非特异性抗体检测、晚期梅毒患者血清学呈弱阳性、免疫缺陷等。

八、梅毒特异性抗体 IgM 检测

所有感染都会首先产生 IgM，随后是 IgG 等抗体。经过治疗后，IgM 首先降低甚至消失，而大多数梅毒患者的 IgG 终身存在。再次感染或复发时，IgM 又会出现在血清学免疫反应中，IgM 伴随病原体存在而出现。因此，特异性 IgM 检测结果可以作为判断活动性梅毒、监测治疗效果的敏感指标。IgM 和 IgG 抗体的特性见表 4-3。

表 4-3　IgM 与 IgG 抗体的比较

	指标	IgG	IgM
理化性状	沉降系数 /S	7	19
	分子量 /kDa	160	900
结构形式	四肽单体数	1	5
	抗体结合价	2	10（5）
生理特性	半衰期 /d	23.0	5.1
	产生顺序	后	先
	最初生成时期	出生后第三周	胎儿末期
免疫功能	通过胎盘	能	不能
	类风湿因子非特异性反应	能	不能

注：Ig. 免疫球蛋白。

理论上梅毒 IgM 被认为与病原学存在有关,而生物标志物的出现至消失是一个动态过程。通过首诊和随访的梅毒特异性 IgM 抗体连续检测,获得 IgM 抗体存在与否、浓度水平、变化趋势、转归,以及与其他抗体构成等信息,综合评估患者的病程和分类。尽管 NMPA 发布了多个独立检测梅毒特异性 IgM 抗体的检测试剂盒认证,但是,临床实践发现 IgM 检测结果与理论预期存在差距。

关键问题是 IgM 检测缺少可溯源标准品或参考品,以及临床评估和检测性能验证。即使为同一个检测系统,在首诊和随访中的检测值也无法直接比较高低变化。并且绝大部分试剂上市前的临床评估使用的是血清标本,不适用于脑脊液标本。目前使用物理吸附和免疫反应的方法来消除非特异性抗体,技术方法和检测程序还没有公认的临床应用价值评估。此外,采集到的脑脊液是否被血液污染是一个不可忽视的问题。

单一组分 IgM 的检测值明显低于原始标本总抗体的检测值(约 10%)。如果 IgM 阴性,不能排除梅毒。

九、梅毒血清学筛查的方法学选择原则

不同类型抗体血清学试剂或同类抗体的不同原理试剂,甚至不同厂家生产的同一种原理试剂,其灵敏度和特异度都可能不同,试剂的检测性能会影响结果的准确性。因此,应重视由技术人员负责的检测性能验证工作,纳入的标本要涵盖不同病程梅毒和交叉反应的病例。通过一个阶段的检测工作,了解试剂特性并掌握操作技能和质

量要求,建立适合本实验的梅毒非特异性抗体和特异性抗体两种检测系统。

一般情况下,选择梅毒非特异性抗体试剂首先要评估灵敏度指标,选择梅毒特异性抗体试剂要兼顾灵敏度、特异度、检出限、溯源性等综合指标。无论采用哪种试剂和筛查流程,都应制定差异结果标本的复检规则和合理解释。必要时将疑难标本送专业机构验证,并且根据反馈结果优化质量管理体系。

十、溯源体系

国家标准物质资源共享平台提供梅毒螺旋体 *tpp47* 基因质粒 DNA 标准物质 NIM-RM4602,以及 42 款梅毒螺旋体 IgM 和 / 或 IgG 不同抗体浓度的冻干标准物质。美国菌种保藏中心(American Type Culture Collection,ATCC)提供定量合成梅毒螺旋体 DNA(BAA-2642SD)、梅毒螺旋体 TSD-166™ 的服务。英国药品和保健产品监管机构(National Institute for Biological Standards and Control,NIBSC)提供 WHO 国际标准品 20/B767(QCRSYPHQC1-Anti-Syphilis Quality Control Serum)。

第五章 质量评价

梅毒检验的质量评价是保证检测精准性与可靠性的核心要素。高质量的检验结果不仅是临床正确诊断和有效治疗的关键依据，更是公共卫生防控梅毒传播的重要支撑。在质量评价中，试剂的性能直接影响检测的灵敏度与特异度，而血清学室间质量评价则是衡量实验室检测水平的重要环节，需规范梅毒检验流程，采取针对性措施加以改进，从而不断提升梅毒血清学检测的整体质量，为临床诊断、疾病防控及流行病学研究提供坚实的数据支持与保障。

第一节 试剂评估

梅毒检测试剂上市前需将临床试验结果报给 NMPA进行三类医疗注册证审批，应符合《涉及人的生命科学和医学研究伦理审查办法》和《人类遗传资源管理条例实施细则》管理要求。

一、临床评估医疗机构要求

医疗机构必须登录 NMPA 官网的政务服务门户，进入办事指南的医疗器械临床试验机构备案信息系统申请注册，获取开展临床评估的资格。具备临床评估所需的专业技术水平、组织管理能力,开展伦理审查工作,以及具有与所开展临床试验相适应的人员、设施和条件等。常规开展相关检测项目和／或疾病诊疗项目,应具有相关诊断结果解读和疾病处置的能力,具有防范和处理临床试验中突发事件和严重不良事件的应急机制和处置能力;具有能够满足临床评估需要的受试人群;具有必备的实验室检测条件,满足相关的检测实验室资质认定要求等。

临床试验机构应能够确保临床评估严格按照方案实施,并能够配合产品注册申报过程,包括进行必要的补充试验、申办者组织的监查和稽查,以及药品监督管理部门、卫生健康管理部门开展的检查等。

二、人员资质与专业能力要求

技术人员必须参加 NMPA 的医疗器械临床试验质量管理规范的技能培训,并且考核通过获得资格证书。临床评估主要研究者应具有设计并实施相关临床试验的能力、具有试验体外诊断试剂临床试验所要求的专业知识和经验,应熟悉相关的临床评估法规要求。参与人员经培训后应熟悉相关检测技术的原理、适用范围、操作方法等,并能够对检测结果进行正确判读。临床评估统计学负责人应为具有相关专业背景、专业能力的人员。

三、方案设计与多中心协作规范

申办者应根据试验目的,综合考虑体外诊断试剂的预期用途、产品特征和预期风险等,组织制定科学、合理的临床评估方案。根据产品特点和产品性能评价需要,有必要针对各个临床试验目的,分别进行科学的临床试验设计,包括选择适当的临床试验设计类型,确定适合的对比方法、受试者入组/排除标准和临床评价指标等,并进行科学的样本量估算。临床试验方案经伦理委员会批准后,应在临床试验全过程中得到严格遵守。通常一个评估项目需要 3 家及以上有资质的医疗机构共同参与,各个临床试验机构应执行同一临床试验方案,方案中对试验设计类型、对比方法选择、受试者选择、评价指标、统计分析方法、样本量估算和质量控制要求等做出明确的规定,并根据各机构情况合理确定样本量分配计划。

临床评估、性能验证方案设计非常重要。设计评估方案需要专业医学和检测技术的专业理论储备,以及丰富实践经验经历。好的设计方案是成功的一半。

四、数据真实和完整性

特别强调资料的真实性和完整性。临床评估数据表内容至少包括唯一可追溯的样本编号、人口学信息(性别、年龄)、受试者临床诊断背景信息、样本类型、检测结果等。需要时附临床试验原始图谱等。

五、科学分析和客观解释

绝大多数情况下,参比试剂和待评估试剂的检测结果是一致的,关键问题是如果分析标本的结果有差异,要有第三方检测来验证更加符合临床诊断的试剂,并且需要科学、合理的解释。

要辩证地分析统计学结果,不能仅仅将统计学数据作为选择系统的唯一标准。统计学解决的是概率问题,统计结果源自数据,而数据来源是检测值。如果没有纳入充足的病例数和不同病程,通过这些检测值所得到的统计结果是不可信的。即使是 99% 的大概率事件,如果一位患者正好落在 1% 概率中,他的一次检测就是 100% 的结果。

六、临床试验核心要素

临床评估是否有梅毒诊疗专业机构参与、涵盖病例数量和病程范围、参比方法和产品品牌、评价指标。性能验证是否涵盖极端病程病例(极早期)、病例数。有时无法获得极早期病程的病例标本,需要实验室专门配制梯度浓度抗体补充了解检测性能的特性。

1. **临床因素** 目前梅毒相关的病史、症状、病程(极早期、晚期)。

2. **病史因素** 曾经感染并且得到治疗。

3. **区域因素** 与梅毒螺旋体近源的其他螺旋体感染疫区。

4. **个体免疫反应差异** 先天、获得性免疫反应低下。

5. **生物学假阳性定义** 往往与试剂技术性假阳性概念混为一谈。

6. 方法学检出限的技术性假阴性(不同方法学

差异)。

7. 试剂灵敏度缺陷导致的假阴性。

8. 试剂特异度问题导致的假阳性。

第二节　血清学室间质量评价

室间质量评价(简称"室间质评")的目的是了解各实验室检测值的一致性,针对性地解决临床问题,推进本地区更高质量的检测水平发展。开展梅毒血清学检测的各类实验室应参加由专业机构组织的室间质评。所有实验室对同一个批次的质控品进行检测,若质控品具有溯源性,则所得检测值具有准确性。专业机构通过分析反馈数据了解本地区该检测项目的检测特征、系统误差方向和范围、发现个别检测系统误差问题等,为改进检测质量提供基础依据。各实验室通过实验室之间、人员之间和不同设备的检测,比较检测靶值的差异和评价,及时改善检测的质量。

一、强制性和真实性原则

各实验室本着自觉和自愿、提高技能水平的原则参加室间质评活动,管理者不应将评价活动与医院和个人的绩效挂钩,增加试剂供应商和实验室技术人员负担,导致技术人员填报不真实的反馈数据;还可能出现私下相互比对结果,在发现与兄弟单位的检测结果有差异时,反复检测,从而掩盖可能真实存在的技术和管理问题,失去了质量评价的意义,违背了质控的初衷。

二、检测系统和仪器

应由原厂代表或者被原厂授权的代表进行安装、调试、校准。实验室技术人员应能够熟练操作,同时高水平掌握检测技能。

三、试剂选择

检索 NMPA 网站,把获得的众多产品与专业机构正在应用或评价过的产品进行比对。遴选产品首先需满足质量水平,其次是服务质量,最后是价格。

四、样品溯源

国家标准物质资源共享平台、美国菌种保藏中心、英国国家生物标准与控制研究所等专业机构提供的梅毒螺旋体来天然获取或合成 DNA、梅毒二类抗体的标准物质。

五、质控品制备原则

1. **实验室日常检测的血清标本**　发放的质控品应该是血清标本,不要使用血库废弃的血浆标本。血浆与血清的梅毒血清学检测灵敏度存在差异。国家行业标准规定血浆标本不得进行梅毒非特异性抗体的半定量检测,否则可能导致检测结果产生偏倚。

2. 同一批次质控品需要满足本地区所有实验室的需

求。因无法从单一个体患者获得大量标本,为了获得足够容量的同质靶标血清标本,可以将相同抗体浓度水平的不同患者血清混合。当存在免疫反应的个体干扰时,若将数量充足的患者血清标本混合,疑似干扰物会被稀释后降低或者抵消个体的干扰效应,仅留共性的梅毒抗体浓度。此外,当需要了解某种单一干扰因素时,应将相同干扰效应的不同患者标本混合后制备质控品。例如:抗核抗体阳性病例血清,可能梅毒特异性抗体检测阴性而梅毒非特异性抗体检测阳性。

3. 专业机构管理者要根据国家行业技术和管理能力要求、地区整体质量水平的现状、疾病诊疗服务需求等要素,判定质量评价的目标管理。循序渐进地设计质控品靶值高低的难易程度和标本组合的复杂程度。

六、标本处理

1. 同质靶标的血清在耐低温保存管最多装载 80% 总量,否则冻存时会造成体积膨胀,有导致脱盖或破裂的风险。

2. 正常的保存条件不需要添加叠氮钠。如果远距离发放标本、普通冷藏条件以及反复冻融等情况,应添加 0.02% 叠氮钠延长保质期。

3. 冷冻后的混合血清会析出脂肪物质,制备质控品时,使用优质过滤纸过滤一次血清。

4. 同质混合血清过滤后,进行靶值标定。靶值确定参照国家行业有关指导意见。

5. 为了制备特定靶值的质控品,需要将正常人血清逐步添加至高浓度抗体混合血清中,充分混合后,反复检测,最终确定目标靶值。

6. 制备好质控品后,至 –30℃冻存 24~48 小时后,复融标本后进行检测,其检测结果符合靶值允许误差范围。并且留存少量同批次标本,在收到所有实验室检测结果的反馈后,再次复融标本进行检测,以观察制备标本的靶值稳定性。

七、质控品靶值的构成

针对临床检测中存在的问题,制定计划,制备符合质量评价目标管理的室间质评标本。通常室间质评活动的质控品由 5 支组成。单支质控品中靶值浓度水平、多支质控品靶值谱的差异,构成了每次质控目标管理的要求。单支质控品可以是极高抗体浓度,或是临界抗体浓度,也可以是交叉反应的干扰标本。

八、实施技巧

1. **控制每支标本量** 质量评价应持平常心态度,对每支质控品仅进行一次检测和记录,模拟日常对患者标本检测的场景。

2. **随机分组** 为了杜绝私下相互串通检测值的行为,真实反映临床实践中存在的质量问题,每次室间质评活动的质控品组合应随机分组。例如:将同一组质控品中个别标本管号的排列顺序打乱,产生 2 组或 3 组质控品。不同实验室拿到的标本检测结果,按照顺序是无法匹配的。可以一次制备 6 种或以上不同靶值的标本,每组挑选 5 支组成质控品。有时为了了解特定靶值的检测共性质量问题,可以将同一靶值标本重复放在一组质控品中。

九、评价

1. 血清标本,梅毒非特异性抗体或梅毒特异性抗体的定性检测与靶值一致为符合。

2. 梅毒非特异性抗体半定量检测,检测值 ≤ 1 个滴度范围为符合。

3. 每组 5 个标本构成,检测符合 ≥ 4 支为本次质评活动合格。

推荐阅读

［1］顾伟鸣, 张皓, 王学民. 梅毒硬下疳实验室检查策略初探. 中国皮肤性病学杂志, 2005, 19 (10): 47-48.

［2］尚红, 王毓三, 申子瑜. 全国临床检验操作规程. 4 版. 北京: 人民卫生出版社, 2015.

［3］世界卫生组织. 艾滋病毒、病毒性肝炎和性传播感染 2022—2030 年全球卫生部门战略.[2024-12-23]. https://iris. who. int/bitstream/handle/10665/361819/9789240053892-chi. pdf? sequence=1.

［4］杨希帅, 黄达, 赵丽丽, 等. 神经梅毒患者血清及脑脊液免疫学指标诊断特征分析. 中华诊断学电子杂志, 2019, 7 (2): 114-117.

［5］章楚光, 胡伟忠, 顾伟鸣. 镀银染色法在一期梅毒实验室诊断中的应用. 中国皮肤性病学杂志, 2004, 18 (12): 756.

［6］郑建峰, 蒋法兴, 张思平, 等. 脑脊液免疫球蛋白作为神经梅毒诊断和愈后判断指标的研究. 中国艾滋病性病, 2021, 27 (2): 190-192.

［7］中国麻风防治协会皮肤性病检验与诊断分会. 梅毒螺旋体血清学试验生物学假阳性处理专家共识. 中华检验医学杂志, 2023, 46 (5): 445-450.

［8］中华人民共和国国家卫生和计划生育委员会. 梅毒诊断: WS/T 273—2018.[2024-12-23]. https://www. nhc. gov. cn/ewebed-itor/uploadfile/2018/03/20180330092909137. pdf.

［9］中华人民共和国国家卫生健康委员会. 梅毒非特异性抗体检测指南: WS/T 491—2024.[2024-12-23]. https://www. nhc. gov. cn/cms-search/downFiles/61abc15d41c04f00b91cfcf32fd74ba5. pdf.

［10］ CHEN R, LIN LR, XIAO Y, et al. Evaluation of cerebrospinal fluid ubiquitin C-terminal hydrolase-L1, glial fibrillary acidic protein, and neurofilament light protein as novel markers for the diagnosis of neurosyphilis among HIV-negative patients. Int J Infect Dis, 2023, 127: 36-44.

［11］ KENNEDY E J, CREIGHTON E T. Darkfield microscopy for the detection and identification of treponema pallidum// LARSEN S A, POPE V, JOHNSON R E, et al. A manual of tests for syphilis. 9th ed. Washington, DC: American Public Health Association, 2018.

［12］ PAPP J R, PARK I U, FAKILE Y, et al. CDC laboratory recommendations for syphilis testing, United States, 2024. MMWR Recomm Rep, 2024, 73 (1): 1-32.

［13］ LIBOIS A, DE WIT S, POLL B, et al. HIV and syphilis: when to perform a lumbar puncture. Sex Transm Dis, 2007, 34 (3): 141-144.

［14］ LIN L R, TONG M L, GAO K, et al. A negative nontreponemal and/or specific antitreponemal IgM test does not exclude active infectious syphilis: evidence from a rabbit infectivity test: a case report. Medicine (Baltimore), 2016, 95 (31): e4520.

［15］ MARRA C M, MAXWELL C L, SMITH SL, et al. Cerebrospinal fluid abnormalities in patients with syphilis: association with clinical and laboratory features. J Infect Dis, 2004, 189 (3): 369-376.

［16］ THEEL E S, KATZ S S, PILLAY A. Molecular and direct detection tests for treponema pallidum subspecies pallidum: a review of the literature, 1964-2017. Clin Infect Dis, 2020, 71 (Suppl 1): S4-S12.

［17］ WHEELER H L, AGARWAL S, GOH B T. Dark ground

microscopy and treponemal serological tests in the diagnosis of early syphilis. Sex Transm Infect, 2004, 80: 411-414.

[18] WORKOWSKI K A, BACHMANN L H, CHAN P A, et al. Sexually transmitted infections treatment guidelines, 2021. MMWR Recomm Rep, 2021, 70 (4): 1-187.

推
荐
阅
读

附录 Fontana-Tribondean 镀银染色试剂配制方法

1. 罗吉氏固定液

冰醋酸	1mL
甲醛溶液	2mL
蒸馏水定容至	100mL

2. 鞣酸媒染剂

鞣酸(单宁酸)	5g
苯酚(或石碳酸 1g)	1mL
蒸馏水定容至	100mL

3. Fontana 银溶液

硝酸银	5g
蒸馏水至	100mL

逐滴加入 10% 氨水形成
棕红色沉淀, 不断摇动至
溶液清澈

图书在版编目（CIP）数据

国家性病监测检验技术规范培训教程 . 淋病分册 /
彭俊平主编 . -- 北京 ：人民卫生出版社，2025. 7.
ISBN 978-7-117-38298-4

Ⅰ. R759-65

中国国家版本馆 CIP 数据核字第 2025KH3834 号

人卫智网	www.ipmph.com	医学教育、学术、考试、健康，
		购书智慧智能综合服务平台
人卫官网	www.pmph.com	人卫官方资讯发布平台

国家性病监测检验技术规范培训教程——淋病分册
Guojia Xingbing Jiance Jianyan Jishu Guifan
Peixun Jiaocheng——Linbing Fence

总 主 编：杨天赐　顾伟鸣
主　 编：彭俊平
出版发行：人民卫生出版社（中继线 010-59780011）
地　 址：北京市朝阳区潘家园南里 19 号
邮　 编：100021
E - mail：pmph @ pmph.com
购书热线：010-59787592　 010-59787584　 010-65264830
印　 刷：北京瑞禾彩色印刷有限公司
经　 销：新华书店
开　 本：787×1092　1/32　 **总印张**：18.5
总 字 数：355 千字
版　 次：2025 年 7 月第 1 版
印　 次：2025 年 7 月第 1 次印刷
标准书号：ISBN 978-7-117-38298-4
定价（共 5 册）：98.00 元

打击盗版举报电话：010-59787491　**E-mail**：WQ @ pmph.com
质量问题联系电话：010-59787234　**E-mail**：zhiliang @ pmph.com
数字融合服务电话：4001118166　 **E-mail**：zengzhi @ pmph.com

国家性病监测检验技术规范培训教程

淋病分册

——淋病分册

主　审　潘柏申　复旦大学附属中山医院

总主编　杨天赐　厦门大学附属中山医院

　　　　顾伟鸣　上海市皮肤病医院(同济大学附属皮肤病医院)

主　编　彭俊平

副主编　杨　阳　朱邦勇　胡丽华

编　者 (按姓氏笔画排序)

　　　　王有为　四川省医学科学院·四川省人民医院

　　　　朱邦勇　广西壮族自治区皮肤病医院

　　　　杨　阳　上海市皮肤病医院(同济大学附属皮肤病医院)

　　　　杨　莉　云南省疾病预防控制中心

　　　　吴大治　上海伯杰医疗科技股份有限公司

　　　　张　驰　中国医学科学院病原生物学研究所

　　　　张晓红　南华大学衡阳医学院

　　　　胡丽华　浙江省皮肤病医院

　　　　曹文苓　广州市皮肤病医院

　　　　彭俊平　中国医学科学院病原生物学研究所

人民卫生出版社

·北　京·

序

性传播疾病作为全球重大公共卫生挑战,其防控成效直接关系到一个国家的全民健康水平与社会发展质量。世界卫生组织数据显示,性传播感染(STIs)已构成全球疾病负担的重要组成。中国传染病年报数据显示,梅毒和淋病长期位居法定报告传染病前列。STIs 严重威胁"健康中国 2030"和"优生优育"的国家健康战略。基于疾病危害程度和流行风险,我国将梅毒、淋病、生殖道沙眼衣原体感染、尖锐湿疣和生殖器疱疹列为重点监测性病。

实验室检测技术是性病防控体系的核心支柱。当前,我国性病检测能力建设面临三重挑战:一是病原体变异导致的诊疗挑战,如淋病奈瑟球菌耐药基因突变;二是检测技术多元化带来的质量控制难题,包括传统血清学检测与核酸扩增技术的标准化衔接;三是基层医疗机构检测能力不均衡问题。这些挑战亟须通过国家级技术规范予以系统解决。

本丛书针对上述五种重点监测性病进行编写,其意义在于:构建了覆盖五种重点监测性病的"检测技术矩阵",创新性地整合了病原体培养、抗原检测、分子诊断和耐药监测等技术模块;建立了贯穿操作流程的质量控制指标体系;特别针对梅毒血清学诊断的"前带现象"、淋

病耐瑟球菌冻存和复苏等关键技术难点提供了标准化解决方案。本丛书将显著提升三个能力，包括疫情早期预警能力、实验室精准诊断能力和耐药监测响应能力，是我国性病领域检验、医疗、预防和科研工作者从入门进阶精通的重要参考工具书。

谨向为本丛书编写作出贡献的专家学者、一线工作者致以崇高敬意！让我们携手推进中国性病防控事业高质量发展，为全球公共卫生治理贡献中国智慧和中国方案！

中国医学科学院／北京协和医学院皮肤病医院
（研究所）原副院（所）长
中国疾病预防控制中心性病麻风病控制中心　　张国成教授
原常务副主任
中国科学技术协会第七、八、九届全委会委员

2025 年 6 月

前　言

根据中国传染病年报数据,性传播疾病(STDs)长期位居法定传染病前列,梅毒、淋病、尖锐湿疣、生殖道沙眼衣原体感染和生殖器疱疹等疾病因其高流行风险和对公共卫生的严重威胁,被列为国家监测性病。性病不仅直接影响个体健康,并与人类免疫缺陷病毒(HIV)感染存在协同作用——性病导致的炎症或溃疡会提升 HIV 感染风险,而 HIV 感染者的免疫缺陷又会加速性病进展,形成恶性循环,从而加剧疾病传播和社会负担。现代医学检验技术在性病防控中发挥着不可替代的作用,尤其是在早期检测、精准诊断和疫情监测等方面。

随着病原生物学、免疫学、分子生物学等学科的快速发展,性病检测技术不断革新,为疾病标志物的发现和临床应用提供了强有力的支持。然而,性病检测技术的复杂性和专业性要求从业人员不仅要具备扎实的医学背景,还需要接受持续的专业培训,特别是在质量管理体系和技术标准化方面。提升性病检测能力和临床诊断水平,不仅是防控性病的关键,更是保障公共卫生安全、实现国家健康战略目标的重要举措。

本丛书共分五册,分别涵盖梅毒、淋病、尖锐湿疣、生殖道沙眼衣原体感染和生殖器疱疹。丛书以疾病诊疗需求为导向,系统整合了病原生物学、免疫学、分子生物学等多学科检测技术,以基础理论、基本实践、基层应用、前沿科研为导向,重点突出操作流程、质量控制、技术应用和管理能力的解决方案。本丛书为临床医生、医学检验人员和卫生管理者提供了专业化技能提升和管理水平优化的权威指导。

本丛书汇聚了全国具有丰富临床实践、基础科研和技能培训经验的一线专家,是理论与实践紧密结合的成果。丛书聚焦于国家监测的五种性病,从精准诊疗的角度,系统规范了检验技术的核心要领和质量要求,深入解析了基础理论与实践技能。书中列举了大量检测系统和应用策略的实践经验,并针对常见问题提供了切实可行的解决方案。无论是主题选择、核心体裁还是表述形式,均体现了创新性和实用性。

值得一提的是,本丛书开创性地解析了梅毒螺旋体动物模型建立、病原体组织细胞培养、耐药表型和基因分析等前沿技术方法,并详细介绍了病原体菌株保存和复苏的实验流程。此外,丛书还紧密结合国家卫生行业标准《梅毒非特异性抗体检测指南》,以及世界卫生组织倡导的梅毒螺旋体形态学检测,专门拍摄了技术操作视频,为读者提供更直观的学习资源。

本丛书的编写得到了社会各界的大力支持,特别是资深专家的悉心指导。在此,编委会对所有支持者和编

写团队的辛勤付出表示由衷的感谢！尽管我们力求尽善尽美，但限于时间和能力，书中难免存在疏漏与不足，恳请广大读者和专家不吝指正。

杨天赐　顾伟鸣

2025 年 6 月

目　录

第一章　绪　论

一、概述

淋病是由淋病奈瑟球菌（*Neisseria gonorrhoeae*），简称"淋球菌"（英文名 Gonococcus，GC）感染泌尿生殖系统、肛门直肠、咽部等部位引起的，以化脓性炎症为主要特征的一种性传播疾病。极少数患者甚至可发展为播散性淋病奈瑟球菌感染。"性传播感染"（sexually transmitted infections，STIs）是指病原体通过性接触导致的感染，但可能尚未引发明显症状或疾病状态。"性传播疾病"（sexually transmitted diseases，STDs）是指一种通过性接触感染病原体导致明显的临床症状或病理改变的疾病状态，该疾病状态是由感染发展而来。需注意的是，所有 STDs 均由 STIs 发展而来，但并非所有 STI 都会进展为 STD。

二、流行病学与传播途径

世界卫生组织（World Health Organization，WHO）估计 2020 年全球 15~49 岁年龄段人群中淋病患者 8 240 万例，非洲和西太平洋地区是主要流行区。近年来全球其他重要地区淋病感染情况呈现以下特征：

美国 2018—2022 年间，报告淋病病例数增加 11.1%（从 583 405 例增加到 648 056 例）。

欧盟国家2020—2021年期间淋病的发病数较低,但2022年报告了70 881例淋病确诊病例(17.9/10万),比2021年增加48%,比2018年增加59%。

我国历年新发淋病病例数居法定乙类报告传染病的第四位。

流行病学特征:人类是淋病奈瑟球菌唯一的天然宿主。淋病主要通过性接触传播,包括阴道性交、口交和肛交。

三、病原体特征

淋病奈瑟球菌大小为 $0.6\mu m \times 0.8\mu m$,呈双肾形,凹面相对排列(图1-1),革兰氏染色阴性。淋病奈瑟球菌体外培养需要特别的营养和环境。生长条件:潮湿环境、$35\sim36℃$、$5\% CO_2$和pH 7.2。干燥环境存活1~2小时,潮湿环境且室温下存活1~2日。56℃ 1分钟杀灭,100℃即刻死亡,1:4 000硝酸银溶液7分钟灭杀,1%石炭酸溶液3分钟杀灭,肥皂对淋病奈瑟球菌也有灭杀作用。

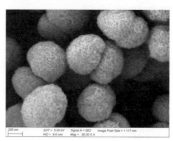

图1-1 淋病奈瑟球菌电子显微镜形态(扫描电镜)

四、发病机制

淋病奈瑟球菌通过黏附、侵入、诱发炎症反应和免疫逃逸完成致病过程,其毒力因子的多样性和抗原变异能力使其成为适应性强的病原体。主要侵犯泌尿生殖道(尿道或宫颈)、直肠、咽部及结膜等。致病过程包括菌毛黏附黏膜上皮、侵入细胞增殖、引起中性粒细胞浸润和化脓性炎症。脂寡糖(一种类似内毒素物质)触发炎症反应,导致组织损伤。贻误诊疗可以导致盆腔炎、不孕症、播散性淋病(如关节炎、心内膜炎)等并发症。

五、临床表现与治疗

淋病的潜伏期一般为 1~10 日,常为 3~5 日。

男性患者:主要表现为尿痛、尿急、尿频、尿道口红肿和溢脓等,可伴全身不适。

女性患者:主要表现为宫颈炎、尿道炎和阴道炎等。女性淋病自觉症状常不明显,而易被忽略。

成人的淋菌性结膜炎主要由自体接种所致,新生儿的淋菌性结膜炎主要由分娩产道感染所致。

由于少数男性和大部分女性的症状是非特异性或无症状的,WHO 呼吁为了减少患者获取确诊报告的等候时间,应推进高质量的现场快速检验(point of care testing,POCT)(包括免疫学和分子生物学方法)在临床应用,避免患者流失。近年来我国对预防疾病和保障公共卫生安全做了大量基础投入,这些设施和设备成为可准确诊断STIs的保障。急性淋病临床表现见图1-2~图1-5。

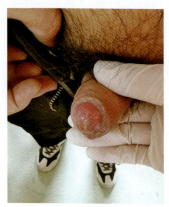

图1-2　急性淋病临床表现
（男性尿道）

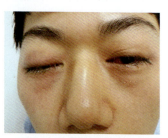

图1-3　急性淋菌性眼结膜炎
临床表现（成人自体接种）

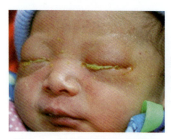

图1-4　急性淋菌性眼结膜炎
临床表现（新生儿产道感染）

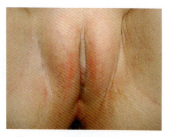

图1-5　急性淋病临床表现
（幼女）

　　淋病是可预防和可治愈的性传播疾病。我国治疗淋病的推荐药物是头孢曲松和大观霉素。全球各地相继发现耐头孢菌素的淋病奈瑟球菌,同时对多种抗菌药物耐药的淋病奈瑟球菌比例逐年增加。加强检测和监测淋病奈瑟球菌对抗菌药物耐药性是提高防治效率的重要环节。

六、检测与诊断

淋病依据流行病学史、临床表现及实验室检查进行综合分析做出诊断。淋病奈瑟球菌感染的实验室检测主要有形态学、培养结合生化或质谱鉴定、分子生物学等病原学检测。淋病奈瑟球菌培养是诊断淋病奈瑟球菌感染的"金标准"，但近年来分子诊断技术逐渐成为主流。实验室检测流程详见图1-6。

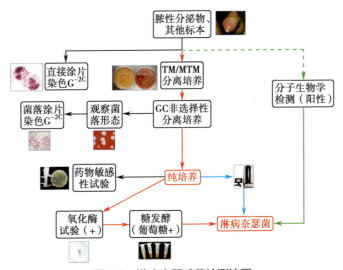

图 1-6 淋病奈瑟球菌检测流程

G^{-2C}. 格兰氏阴性双球菌；GC. 淋病奈瑟球菌。

七、疾病管理

女性淋病通常症状轻微或没有症状。淋病奈瑟球菌逆生殖道感染是女性盆腔炎和不孕症的主要原因。淋病可以导致 HIV 传播风险增加 5 倍。近年淋病奈瑟球菌的耐药性发展速度远远超过新的抗菌药物研发速度,全球流行的耐药菌株导致无药可医的风险加大,其广泛流行和蔓延已成为全球公共卫生事业的巨大负担,被WHO 列入 2024 年细菌优先病原体预警清单的高度优先级。

WHO 支持全球政府响应《艾滋病、病毒性肝炎和性传播感染 2022—2030 年全球卫生部门战略》。设定目标为在 2030 年全球 15~49 岁人群新发病例数减少至每年823 万。正确使用避孕套是预防包括艾滋病在内的 STIs最有效的方法之一。鼓励向性活跃人群提供 STIs 相关知识,倡导使用避孕套,推广接种预防性疫苗等措施来降低感染风险。特别是临床医疗一对一的咨询服务可以提高 STIs 暴露前预防、更新医学常识和性伴教育的效率。由于现有淋病流行基数大和无症状感染较多等因素,WHO 建议各国开展实验室检测以支持诊断,利用实验室检测结果作为治疗 STIs 的依据,从而加强病征管理。并且采用先进的技术方法持续地加强对 STIs 流行趋势的监测。

应该兼顾患者临床现状和本地疾病流行背景,参考权威机构颁布的指导原则。了解就诊者的性行为方式、

STIs 的风险评估、查体和询问症状是做出 STIs 筛查决策的基础。多数情况下大部分患者缺少医学知识和表述能力，可能干扰临床医生的判断。而感染可以是无症状的，STIs 的筛查是确诊感染的重要环节。STIs 诊断通常可以作为 HIV 感染风险的标志，且 STIs 可以促进交叉感染的发生和发展，因此对高危人群的 STIs 与 HIV 伴随检测对精准诊疗具有重要意义。

八、疫苗与研究

目前尚无预防淋病的特定疫苗。研究发现，基于外膜囊泡的脑膜炎奈瑟菌疫苗（如 4CMenB 和 Bexsero）可诱导对淋病奈瑟球菌的交叉保护，有效率达 31%~42%。这种保护作用可能与脑膜炎球菌和淋球病奈瑟球菌的基因组高度相似性（80%~90%）有关，但具体机制仍需进一步研究。英国有计划地探索了 B 型脑膜炎球菌疫苗（Bexsero）用于淋病高风险人群的预防策略，发现使用疫苗的人群获得了一定的保护性。

淋病奈瑟球菌的检测与监测技术在过去十年取得了显著进展。多重聚合酶链式反应（polymerase chain reaction，PCR）已广泛用于淋病奈瑟球菌鉴定、基因分型及关键耐药突变的检测。数字 PCR 通过定量扩增进一步提高了检测的准确性。高分辨率熔解曲线（high resolution melting，HRM）分析开始应用于临床检测耐药基因突变。基因编辑技术则有望成为一种高特异性、低成本的快速检测平台，未来用于淋病奈瑟球菌耐药性检测的快速迭代。高通量测序技术可揭示流行菌株的进化路径、传播途径和流行病学特征,广泛应用于全球监测项目中,可帮助识别跨地区的菌株传播及新的变异菌株。第三代测序技术(如单分子实时测序和纳米孔测序)正在成为淋病奈瑟球菌研究的前沿工具,能够在更短时间内完成耐药基因的全面分析。基质辅助激光解析电离飞行时间质谱(matrix-assisted laser desorption/ionization time-of-flight mass spectrometry,MALDI-TOF MS)基于蛋白质指纹图谱可实现对淋病奈瑟球菌的快速鉴定,同时,联用多重 PCR 技术可实现对耐药相关基因突变的检测。

淋病奈瑟球菌基因组约有 220 万个碱基对,因具有高突变率所以能够快速适应外界环境,尤其是在抗菌药物选择压力下。进化机制主要受水平基因转移和基因组重排的影响。水平基因转移使得遗传物质(如 *penA* 基因)能够在不同菌株及菌种间迅速传播,促进了耐药性表型的扩散。

未来研究的重点包括新型抗菌药物(氨基糖苷类、糖肽类、磷酸酯类等)在体外实验中显示出对淋病奈瑟球菌的显著抑制作用,其临床作用值得期待。美国食品药品监督管理局(Food and Drug Administration,FDA)已批准新药唑氟达星(zoliflodacin)用于淋病治疗的临床试验,初步结果显示疗效良好。核酸扩增试验检测(nucleic acid amplification test,NAAT)技术和全基因组测序(whole-genome sequencing,WGS)可用于优化抗菌药物选择,个性化治疗方案将成为未来的趋势。全球监测网络的优化,将进一步加强跨国监测与数据共享,建立更广泛的监测网络,以有效应对耐药性传播。

淋病奈瑟球菌的耐药性问题给全球公共卫生带来重大挑战。通过改进监测和检测技术,以及开发新型治疗方案和疫苗,有望减缓耐药性的扩散,控制淋病的蔓延。

第二章 淋病奈瑟球菌病原学检测

传统的淋病奈瑟球菌鉴定和耐药检测方法主要有革兰氏染色形态学检查、分离培养、生化反应鉴定和表型药物敏感性试验。近30年发展起来的淋病奈瑟球菌质谱鉴定、基因扩增和全基因组测序(WGS)等分子鉴定、耐药基因检测已经在临床得到应用推广。特别是通过分子生物学、流行病学、遗传信息学相结合的技术,在分子水平拓展到淋病奈瑟球菌的菌株鉴定(遗传基因、分子分型等)、基因分析(变异特征、菌株溯源、进化演变、预测功能等)、耐药机制(耐药基因、耐药机制、耐药预判等)、表型和基因传播扩散链、流行病学追踪等基础和应用研究,对优化淋病防控策略具有重要科学意义。

第一节 淋病奈瑟球菌涂片
染色显微镜检测

淋病奈瑟球菌涂片染色显微镜检测是一种快速、简便的实验室检测方法。采集患者的尿道或宫颈分泌物,制备涂片并进行革兰氏染色,可在显微镜下观察到典型的革兰氏阴性双球菌。此方法对男性急性尿道淋病的初步分诊具有参考价值,但是感染菌需要进一步鉴定。

一、实验准备

1. **设备** 普通显微镜、全自动涂片染色仪、恒温离心机、高压灭菌锅、生物安全柜、红外接种环灭菌器等。

2. **耗材和试剂** 带护套尿道拭子(纤细)、带护套宫颈拭子(粗大)、阴道扩张器、载玻片、革兰氏染色液等。

3. **可溯源标准物质** 淋病奈瑟球菌标准菌株(ATCC 19424/49226/BAA-1833)[ATCC 为美国模式菌种收集中心(American Type Culture Collection)]。

二、实验原理

根据细菌细胞壁结构的差异,经过革兰氏染色后结晶紫可被洗脱的称为革兰氏阴性菌,未被洗脱的称为革兰氏阳性菌。淋病患者分泌物经过革兰氏染色后,在显微镜下可以观察到细菌外形、大小、染色特性,以及背景中多形核白细胞和杂菌等。通过比较淋病奈瑟球菌的形态特征,出具描述性报告。

三、实验步骤

(一) 采集标本

1. **男性尿道** 一只手固定龟头,另一只手用尿道拭子顺着尿道解剖结构的自然弯曲方向轻缓插入 2~3cm,静止 3 秒后旋转拭子一周,随后将采集完毕的拭子缓慢取出并放入套管内。

2. **女性尿道** 一只手按压患者耻骨联合部位,另一只手持尿道拭子沿尿道解剖结构自然弯曲方向轻柔插入1.0~1.5cm 深度,静止 3 秒后缓慢旋转拭子一周,最后将采集完毕的拭子缓慢取出并置入配套套管内。

3. **宫颈** 先用生理盐水浸润阴道扩张器,并轻柔置入以暴露宫颈口,观察宫颈口分泌物情况后,用宫颈拭子擦去宫颈口外溢的分泌物;更换新的宫颈拭子插入宫颈管 1~2cm,静止 3 秒后缓慢旋转拭子一周取出,随即放入配套套管中。需特别注意:对于无性交史的女性,禁止使用阴道扩张器进行操作。

4. **直肠** 将宫颈拭子插入肛管 2~3cm 至肛门隐窝部位,静止 3 秒后取出,随后将拭子放入配套套管中。如拭子明显被粪便污染,需更换新拭子重新采集。

5. **咽部** 使用压舌板固定舌面后,将拭子轻柔地深入咽部后壁,在扁桃体隐窝和 / 或侧壁部位缓慢擦拭 3~5次,随后将采集完成的拭子放入套管中。

6. **阴道** 对尚无性交行为的女性不可使用阴道扩张器。应将宫颈拭子置于阴道后穹隆 3~5 秒吸取阴道分泌物后放入套管内。对幼女应使用尿道拭子在外阴及尿道口擦拭分泌物后放入套管内。

7. **眼结膜** 轻轻翻开下眼睑或按压眼角,用拭子轻缓擦拭眼结膜分泌物后放入套管内。

8. **尿液** 收集 10mL 首段尿,在 15~25℃条件下以 4 000g 离心 10 分钟,弃上清液后用拭子蘸取沉淀物并转移至套管中。

9. **组织穿刺液** 将穿刺液置于15~25℃环境中，4 000g离心10分钟后弃去上清液，用宫颈拭子蘸取沉淀物并转移至套管中。

(二) 涂片

取出洁净载玻片，以滚动拭子的方式在载玻片中央区进行涂片，涂片自然干燥，或置于显微镜灯室上方稍微加热干燥，备用。

(三) 染色

用结晶紫染色1分钟后流水冲洗；再用碘液染色1分钟后再次流水冲洗；然后用95%乙醇溶液脱色10~30秒至无紫色脱落，并用流水洗净。随后用苯酚复红或沙黄染色30秒后流水冲洗，最后自然干燥备用。

(四) 显微镜检测

首先使用10×物镜对染色涂片进行初步聚焦，观察多形核白细胞的形态和染色情况以评估染色质量。随后在载玻片上滴加香柏油，转换至油镜进行观察，重点分析多形核白细胞中细菌的形态、大小及染色特性。通过与淋病奈瑟球菌的标准形态特征进行比对，最终以描述性方式记录显微镜下的所有观察结果。

四、质量标准和结果判断

(一) 质量判断

1. 涂片厚薄适中，涂膜均匀。革兰氏染色多形核细胞膜完整，核质呈现紫红色，胞质呈现浅红色。

2. 涂片中多形核白细胞内或细胞外找到革兰氏阴

性双球菌,菌体呈肾形凹面相对排列,直径为 0.6~0.8μm(图 2-1)。

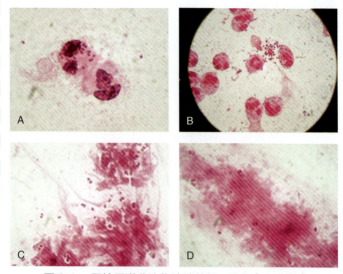

图 2-1　男性尿道分泌物涂片革兰氏染色(×1 000)
A. 多形核白细胞内革兰氏阴性双球菌; B. 多形核白细胞内和细胞外革兰氏阴性双球菌; C. 多形核白细胞外革兰氏阴性双球菌(就诊前使用抗菌药物,或多形核白细胞老化破裂导致革兰氏阴性双球菌外溢); D. 细胞外革兰氏阴性双球菌。

3. 非典型标本至少观察 20 个油镜视野,才可报告未找到革兰氏阴性双球菌。

(二) 结果判断

涂片染色显微镜检测结果仅可以出具描述性报告。不可出具"阴性"和"阳性"报告。报告形式如下。

1. 多形核白细胞内见到革兰氏阴性双球菌(图

2-1A、图 2-1B)。

2. 多形核白细胞外见到革兰氏阴性双球菌(图 2-1C、图 2-1D)。

3. 见多形核白细胞但未见革兰氏阴性双球菌。

4. 未见多形核白细胞和革兰氏阴性双球菌。

五、临床意义

1. 急性淋病患者分泌物中,可以看到多形核白细胞,以及胞内和/或胞外有革兰氏阴性双球菌。特别提示,对该标本应继续做鉴定,明确是否有淋病奈瑟球菌。

2. 多形核白细胞内和/或外见革兰氏阴性双球菌,可以支持临床采用病症处理流程。仅有多形核白细胞但无革兰氏阴性双球菌,可酌情进行病症处理。

六、关键技术

(一) 采集标本

1. 非典型症状或就诊前用药患者,应憋尿 1 小时后采集尿道标本,提高阳性率。

2. 由于淋菌性炎症有明显的红肿热痛反应,尿道壁容易出血而影响显微镜下观察。拭子插入尿道后静止片刻,可以吸收分泌物起到润滑作用,减轻患者疼痛感,减少出血,旋转一周是为了获取更多的上皮细胞和脓细胞。

3. 对女性疑似淋病奈瑟球菌感染者,应同时采集尿道和宫颈分泌物标本进行鉴定,可提高阳性率约 20%。

4. 咽喉部采集标本时应避免唾液污染,因为唾液中的酶可能导致淋病奈瑟球菌的分解。另外,采集咽喉部的标本时应尽量做到轻缓,避免引起患者条件反射动作而导致风险。

5. 淋菌性眼炎疼痛感和结膜充血非常明显,采集标本时应动作轻缓。

(二) 涂片和染色

1. 不可以涂擦的方式进行涂片,以免多形核白细胞膜破裂导致吞噬的细菌漏出,影响判断(图 2-2)。

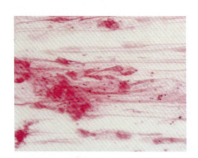

图 2-2　不规范涂片革兰氏染色油镜下形态(×1 000)
以往返涂擦方式制作涂片。人为导致多形核白细胞破裂,细胞核拉伸呈条索状,革兰阴性双球菌漏到细胞外。

2. 涂片固定时温度过高会导致蛋白质变性,出现染色和形态异常。如果每日处理标本量比较大,可以购买恒温板进行固定涂片。如果时间允许,可以自然干燥或显微镜灯室固定,或者将载玻片在红外接种灭菌器前迅速来回加热固定 2 次。

3. 涂片厚薄适中,不能堆砌厚层,否则会影响染色液脱色效果导致漏检革兰氏阴性菌。

（三）显微镜观察

1. 以"城垛式"移动方法仔细观察染色涂片。

2. 部分就诊前已用药的病例标本,往往可以看到完整的多形核白细胞,但是大部分革兰氏阴性双球菌在细胞外。

七、局限性

1. 仅凭形态学检测无法判断是否为淋病奈瑟球菌,显微镜下找到革兰氏阴性双球菌,还需要通过细菌培养、生化反应或分子生物学等检测进行鉴定。

2. 因容易与其他微生物混淆,不推荐对咽部、肛门、阴道等部位标本直接涂片染色显微镜检测。

第二节　淋病奈瑟球菌培养和生化反应检测

淋病奈瑟球菌培养和生化反应检测是诊断淋病的重要实验室方法。利用选择性培养基在适宜条件下分离菌株,可获得高纯度细菌。结合氧化酶反应、糖发酵试验等生化检测,可准确鉴定淋病奈瑟球菌。该方法适用于样本量少或疑似菌株鉴定,但培养对实验室要求高,且耗时较长,常需结合分子生物学方法以提高检测效率。

一、实验准备

1. **设备** CO_2 培养箱、全自动血培养仪、普通显微镜、全自动微生物鉴定药敏仪、恒温离心机、高压灭菌锅、生物安全柜、红外接种环灭菌器、涡旋振荡器、恒温水浴箱等。

2. **耗材和试剂** 采集拭子(尿道和宫颈)、注射器、接种环(针)、载玻片、密封盒(罐、袋)、CO_2 化学发生片、TM 培养基(图 2-3A)、MTM 培养基(图 2-3B)、GC 培养基(图 2-3C)、促淋药敏培养基(GC-AST 培养基)(图 2-3D)、血液培养基、SPS 血液培养瓶(聚茴香脑磺酸钠)、API 奈瑟菌属生化鉴定板、氧化酶试剂(纸)、葡萄糖发酵管、乳糖发酵管、麦芽糖发酵管、蔗糖发酵管、革兰氏染色液等。常见用于淋病奈瑟球菌生长的 4 种培养基配方和用途见表 2-1。

3. **可溯源标准物质** 淋病奈瑟球菌标准菌株(ATCC 19424/49226/BAA-1833)。

二、实验原理

含有奈瑟菌属的细菌标本,在 5% CO_2、36℃和饱和湿度环境下,在营养丰富的选择性 TM 培养基中被筛选、分离成为优势生长菌落(图 2-3A)。革兰氏阴性双球菌产生氧化酶可使盐酸四甲基对苯二胺呈紫蓝色;淋病奈瑟球菌能发酵葡萄糖产酸可使糖发酵试剂中的酚红指示剂由红色转变为黄色,但是不发酵乳糖、蔗糖和麦芽糖,提示为淋病奈瑟球菌。

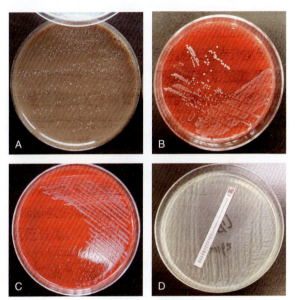

图 2-3 用于淋病奈瑟球菌分离培养、增菌和药敏检测的 4 种培养基

A. 促淋选择性培养基(TM 培养基); B. 改良促淋选择性培养基(MTM 培养基); C. 促淋培养基(GC 培养基); D. 促淋药敏培养基(GC-AST 培养基)。

三、实验步骤

(一)采集标本

1. **播散性感染** 患者发热时抽取静脉血 10mL,立刻注入 SPS 血液培养瓶,送检验科进行血液培养。

表 2-1　常用于淋病奈瑟球菌生长的 4 种培养基配方和用途

	TM 培养基	MTM 培养基	GC 培养基	GC-AST 培养基
成分	GC 基础琼脂粉	GC 基础琼脂粉	GC 基础琼脂粉	GC 基础琼脂粉
	IsoVitaleX 促淋制剂[①]	IsoVitaleX 促淋制剂[①]	IsoVitaleX 促淋制剂[①]	IsoVitaleX 促淋制剂[①]
	血红蛋白粉	—	—	—
	—	脱纤维绵羊血	脱纤维绵羊血	—
	抗菌药物制剂[②]	抗菌药物制剂[②]	—	—
颜色	巧克力色	血红色	血红色	透明
用途	分离菌株	分离菌株	纯化增菌	药敏检测

注：TM 培养基为促淋选择性培养基，含 GC 基础琼脂 +1% 促淋制剂 +1% 抗菌药物制剂 +2% 牛血红蛋白，成品培养基见图 2-3A；MTM 培养基为改良促淋选择性培养基，含 GC 基础琼脂 +1% 促淋制剂 +1% 抗菌药物制剂 +10% 新鲜脱纤维绵羊血，成品培养基见图 2-3B；GC 培养基为促淋培养基，含 GC 基础琼脂 +1% 促淋制剂 +10% 新鲜脱纤维绵羊血，成品培养基见图 2-3C；GC-AST 培养基为促淋药敏培养基，含 GC 基础琼脂 +1% 促淋制剂，成品培养基见图 2-3D。

①是一种混合化合物添加剂，用于苛养菌生长的营养补充，包括奈瑟菌属和嗜血杆菌。由维生素 B_{12}、L- 谷氨酰胺、腺嘌呤、盐酸鸟嘌呤、对氨基苯甲酸、烟酰胺腺嘌呤二核苷酸、焦磷酸硫胺素、硝酸铁、盐酸硫胺素、L- 盐酸半胱氨酸、L- 半胱氨酸和葡萄糖等组成。

②是多种抗菌药物混合添加剂，用于抑制标本中杂菌生长，在促淋制剂的协同作用下，让目的菌优势生长而达到分离的目的。抗菌药物制剂由氯霉素、链霉素、四环素、氨苄西林等组成。

2. 其余标本采集同本章第一节"淋病奈瑟球菌涂片染色显微镜检测"。

(二) 接种标本

1. **拭子标本** 将 TM 培养基(或 MTM 培养基)提前从冰箱中取出,在室温或培养箱恢复常温后,用拭子在平皿一侧轻轻密涂于培养基表面。随后以密涂标本部位为起点,采用接种环进行四区划线分离接种。最后将培养基面向下置于 5% CO_2、36℃、饱和湿度的培养箱中培养,15~24 小时后观察培养基表面细菌生长情况并筛选目的菌。

2. **血液/体液标本** 首先将适当比例的血液注入培养瓶并扫描条码信息,随后置于血液培养箱进行增菌培养。待培养箱报警(或 15~24 小时盲传代一次)后,打开培养瓶用拭子蘸取标本,分别接种于 TM 培养基(或 MTM 培养基)和 GC 培养基(非选择性培养基)。最后将接种后的培养基置于 5% CO_2、36℃、饱和湿度的培养箱中培养,次日观察两类培养基上的细菌生长情况以筛选目的菌。

(三) 形态学筛选

从 TM 培养基(或 MTM 培养基)上分辨疑似目的菌落,挑选远离杂菌位置的单个菌落,在培养基外侧底部画圈进行标记,挑选菌落涂片革兰氏染色(图 2-4),显微镜下观察到革兰氏阴性双球菌,基于符合淋病奈瑟球菌的菌落和细菌形态两个要素筛选出目的菌。

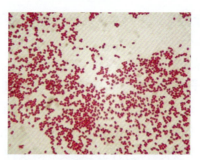

图2-4　淋病奈瑟球菌培养菌落
涂片革兰氏染色(×1000)
仅见不同形态和染色的细菌,没有
上皮细胞和多形核白细胞。

(四)纯化分离和增菌培养

挑选上述画圈的单个菌落,按照四区划线方式接种到 GC 培养基(或普通血液培养基),置于 5% CO_2、36℃、饱和湿度培养箱中。次日观察细菌生长情况,特别注意培养基一区菌苔是否有杂菌生长,没有杂菌生长就可以进行生化反应(如血培养转种的 GC 培养基上未发现杂菌,直接进行形态学检测和生化反应)。

(五)生化反应

1. **氧化酶**　取一个新的平皿(或无菌药碗),将氧化酶滤纸放进平皿,挑选 GC 培养基上的菌落涂在滤纸上,等待片刻观察颜色改变。

2. **糖发酵**　使用接种针刮取菌苔后刺入糖发酵管接种,如此重复三次提高细菌接种量,将糖发酵管置于 36℃恒温水浴箱,经 4 小时后观察糖发酵管颜色变化,根据淋病奈瑟球菌生化反应谱,判断淋病奈瑟球菌或其他奈瑟菌属细菌。

四、质量标准和结果判断

(一)质量标准

1. **菌落** 淋病奈瑟球菌在 TM/MTM 培养基上可形成圆形凸起、光滑湿润、半透明或灰白色、直径 0.5~1.0mm 细小菌落。在 GC 培养基上的次代菌落相对较粗大。新鲜菌落易乳化略带黏性,部分菌株超过 24 小时后菌落不易乳化。

2. **革兰氏染色**

(1)拭子涂片革兰氏染色:涂片中见到多形核白细胞内和/或细胞外革兰氏阴性双球菌,菌体呈肾形凹面相对,或者成群呈链状排列,菌体直径 0.6~0.8μm。

(2)菌落涂片革兰氏染色:涂片显微镜下仅仅可以看到各种形态的染色细菌。经过 TM/MTM 培养基选择性分离培养,并且在 GC 培养基分离纯化菌落后,疑似淋病患者仅看到革兰氏阴性双球菌,菌体呈肾形凹面相对,或者成群呈链状排列,菌体直径 0.6~0.8μm(图 2-4)。

3. **生化反应**

(1)淋病奈瑟球菌氧化酶检测呈阳性。滤纸上细菌滴加氧化酶试剂后,变成紫红色后不褪色(图 2-5)。

(2)淋病奈瑟球菌仅发酵葡萄糖(图 2-6)。同属奈瑟菌生化反应见表 2-2。

别出具涂片报告(特指拭子标本涂片)和培养鉴定报告。

五、临床意义

1. 细菌培养＋鉴定是诊断淋病的"金标准"。

2. 具有尿频、尿急、尿痛特征的疑似淋病患者,细菌培养和生化鉴定结果支持临床精准诊断淋病。

3. 对女性、亚临床感染者、非泌尿生殖道部位感染者,以及疗效观察者,细菌培养具有非常高的临床价值。

4. 淋病奈瑟球菌培养是获得具有生物活性病原体的唯一途径,为后续耐药表型检测、临床研究等奠定基础。

六、关键技术

(一) 采集标本

1. 为提高阳性检出率,对女性感染者应同时采集宫颈和尿道标本。有报道显示,临床研究发现增加女性尿道标本培养可以提高近 20% 阳性率。研究中对性病门诊 6 370 例女性的尿道和宫颈双部位标本培养检测累计阳性 707 例,其中尿道和宫颈双部位阳性 470 例(占全部阳性的 66.5%),单宫颈阳性 112 例(15.8%),单尿道阳性 125 例(17.7%)。

2. 咽部感染被认为是治疗失败的重要因素。应根据就诊者的性行为方式,必要时对男性同时采集尿道和 / 或直肠和 / 或咽部等多部位标本,对女性同时采集宫颈和 / 或尿道和 / 或直肠和 / 或咽部等多部位标本。并且每个部位分别涂片、培养和/或药敏检测,按照标本部位出具独立报告。

3. 应避免采集尿道口外溢的脓性分泌物,更要避免尿道口"糊口"的干涸分泌物,而是更多地采集尿道内标本。应避免宫颈口外溢的或阴道脓性分泌物。

4. 因阴道环境 pH 偏酸性不利于淋病奈瑟球菌生存,应避免采集成年女性阴道标本进行培养检测。

(二) 标本转运和接种

1. 新鲜采集的标本应置于护套管中转运,避免拭子干涸和污染环境。

2. 应提前 30 分钟从冰箱中取出培养基,放置在室温(夏天)或培养箱中升高温度。

3. 新鲜标本应在 1 小时内完成接种 TM 或 MTM 培养基,接种后立刻置于培养箱。

(三) 培养基

1. 临床标本的初代培养应选择优质的 TM/MTM 培养基进行目的菌筛选。TM/MTM 培养基中含有多种混合抗菌药物,能抑制部分革兰氏阳性菌、革兰氏阴性菌和真菌的生长,可提高特异度; TM/MTM 培养基中还含有多种促进淋病奈瑟球菌生长因子,可提高灵敏度。配方中混合抗菌药物和促淋营养添加剂的组合配比达到平衡,使得奈瑟菌属成为优势菌,可提高阳性检出率。MTM 培养基是改良的 TM 培养基,使用新鲜脱纤维羊血替代 TM 中的血红蛋白,不仅能降低成本,减少配制难度,并且新鲜羊血含有的营养因子更加丰富,同等培养环境条件下,淋病奈瑟球菌菌落在 MTM 培养基上比 TM 培养基上生长得更加饱满粗大(图 2-7)。

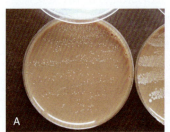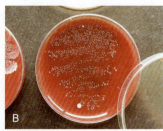

图 2-7　促淋选择性培养基(TM 培养基)(A)与改良促淋选择性培养基(MTM 培养基)(B)比较

拭子标本在相同培养环境条件下初代培养,两种培养基都有比较好的选择分离奈瑟菌的能力。TM 培养基配制时溶解牛血红蛋白过程费时费力,培养的菌落与巧克力色背景反差较小。MTM 培养基菌落生长旺盛、反差明显。

　　2. 次代培养可以选择普通血液培养基,但是仍然需要 5% CO_2 的培养环境促进淋病奈瑟球菌生长。特别提示:MTM 培养基与血液培养基外观相同,但是质量和价格有比较大的差别,菌落形态也有明显区别(图 2-8)。临床标本初代培养要避免使用血液培养基。

　　3. 应选择纯化的细菌进行生化反应或质谱鉴定。选择性培养基中添加的促淋制剂和抗菌药物制剂处于平衡状态,既满足淋病奈瑟球菌生长所需要的特别营养,同时又可在富营养环境下抑制杂菌生长,但不是消灭杂菌。疑似淋病患者分泌物标本经过连续 72 小时的 MTM

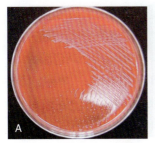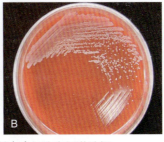

图 2-8　血液培养基(A)与改良促淋选择
培养基(MTM 培养基)(B)比较
在相同培养环境条件下,纯菌落传代培养,
淋病奈瑟球菌在 MTM 培养基上生长更好。

培养基分离培养,从最初 24 小时在一个分区有杂菌伴随
生长,到 72 小时在所有四个分区都有杂菌生长(图 2-9)。
提示随着泌尿生殖道定植菌群耐药谱的最小抑菌浓度
(minimum inhibitory concentration,MIC)逐步增高,可破
坏促淋制剂和抗菌药物制剂的已有平衡。

　　拭子标本经过 TM 或 MTM 培养基初代培养后,菌
落中仍然可以存在被抑制的杂菌。如果此时挑选的菌落
包含被抑制的杂菌,生物学标志反映的是包含杂菌复合
物的优势表型。因此,必须再经过 GC 培养基(非选择性
培养基)纯化分离目的菌的环节。非选择性的 GC 培养
基没有抗菌药物制剂的抑制作用,细菌形态更加饱满,无
论杂菌还是目的菌都会优势生长,而且能轻易识别分离
的细菌纯度。

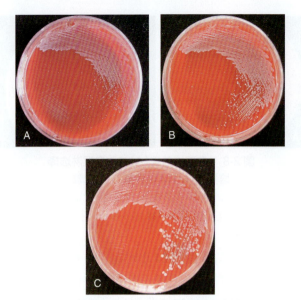

**图 2-9　改良促淋选择性培养基(MTM 培养基)拭子
标本初代连续培养生长情况(四区划分接种)**

A. 培养 24 小时,第四区已经分离出单个目标菌落,第一区成片的菌胎上看到分散的点状杂菌；B. 培养 48 小时,目标菌继续增多、菌落增大,第一区点状杂菌增加且明显；C. 培养 72 小时,第四区目标菌落继续增大,但是中心凹陷有自溶现象,第一区点状杂菌密集、增多,特别注意在第四区目标菌落间隙也可见分散的点状杂菌。

4. 不是所有的商品化 TM 或 MTM 培养基都符合"优质"的标准,应要求供应商提供原材料来源途径和配方。在使用前做检测性能验证,包含淋病奈瑟球菌梯度浓度、杂菌抑制等检测指标。另外,由于动物患病和使用抗菌药物的情况比较普遍,绵羊菌血症或残留的抗菌药物将影响培养基的质量。每次使用新批号 MTM 培养基前要做比对检测(图 2-10)。

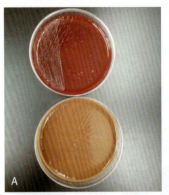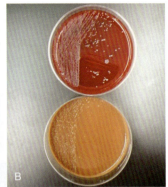

图 2-10　标准配方的 MTM(上)与劣质商品 TM(下)的培养比较
相同的标本和培养环境下,经过 24 小时(A)培养,MTM 培养基已经分离出单个菌落(上),而 TM 培养基仅见到接种环的划痕(下);在 48 小时(B)培养后,MTM 培养基的菌落饱满(上),而 TM 培养基仅在第一区的密涂位置看到菌落,而第四区没有菌胎,分离的效果差(下)。提示 TM 培养基中的促淋和抗菌药物制剂的原料组分差,而且比例不合适。

(四) 培养条件

1. 淋病奈瑟球菌适宜在 5% CO_2、36℃、饱和湿度的环境下生长。淋病奈瑟球菌的培养箱不能与 37℃常规培养箱混用。水是生物生存的基本条件,培养箱底部要放置水盘保持饱和湿润环境。培养箱常年处于高温度状态,水分很容易蒸发,应每日检测水位,并及时补充。

2. 如果没有配备 CO_2 培养箱或 CO_2 断气,可使用密封容器(罐、盒、袋)加 CO_2 化学发生片进行培养(图 2-11)。密封容器底部放置浸湿的吸水垫,根据密封容器体积加入 1~3 粒 CO_2 化学发生片,将密封容器盖好并置入 36℃普通培养箱。

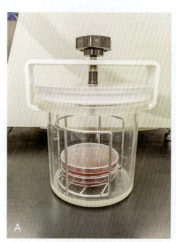
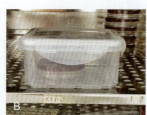
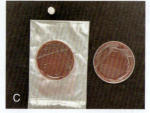

图 2-11 适合基层实验室用的淋病奈瑟球菌培养密封装置
A. 厌氧培养密封罐;B. 普通密封盒;C. 普通密封袋(在密封袋中标本与右侧培养箱中标本的培养效果相似)。将接种标本后的平皿放入密封器具内,加入化学二氧化碳发生片,压实密封器具。

3. 避免使用玻璃蜡烛缸方式培养。点燃蜡烛的明火会使玻璃受热,容易出现玻璃爆裂、烤化塑料平皿和烤干培养基的问题。大体积玻璃蜡烛缸占据培养箱很大空间,且燃烧蜡烛产生烟雾成分可导致淋病奈瑟球菌死亡。

（五）生化鉴定

生化反应遵循纯化分离和选取对数生长期细菌的原则。合理选择培养基类型，能确保细菌生长所需的营养和环境条件，于对数生长期获得丰沛的菌量，真实反映细菌表观特征。

1. 选择培养 18~24 小时的细菌做生化反应，衰老细菌的生化反应容易出现异常结果。

2. 淋病奈瑟球菌对盐酸四甲基对苯二胺显紫蓝色、盐酸二甲基对苯二胺显紫红色，保持 30 秒以上即为显色反应阳性。两种试剂中前者显色更显著。

3. 挑取可疑单个菌落涂在干滤纸条上，在涂有细菌部位加 1 滴氧化酶试剂；或将氧化酶试剂直接滴加到平皿中的可疑菌落上，观察单个菌落的颜色变化。

4. 采用一次性接种环挑取菌落涂布再用氧化酶滤纸进行检测。注意：金属接种环灭菌燃烧后的氧化物残余可能造成假阳性结果。

5. 配制糖发酵试剂的葡萄糖、乳糖、麦芽糖和蔗糖纯度要高。在高纯度糖和高浓度菌液条件下，糖发酵约 2 小时就可以看到由红色变为黄色的阳性反应。低浓度菌液会延缓阳性反应时间，造成假阴性。若乳糖、麦芽糖和蔗糖中混有低浓度葡萄糖，可导致多种糖发酵的假阳性反应而漏诊淋病奈瑟球菌。

6. 在 5% 葡萄糖培养基上增菌后，再进行生化反应可提高灵敏度。

7. 自配糖发酵试剂分装在尖底离心管中，拧紧盖子在超低温下保存数年。使用前一日放置在 4~8℃环境中。实验前 30 分钟将糖发酵管置于 36℃培养箱提升温度。用一次性接种环刮取满满一环纯化的细菌洗脱到糖发酵管中(注意:每种糖更换一根接种环),压实糖发酵管盖子在涡旋振荡器中均质化菌液,置于 36℃恒温水浴箱后 2 小时观察糖发酵管颜色变化,根据淋病奈瑟球菌生化反应特征进行判断。

七、局限性

1. 仅凭形态学检测无法判断是否为淋病奈瑟球菌。即使肉眼看到疑似菌落且显微镜下找到革兰氏阴性双球菌,也需要通过生化反应或分子生物学等检测才能鉴定为淋病奈瑟球菌。

2. 病程过长、就诊前用药、采样技术缺陷、缺乏优质培养基、培养环境不适宜、未经过非选择性培养基分离纯化培养环节、糖发酵试剂的糖纯度差等原因,都可能造成淋病奈瑟球菌培养漏检。

3. 部分患者涂片染色找到革兰氏阴性双球菌,并且有明确病史和症状,但是培养后无目标菌生长,应对保存标本进行分子生物学检测。

4. 奈瑟菌属的细菌培养需要特定的培养基、培养环境,以及鉴定流程,因此检测人员需要熟练掌握操作技能和技术要求。作为"金标准"的细菌培养如今正逐步被分子生物学检测替代。

第三节 淋病奈瑟球菌基质辅助激光解析电离飞行时间质谱检测

淋病奈瑟球菌基质辅助激光解析电离飞行时间质谱（MALDI-TOF MS）检测是一种快速、高效的微生物鉴定技术。通过培养分离的菌株，经基质辅助激光电离后分析其特征蛋白质谱，能够精确识别淋病奈瑟球菌。该方法具有高特异性和快速等特点，可用于临床样本的快速鉴定，但需依赖菌株培养，且对质谱数据库的完整性和准确性有较高要求。

一、实验准备

1. **设备** MALDI-TOF MS 设备、超低温冰箱、恒温高速离心机、微量移液器等。

2. **耗材和试剂** 接种环(针)、质谱基质液等。

3. **对照品、质控品和可溯源标准物质** 专业管理机构认可的淋病奈瑟球菌质控品、淋病奈瑟球菌标准菌株(ATCC 19424/49226/BAA-1833)。

二、实验原理

MALDI-TOF MS 鉴定是基于微生物核糖体蛋白的检测，微生物胞内蛋白与小分子基质溶液混合自然干燥后形成共结晶，在脉冲激光的轰击下，基质吸收激光的能量并传递到胞内蛋白，胞内蛋白实现离子化和气化后，受到电场与磁场的共同作用,在真空环境下飞行,因不同的胞内蛋白质荷比不同,且飞行时间和蛋白质荷比呈正比例关系,所以使蛋白被分离和被检测器检测到,生成反映微生物胞内蛋白的质荷比和信号强度的蛋白指纹图谱,通过与已知菌种的蛋白指纹图谱的数据库进行统计学分析,获得微生物物种、水平的鉴定结果。

三、实验步骤

(一) 制备标本

观察培养基上菌落形态及显微镜下细菌形态和染色特征后,用灭菌牙签挑取单个菌落直接涂抹至靶板上形成均质薄层。依次滴加 1μL 70% 甲酸水溶液和 1μL 基质溶液覆盖样本,每次滴加后均于室温下自然干燥,制备完成后备用。

(二) 检测

启动质谱仪靶板舱盖,平稳放入靶板进行检测,关闭舱门启动检测,系统自动显示菌种和分值。

四、质量标准和结果判断

1. **质量标准**　培养基上细菌菌落和涂片染色镜检形态符合淋病奈瑟球菌特征。

2. **结果判断**　菌株鉴定分值 ≥ 2.00 为高置信度。菌株鉴定分值介于 1.70~<2.00 为低置信度。菌株鉴定分值<1.70 为不可信,应查找原因重新检测或选用其他方法鉴定。

五、临床意义与应用

1. MALDI-TOF MS 技术已被广泛应用于病原体鉴定。

2. 通过指纹图谱差异的基础研究和临床应用，MALDI-TOF MS 技术还被应用在特定菌株的快速鉴定，如高度耐抗菌药物菌株等。

3. 培养的纯菌落经过质谱检测，可以鉴定淋病奈瑟球菌。

4. 检测流程可以参照各质谱仪的使用说明书，以及美国临床和实验室标准协会（Clinical and Laboratory Standards Institute，CLSI）M58（第 1 版）的 MALDI-TOF MS 微生物鉴定标准进行操作。MALDI-TOF MS 具有快速、准确、灵敏度高等优点，能明显缩短检验的报告时限，更有利于疾病的快速诊断。

六、关键技术

1. 质谱仪为高精密设备，环境的温度、湿度、洁净度、振动、水平和电压稳定性等都会影响仪器的使用寿命和检测的准确性。仪器的周期性校准、维护和保养是保证检测结果准确性的关键措施。

2. 制备靶板应均质且形成薄层。甲酸覆盖后应干燥，并且在 30 分钟内滴加基质液。干燥后的靶板应在当日进行检测。

七、局限性

1. 实验操作中应避免其他微生物的污染。

2. 目前尚无法对分泌物拭子直接进行质谱检测来鉴别菌株。

第四节　淋病奈瑟球菌分子生物学检测

淋病奈瑟球菌分子生物学检测是一种高灵敏度和特异度的诊断技术,通过检测病原体特异性基因,实现快速、准确地鉴定。该方法不需要培养即可直接检测患者标本,适用于低载量菌样本和复杂感染病例。其操作简便、结果快速,但对设备和试剂要求较高,应结合传统检测方法以提高诊断效率。

一、实验准备

1. **设备**　实时荧光 PCR 仪、PCR 仪、核酸检测仪、核酸抽提仪、全自动核酸恒温扩增分析系统、生物安全柜、超低温冰箱、恒温高速离心机及多种离心转头、加热模块、普通冰箱、低温冰箱、高压灭菌器、涡轮混匀仪、微量移液器等。

2. **耗材和试剂**　带护套尿道拭子(纤细)、带护套宫颈拭子(粗大)、阴道扩张器、一次性针具、各种规格带盖尖底离心管、滤芯移液头、乳胶手套、淋病奈瑟球菌核酸检测试剂盒、生理盐水等。

3. 临床基因扩增实验室 符合《医疗机构临床基因扩增检验实验室管理办法》《医疗机构临床基因扩增检验实验室工作导则》和《病原微生物实验室生物安全管理条例》的要求。

4. 对照品、质控品和可溯源标准物质 试剂盒配套的核酸检测阳性对照品和阴性对照品、淋病奈瑟球菌定量基因组 DNA（ATCC 19424DQ/49226DQ）。国家药品标准物质查询与订购平台提供的淋病 PCR 试剂盒参考品（210015-202313）。

二、实验原理

(一) 实时荧光 PCR 探针法

实时荧光 PCR 是一种将特定 DNA 片段快速扩增的技术，利用耐热性 DNA 聚合酶和一对引物，通过反复的变性、退火和延伸，使目标 DNA 呈指数级增长，通过荧光信号检测和记录 DNA 分子数量的变化。通常使用 Taqman 荧光探针技术检测淋病奈瑟球菌。检测试剂盒中的探针与淋病奈瑟球菌特异性靶序列互补，并在探针的 5' 端与 3' 端分别标记荧光基团与淬灭基团。当 DNA 聚合酶降解探针使荧光基团与淬灭基团分离时，可产生荧光信号。仪器分析累积荧光信号并计算 Ct 值，当 Ct 值超过判定界值时，可判断为淋病奈瑟球菌检测阳性。特异性片段（包括 *opa* 基因、*porA* 基因和 16S rRNA 等）可用于鉴定淋病奈瑟球菌。

(二) RNA 恒温扩增——金探针层析法

采用核酸恒温扩增结合金标记核酸探针,以及侧向层析技术。层析检测卡硝酸纤维素膜上不同位置包被着三种不同探针,分别标识 NG-T(淋病奈瑟球菌检测)、N(人源基因内参比)和 C(试剂质控)。样本经过处理后释放淋病奈瑟球菌 RNA,在恒定温度下,逆转录酶和 T7 RNA 聚合酶作用下经过逆转录和转录过程,完成靶标基因的恒温扩增。扩增得到的 RNA 产物,在预杂交的液相中被金标记探针所识别,形成 RNA 扩增产物 - 金标记探针复合物。

当该复合物进行侧向层析时,淋病奈瑟球菌 RNA 扩增产物和内标扩增产物被 NC 膜上包被的探针捕获,复合物在 NG-T 和 N 位置聚集形成可见的条带,提示检测到淋病奈瑟球菌和人源基因。液相中剩余的金标记探针被 C 位探针捕获形成有色条带,从而实现 RNA 靶标等温扩增 POCT 方式的核酸快速检测。

由于细菌死亡后 RNA 会快速降解,通过对淋病奈瑟球菌的 RNA 进行检测,能够反映细菌的存活状态,提示治疗效果。

三、实验步骤

(一) 采集标本

1. **阴道分泌物** 用生理盐水湿润阴道扩张器,打开扩张器暴露阴道,使用宫颈拭子蘸取阴道后穹隆分泌物后将分泌物置于护套中。

2. **其余采集标本**　同本章第一节"淋病奈瑟球菌涂片染色显微镜检测"和第二节"淋病奈瑟球菌培养和生化反应检测"。

3. **菌落**　挑选纯培养菌落。

（二）标本处理

1. **临床拭子**　根据检测系统说明书要求,将拭子插入标本保养液中(或生理盐水中)浸泡,反复挤压拭子头洗脱分泌物弃拭子后,洗脱液加盖后低温保存。

2. **尿液标本**　根据试剂说明书要求,将尿液直接加入保养液中,适宜温度保存。

3. **菌落标本**　挑选疑似菌落,制备菌液后低温保存。

（三）仪器设备安装和调试

实验室在选定核酸检测方法和仪器试剂品牌时需综合考虑技术管理能力、临床需求和学科发展方向,随后按照以下流程开展工作:首先,完成设备安装调试,同时参与区域检测项目质量管理活动;其次,组织编写程序文件和标准操作手册,由实验室技术人员与供应商共同制定仪器校准方案;再次,实验室技术人员需主导制定性能验证方案并独立完成检测系统的性能验证工作,这一关键环节必须由实验室人员亲自操作以确保掌握检测系统和操作技能;最后,通过对检测性能指标的分析,确认系统满足区域质量管理体系的基本要求,从而完成对检测系统适用性的评估。

（四）检测

1. **实时荧光 PCR 探针法**　在 I 区配制反应试剂,在

II区处理标本和抽提核酸,在III区核酸扩增和检测,根据试剂说明书要求分析检测数据和结果判定。

2. RNA 恒温扩增——金探针层析法 分别将扩增反应液、扩增酶、液相标记探针试剂、免疫层析卡,以及标本和 / 或质控物的裂解物,加入全自动核酸恒温扩增分析系统,按照仪器说明书启动检测,反应程序运行结束后,直接显示检测结果。

四、质量标准和结果判断

(一) 实时荧光 PCR 探针法

以 FAM 荧光标记的探针为例。

1. 若质控探针的 Ct 值在规定的范围区间,FAM 通道有扩增曲线且 Ct 值 ≤ 38,可判断淋病奈瑟球菌阳性。

2. 若质控探针的 Ct 值在规定的范围区间,但检测样品 FAM 通道无扩增曲线,可判断淋病奈瑟球菌阴性。

3. 若质控探针的 Ct 值在规定的范围区间,且检测样品的 FAM 通道扩增曲线 Ct 值为 38~<40,应进行复检。

4. 若质控探针的 Ct 值不在规定的范围区间,无论 FAM 检测通道的 Ct 值高低,都是无效检测。

(二) RNA 恒温扩增——金探针层析法

1. 出现 C 和 N 条带,同时又出现 NG-T 条带,可判断淋病奈瑟球菌阳性。

2. 出现 C 和 NG-T 条带,但不出现 N 条带,可判断淋病奈瑟球菌阳性。提示非人源细胞培养标本中检测到淋病奈瑟球菌;或者极端情况下,人源标本中存在高浓度淋病奈瑟球菌,核酸反应体系竞争抑制导致无 N 线,应稀释标本重复检测排除影响。

. 出现 C 和 / 或 N 条带,但是无 NG-T 条带,可判断淋病奈瑟球菌阴性。

. 不出现 C 条带,无论是否出现 N 条带和 / 或 NG-T 条带,均提示检测无效。

、临床意义与应用

(一)淋病的诊断
淋病奈瑟球菌核酸检测阳性,可诊断淋病。

(二)应用范围
淋病窗口期仅 1~3 日,患者的疼痛、尿频或发热症状比较明显。核酸检测灵敏度高,可以检测标本中微量核酸片段。除了泌尿生殖道以外,播散性淋病、菌血症等穿刺标本都可以检测,有助于提高疑难病例诊治的准确性。

(三)疗效随访
接受淋病治疗的患者需要进行随访以监测治疗效果。菌株对抗菌药物敏感,大部分患者治疗后第一日很快症状减轻,第二日症状消失。停药一周后的疗效随访用细菌培养的方法。停药三周后的疗效随访使用核酸检测法。

(四)及时耐药性预测
流行菌株耐药的发生具有随机性。建议首诊开具检查单时,应同时检测"涂片 + 培养(或核酸)+ 药敏"。如果该菌株对抗菌药物耐药,当患者由于症状没有消失返回医院随访时,该菌株药敏报告正好已经发出。医生可以根据耐药情况适当增加剂量,或者更换敏感药物进行治疗。

(五) 耐药检测的意义

在淋病的诊疗过程中,对每个病例的耐药检测都有着重要的意义。淋病的防治需要一个多方位的策略,结合流行病学监测、临床治疗和防治效果评估,可以更有效地应对淋病耐药性的挑战。

1. 流行病学角度 监测本地区流行菌株的耐药谱构成和变迁至关重要。通过这种监测可以及时调整防治策略,以应对耐药性的发展。这需要一个强大的数据收集和分析系统,以确保信息的准确性和实时性。

2. 临床治疗角度 临床上的经验性用药应基于对淋病奈瑟球菌耐药性检测的结果。随着淋病奈瑟球菌对多种一线治疗药物出现耐药性,国家的治疗方案需要不断调整优化。然而,目前的治疗方案调整速度往往跟不上耐药性的发展速度,所以加快新一代抗菌药物的研发和应用迫在眉睫。

3. 防治效果的角度 及时发现耐药菌株并进行追踪随访是提高防治效率的关键。需要采取综合措施,如教育、预防、早期诊断和治疗,以阻断耐药菌株的流行和蔓延。

六、关键技术

(一) 样本保存

按照说明书要求尽快处理和保存标本。尿液标本应置于专用保养液中。

(二) 实验室管理

20 世纪 90 年代大规模实验室污染导致误诊性病的惨痛教训,告诫我们要严格执行基因扩增实验室的质量标准和管理要求。

(三) 检测性能验证

同属菌种之间的抗原有高度同源性,菌种的基因之间可能仅仅是几个碱基和/或序列的差异。在选择和使用试剂前,应严格执行检测性能验证,尤其要增加同属菌的特异性鉴别检测。

(四) 检测 RNA 的优势

理论上检测靶标 RNA 比 DNA 更具优势。

1. 单个细胞 RNA 含量远远超过 DNA,检测 RNA 可以提高灵敏度。

2. 新鲜 RNA 具有生物活性,检测阳性提示正处于感染状态。

3. RNA 容易降解,实验室内不容易发生标本之间污染。

七、局限性

1. 核酸检测具有很高的灵敏度。即使没有生物活性残留物也可以被检测到。而淋病患者治疗后需要 21 日才能完全清除被感染的上皮细胞,这个阶段进行核酸扩增试验仍可能为阳性。因此,对有明确治疗史患者的随访需要谨慎选择检测方法和评估阳性结果。

2. 核酸检测的靶标是淋病奈瑟球菌核酸，无法了解菌株耐药表型。新一代分子生物学检测技术综合了"病原体＋耐药基因"的一步法检测，可以提高临床淋病的诊疗效率。

第三章 淋病奈瑟球菌保存和复苏

具有生物活性的淋病奈瑟球菌是基础研究和临床研究的重要工具,然而淋病奈瑟球菌保存和复苏技术是个难点。

第一节 淋病奈瑟球菌保存

淋病奈瑟球菌的保存是实验室研究和诊断中的关键环节。长期保存需采用甘油或冷冻保护液,将菌株保存在超低温冰箱或液氮中,以维持其活性和特性。保存过程中需注意无菌操作和定期复苏检测,以确保菌株的完整性和可用性。

一、实验准备

1. **设备** 超低温冰箱、液氮罐、CO_2 培养箱、全自动微生物鉴定药敏仪、MALDI-TOF MS 设备、涡旋振荡器、显微镜、高压灭菌锅、普通冰箱、容量瓶(耐热、螺口)、红外测温枪等。

2. **耗材和试剂** 螺口低温保存管(1.8mL 带胶圈)、载玻片、接种环(针)、冻存管保存盒、一次性接种针、防冻手套、生化反应板条(或生化反应管)、液氮、CO_2、革兰氏染色液、质谱基质液、甘油(分析纯)、脑心浸出粉、脱纤维绵羊血、GC 基础琼脂粉、促淋添加剂等。

3. **溯源标准物质**　淋病奈瑟球菌标准菌株（ATCC 19424/ 或 49226/ 或 BAA-1833）。

二、实验原理

处于等渗营养溶液中淋病奈瑟球菌在超低温条件下，可维持细胞壁形态并保持生物活性但不增殖的休眠状态。

三、实验步骤

(一) 配制冻存管

①根据试剂说明书称取脑心浸出粉，溶解在纯水中；②按照体积百分比，吸取 15% 体积甘油（将大号吸管尖开口扩大，以便更容易吸取黏稠液体。在甘油瓶液面吸取甘油避免吸管外侧黏附过多甘油。吹出吸管内甘油时尽量缓慢，减少吸管内壁甘油残留）并注入脑心浸出液中充分混匀；③在耐高温试管架上排列冻存管，打开螺口盖，每管加注最多 1.5mL 甘油脑心浸出液后轻轻盖上螺口盖，不要拧紧；④在 121℃下 20 分钟高压灭菌，冷却后在无菌操作台内拧紧冻存管螺口盖，置于 –30℃或更低温度长期保存。

使用时提前 1 日将低温保存甘油脑心浸出液置于 4℃保存，在冻存菌株前，将甘油脑心浸出液置于无菌操作台（或者培养箱）里恢复室温。

(二) 促淋培养基（GC 培养基）

1. **促淋添加剂**　按照说明书，将试剂盒配套的纯水加入促淋冻干粉中,静置溶解。

2. **脱纤维绵羊血** 从普通冰箱中取出脱纤维绵羊血,置于无菌操作台内至少 30 分钟恢复室温。

3. **无菌平皿** 在无菌操作台内,拆掉一次性无菌平皿的外包装,每 10 个平皿一叠,以正立(盖子在上端)的方式垒好,打开紫外消毒灯照射 30 分钟。

4. **配制培养基**

(1)根据说明书称取 GC 琼脂基础粉后,在容量瓶中加入少量纯水,将 GC 基础琼脂粉投入容量瓶并补足纯水至培养基总体积的 90%,随后拧紧瓶盖并放松一圈。

(2)将容量瓶在 121℃下高压灭菌 15 分钟,待高压锅自然减压后取出容量瓶轻轻混匀融化的培养液,并置于无菌操作台内自然降温。

(3)30 分钟后开始每间隔一段时间拿起容量瓶轻轻混匀培养液,同时用红外测温枪观察培养瓶外壁温度。

(4)当培养瓶温度降至 50℃时,依次加入培养基总体积 1% 的促淋添加剂和 10% 的羊血,手持容量瓶轻轻混匀(尽量避免产生气泡)直至瓶中羊血呈现涡旋状态。

(5)完成混匀后立即浇注培养基,在无菌操作台上将热的平皿摊开自然冷却凝固。

(6)1 小时后将凝固的 GC 培养基平皿垒起,翻转后置于普通冰箱中保存 1 个月。

5. **培养基质量评估** 新鲜配制的 GC 培养基在培养箱中进行无菌试验。次日无菌试验合格后,从普通冰箱中取出同批次配制的 GC 培养基恢复室温,接种淋病奈瑟球菌标准菌株,次日观察淋病奈瑟球菌生长情况,评估本批次配制的培养基质量。

(三) 细菌鉴定和保存

1. 鉴定 按照第二章第二节或第三节生化分析或质谱鉴定的流程,确保从 GC 培养基上选择的菌落经过生化或质谱鉴定结果为淋病奈瑟球菌。

2. 增菌 取出 GC 培养基恢复室温,挑选经过鉴定的菌落,以密涂方式接种至 GC 培养基,在 36℃、5% CO_2、饱和湿度环境下增菌培养。

3. 冻存 冻存管恢复室温,选择 18~24 小时培养的淋病奈瑟球菌,用接种环刮取满满一环菌苔并洗脱至冻存管(或者商品化冻存管)中,拧紧冻存管,在涡旋振荡器中均质化细菌。先将菌株冻存管置于 4℃ 存放 20 分钟,然后戴防冻手套,将菌株冻存管于 –80℃ 保存,管理菌株冻存管档案。

4. 冻存菌株质量评估 取出经过 –80℃、24 小时以上冻存的菌株,拧开螺口盖,用一次性接种环迅速挖取表面菌块,用四区划线方式接种在 GC 培养基上,置于 36℃、5% CO_2、饱和湿度环境下复苏培养,次日,观察菌株纯度、活力、菌落和细菌形态。

四、质量标准和结果判断

(一) 质量标准

1. 在 9cm 平皿浇注 15mLGC 培养基。培养基外观呈现鲜红色、表面湿润光洁、无气泡。无菌试验阴性,淋病奈瑟球菌培养菌落形态生长良好。

2. 确认细菌经过选择性培养筛选,且经过非选择性培养基的分离纯化和增菌,并且菌落和细菌形态、生化反应特征符合淋病奈瑟球菌。

3. 冻存管中细菌不能有团块状。用涡旋振荡器混匀菌液。

(二)结果判断

1. 经过 –80℃或更低温度保存,10 年保存期的淋病奈瑟球菌菌株复苏存活率超过 80%。5 年保存期的淋病奈瑟球菌菌株复苏存活率超过 95%。3 年保存期的淋病奈瑟球菌菌株复苏存活率超过 99%。

2. 复苏菌株生长旺盛、无杂菌,菌落和细菌形态符合淋病奈瑟球菌特征。

五、临床意义

1. 保存标准菌株。

2. 保存临床流行菌株。

六、关键技术

1. 细菌保存是一项极其严谨细致的工作。要确保工作人员熟练掌握无菌操作技术,临床分离菌株一定要经过 GC 培养基的分离筛选环节。TM/MTM 是选择性培养基,杂菌可能被抑制但是仍然保持生物活性,一旦离开抑制环境就立刻呈现优势生长而污染冻存菌株。当冻存菌株被污染,特别是被变异杆菌污染后,会难以"挽回"

冻存的淋病奈瑟球菌菌株,对后续工作造成无法估量的损失。

2. 细菌细胞在冰点(约 0℃)以下时开始形成冰晶,细菌的细胞结构破坏会导致死亡。添加 15% 甘油的目的是在冷却过程中让细胞内的水通过渗透作用逸出。冻存菌株时采取阶梯式降温是为了减少冰晶影响。

3. 二甲基亚砜也是冷媒保护剂,但是具有致畸、致突变的副作用,而且污染环境后不容易消除。

4. 经过高压灭菌后的基础培养基瓶底部加隔热垫后应自然冷却到 50℃,不要直接用冷风吹或者凉水冲进行降温,否则培养瓶底部培养基会提前凝固或培养基部分凝固。培养基在 50℃下浇注的平皿呈鲜红色,培养皿盖子内侧不会出现大量冷凝水露。融化培养液温度过高时添加促淋制剂和羊血会降低有效营养成分。浇注培养基时如果遇到气泡,可用灼热的接种针刺破。

5. 自配的 GC 培养基要做无菌试验。动物疾病有可能造成一过性的菌血症,而且配制培养基的过程中无菌技术把控不严容易引起污染。而增菌时采取密涂接种方式,可能无法分辨存在污染菌,影响冻存淋病奈瑟球菌菌株的质量。

6. 作为生物样本库保藏菌株,要确保菌株纯化和鉴定质量,有必要对菌株通过 16S 核糖体 RNA(rRNA)测序来确定细菌种类。这些序列通常用于分析细菌的系统发育和分类,获得抗菌药物耐药谱和耐药基因型谱。

7. 纯菌落要在 GC 培养基上增菌,最大限度地维持淋病奈瑟球菌生长所需要的营养,提高增殖效率。可选择培养 20~24 小时的细菌进行冻存,维持最佳生物学特性。

8. 采用 15% 脑心浸出液配方的原因:①配制冻存液和菌株均质化过程简便;②菌株保存时间长;③复苏菌株时容易辨别和分离菌落。冻存菌株前,甘油脑心浸出液应恢复至室温。细菌在冻存管中均质化环节非常重要,团块菌通常无法存活。若使用商品化冻存管,需要验证是否可以冻存淋病奈瑟球菌。

七、局限性

1. 菌株不能无限期冻存同时维持生物活性。

2. 须每 5~8 年复苏一次库存细菌,再冻存可延长菌株保存期限。也可结合冻干技术延长菌株保存期限。

第二节 淋病奈瑟球菌复苏

淋病奈瑟球菌的复苏是淋病奈瑟球菌从休眠状态恢复活性进入繁殖状态的重要步骤。通常将保存的菌株从超低温冰箱或液氮中取出,迅速解冻后接种于培养基,并置于含 5% CO_2 的培养箱中,36℃培养 24~48 小时。复苏过程中需避免长时间室温暴露以减少菌体损伤,并定期检测菌株的活性和特性,确保实验的准确性和可靠性。

一、实验准备

1. **设备** 超低温冰箱、液氮罐、CO_2 培养箱、全自动微生物鉴定药敏仪、MALDI-TOF MS 设备、涡旋振荡器、显微镜、高压灭菌锅、普通冰箱、红外测温枪、金属接种针（或一次性注射器）、恒温模块（孔径与冻存管配套）、防冻手套等。

2. **耗材和试剂** 液氮、CO_2、容量瓶（耐热、螺口）、螺口低温保存管（1.8mL 带胶圈）、载玻片、接种环（针）、革兰氏染色液、生化反应板条（或生化反应管）、质谱基质液、甘油（分析纯）、脑心浸出粉、冻存管保存盒、脱纤维绵羊血、GC 基础琼脂粉、促淋添加剂等。

3. **溯源标准物质** 淋病奈瑟球菌标准菌株（ATCC 19424/ 或 49226/ 或 BAA-1833）。

二、实验原理

淋病奈瑟球菌在营养丰富、环境适宜的条件下，可恢复生物活性和繁殖功能。

三、实验步骤

（一）复苏菌株

1. 提前 1 日将恒温模块置于 –80℃降温，提前 30 分钟将 GC 培养基从冷藏冰箱中取出置于无菌操作台（冬天置培养箱）升温。

2. 从档案信息库中选择拟定复苏的菌株并打印菌株

信息一览表。

3. 在 GC 培养基上做好菌株唯一标识并按序排列,戴防冻手套后从超低温冰箱(液氮罐)中快速取出目标菌株,按序集中放入预冷恒温模块中。

4. 在生物安全柜里,按序打开菌株冻存管盖,用一次性接种环刮取上端冻结层,快速拧紧冻存管盖插回恒温模块中。

5. 接种环在 GC 培养基进行四区划线接种。

6. 待全部拟选菌株复苏完成后,将恒温模块中的菌株冻存管归还至超低温冰箱(液氮罐)原来的位置继续冻存,翻转接种后的平皿(平皿盖在下端)并将其置于 36℃、5% CO_2、饱和湿度环境下培养,18~24 小时后,观察菌苔和菌落生长情况,挑选合适菌落可以直接进行后续检测。

(二)挽救被污染冻存菌株

1. 取出 TM 或 MTM 培养基平皿恢复室温,仔细观察 GC 培养基上生长的复苏菌污染程度,在远离污染菌的位置寻找疑似淋病奈瑟球菌菌落,用接种针挑选菌落后在 TM 或 MTM 培养基上进行四区划线接种分离菌株(必要时可以直接从冻存管挖取菌块,接种 TM 或 MTM 培养基上),并置于 36℃、5% CO_2、饱和湿度环境下培养。

2. 经过 20~24 小时后,观察菌苔和菌落生长情况,用接种针挑选疑似淋病奈瑟球菌菌落,以四区划线接种的方式在 GC 培养基分离纯化菌株(若菌落不纯,必要时可再一次重复 TM 或 MTM 培养基上四区接种分离菌株)。

3. 经过 20~24 小时后,观察 GC 培养基平皿上菌苔、菌落的纯化和生长情况,选择疑似淋病奈瑟球菌单个菌落,在 GC 培养基增菌、纯化菌株。

4. 次日,对疑似菌落按照第二章第二节中淋病奈瑟球菌培养鉴定的流程进行涂片、生化反应鉴定。

5. 确定为淋病奈瑟球菌后,重新冻存菌株,并且替换以前被污染的菌株冻存管。

四、质量标准和结果判断

1. **质量标准** 复苏存活的淋病奈瑟球菌经过 20~24 小时培养,在 GC 培养基上呈现均一、典型的菌苔和菌落。

2. **结果判断** 经过 10 年保存期的菌株复苏率超过 80%,5 年保存期的淋病奈瑟球菌菌株复苏存活率超过 95%,3 年保存期淋病奈瑟球菌菌株复苏存活率超过 99%。

五、临床意义

1. 具有生物活性的菌株可以检测表观特征,如对各类抗菌药物的敏感性检测等。

2. 具有生物活性的菌株可以进行各类分子生物组学研究。

六、关键技术

1. 采用 GC 培养基进行复苏菌株可以提高菌株复苏存活率。对冻存期长的菌株,不能使用 TM 或 MTM 培养基进行复苏。

2. 在 15% 甘油脑心浸出液中冻存菌株,不仅能延长菌株的保存时间,甚至在 −30℃ 环境中也可以长期保存,而且菌株复苏存活率高,容易分离单个菌落。有几个进口品牌的商品化冻存管具有同样的功效,给工作人员提供了方便,如果能忽略成本,可选择此类。

3. 在 15% 甘油脑心浸出液中冻存的菌株,可以反复刮取上层菌霜复苏,原菌株冻存管继续低温保存,免除了冻存菌株在一次复苏后,必须重新冻存的麻烦,减轻技术人员的工作负担。尤其是标准菌株需要做参比,复苏的频率非常高。此外,一次性冻存的菌株可以维持相对稳定的生物学特性。

4. 冻存菌株如果复苏后次日没有看到菌落,应继续培养至 48 小时。个别营养血清型的菌株复苏在首代可能出现延迟生长的情况。

5. 需要进行抗菌药物敏感性等各种检测的复苏淋病奈瑟球菌,应选择 18~24 小时的培养菌。

6. 购买的冻干标准菌株,复苏时加入 0.3~0.4mL 肉汤。待融化后用一次性接种环蘸取一环,在 GC 培养基上以四区划线方式接种。

七、局限性

1. 菌株冻存和复苏对工作人员技术能力要求较高，并且需要较强的责任心。

2. 维持低温环境需要超低温冰箱或液氮容器，并且长期储存，需要能源成本较高。

第四章 淋病奈瑟球菌表型 药物敏感性检测

近一百年来,在使用各种抗菌药物治疗淋病的过程中,淋病奈瑟球菌不断变异产生新的耐药性。高度耐药和多重耐药菌株随着国际人群流动而播散到世界各地。通常情况下,临床医生是按照经验治疗淋病患者,即基于地区流行淋病奈瑟球菌菌株耐药性的基线数据和抗菌药物使用背景来制定治疗方案。如果淋病奈瑟球菌变异产生了耐药特性,高度耐药菌株就有可能被优化筛选出来成为流行菌株并播散,但因为可能没有抗菌药物可以治疗此类耐药菌。所以会产生严重的后果。临床病例中,流行菌株对抗菌药物耐药表观是随机发生的,因此,加强对每个病例分离的菌株进行耐药检测是控制淋病蔓延的重要措施。

下面将介绍检测细菌耐药表型的三种常用的检测方法: 纸片扩散药敏检测、梯度浓度药敏纸片检测(E-test)和琼脂稀释药敏检测。

第一节 纸片扩散药敏检测

纸片扩散药敏检测是一种评估细菌对抗菌药物敏感性的方法,将含有特定浓度抗菌药物的纸片置于接种细菌的琼脂平板上,经培养后测量抑菌圈直径,根据标准判定敏感性、耐药性或中介性。该方法操作简便、成本低,适用于常规临床检测。

一、实验准备

1. **设备** CO_2 培养箱、涡旋振荡器、显微镜、高压灭菌锅、普通冰箱、电子比浊仪(McFarland 比浊管)、容量瓶、红外测温枪、金属接种针(或一次性注射器)、移液器、游标卡尺等。

2. **耗材和试剂** 载玻片、接种环(针)、带滤芯移液器吸头、生化反应板条(或生化反应管)、一次性 9cm 平皿、药敏纸片(至少包含头孢曲松、大观霉素等药物)、CO_2、革兰氏染色液、GC 基础琼脂粉、促淋添加剂、MH 肉汤(或无菌生理盐水)等。

3. **溯源标准物质** 淋病奈瑟球菌标准菌株(ATCC 19424/49226)。

二、实验原理

纸片扩散药敏法(Kirby-Baure 法,简称"K-B 法")是将特定浓度和含量的抗菌药物纸片贴到指定浓度菌液涂布的培养基上,纸片上的抗菌药物经过毛细作用扩散到琼脂中,并围绕纸片半径以梯度浓度下降的趋势扩散。细菌经过培养后被高浓度抗菌药物所抑制,在纸片周围形成透明抑菌圈。测量抑菌圈直径,与菌种对某抗菌药物的敏感性折点相比较,判断敏感性、中介性或耐药结果。

三、实验步骤

(一) 配制 GC-AST 培养基

根据说明书称取 GC 琼脂基础粉,在容量瓶中加入少量纯水,将 GC 基础琼脂粉投入容量瓶,纯水补足培养基总体积至 99%,容量瓶盖拧紧后放松一圈,在 121℃下 15 分钟高压灭菌;待高压锅自然减压后,取出容量瓶轻轻混匀融化的培养液,置于无菌操作台内自然降温;30 分钟后,每间隔一段时间拿起容量瓶轻轻混匀培养液,再用红外测温枪观察培养瓶外壁温度,待培养瓶 50℃时,加入培养基总体积 1% 的促淋添加剂,手持容量瓶轻轻混匀,浇注 9cm 平皿的培养基,在无菌操作台上将热的平皿摊开自然冷却凝固;1 小时后将凝固的 GC 培养基垒起来,翻转后置于普通冰箱保存 1 个月。

(二) 制备菌液

1. 淋病奈瑟球菌经过生化反应(或质谱)鉴定,从 GC 培养基上分离纯化菌株后,挑取单个菌落以密涂方式转种到新的 GC 培养基上增菌,在 36℃、5% CO_2、饱和湿度环境下经过 20~24 小时培养。

2. 将无菌试管排列在试管架中,标记唯一编号,注入 4mL 的 MH 肉汤(或无菌生理盐水)。

3. 用接种环挑取或刮取菌苔,在试管壁上用微量的液体碾磨乳化细菌,涡旋振荡器上轻微的振荡涡旋菌液(要熟练掌握振荡涡旋菌液的技巧,既确保菌液均一没有团块，又不可溢出试管口引起污染）。

4. 用滤芯吸头吸取 1mL 菌液注入电子比浊仪的测试管内（与比浊仪配套，管壁薄、均匀、无色差），以没有细菌的 MH 肉汤（或无菌生理盐水）作为校正空白，对菌液进行浊度检测。

5. 若细菌浓度过高，通过增加 MH 肉汤（或无菌生理盐水）调整浓度；若细菌浓度过低，通过增加细菌调整浓度，直至符合菌液浓度许可范围。

6. 菌液配制成功后应立刻使用。

（三）接种

预热 GC-AST 培养基，用无菌拭子蘸取菌液，在试管壁旋转挤压多余菌液，拭子均匀涂布于整个培养基表面，平皿旋转 90°，仍然使用同一根拭子均匀涂布整个培养基表面，拭子最后绕培养基周围涂布一圈，确保涂布均匀，以正立方式（平皿盖处于上端）静置菌液吸收。

（四）贴合药敏纸片和培养

几分钟后侧向观察培养基表面菌液被吸收，用金属镊子无菌操作取 1 张药敏纸片，平贴于培养基表面，翻转（盖子在下端）培养基平皿并置于培养箱，在 36℃、5% CO_2、饱和湿度环境下培养，次日测量纸片周围抑菌圈直径。

（五）测量结果

经过 16~24 小时培养后，用游标卡尺在培养基平皿背后测量抑菌圈直径；以"毫米（mm）"为单位记录测量结果，参照判断标准，对待测菌进行判断。

四、质量标准和结果判断

（一）质量标准

1. 菌液浓度范围是光密度（optical density，OD）0.5~0.8（或 0.5 麦氏管），相当于 1.5×10^8 CFU/mL。

2. 未被抑制细菌生长的培养基表面呈厚度、密度均匀的菌苔；被抑制生长的培养基表面出现透明状；未被抑制和被抑制交界处呈现过渡性的变化。整个培养基平皿上没有杂菌生长。测量时以肉眼观察抑菌圈边缘无明显细菌生长为界限。用游标卡尺测量规则圆形的直径（图 4-1）。

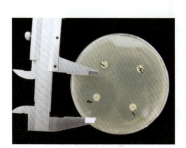

图 4-1　抗菌药物纸片扩散法
测定抑菌圈直径

3. 参考菌株 ATCC 49226 抑菌圈直径符合对应药物质控范围（抑菌圈标准见表 4-1）表明本次试验有效，否则应重新进行检测。

4. 在 9cm 平皿里浇注 15mL、50℃ GC 培养液。凝固后培养基表面湿润、平整、无气泡，培养基的厚薄适合、均一、没有倾斜。

(二) 结果判断

根据 CLSI M100 淋病奈瑟球菌抑菌圈解释和对应折点（表 4-2），判断为敏感、中介或耐药（或不敏感）。

表 4-1　淋病奈瑟球菌 ATCC 49226 药敏检测质量控制范围
（CLSI-M100, 第 34 版）

抗菌药物	英文名称/缩写	纸片扩散药敏法		
		纸片药物浓度	抑菌圈直径范围/mm	MIC 范围/（μg·mL⁻¹）
阿奇霉素	azithromycin/AZM	15μg/片	30~38	0.25~1.00
头孢克肟	cefixime/CFM	5μg/片	37~45	0.004~0.030
头孢曲松	ceftriaxone/CRO	30μg/片	39~51	0.004~0.016
环丙沙星	ciprofloxacin/CIP	5μg/片	48~58	0.001~0.008
青霉素	penicillin/P	10units/片	26~34	0.25~1.00
大观霉素	spectinomycin/SPT	100μg/片	23~29	8~32
四环素	tetracycline/TE	30μg/片	30~42	0.25~1.00

注：CLSI. 美国临床和实验室标准协会；MIC. 最小抑菌浓度；ATCC. 美国菌种保藏中心。

表4-2 淋病奈瑟球菌抑菌圈直径和MIC折点

抗菌药物	纸片药物浓度	CLSI-M100(第34版)						GISP		EUCAST V14.0	
		分类和抑菌圈直径/mm			MIC折点/(μg·mL⁻¹)			MIC折点/(μg·mL⁻¹)		MIC折点/(μg·mL⁻¹)	
		S	I	R	S	I	R	S	R	S	R
青霉素①	10units/片	≥47	27~46	≤26	≤0.06	0.12~1.0	≥2	<2.0/β+		≤0.06	>1
头孢曲松	30μg/片	≥35	—	—	≤0.25	—	—	<0.125		≤0.125	>0.125
头孢克肟	5μg/片	≥31	—	—	≤0.25	—	—	<0.25		≤0.125	>0.125
阿奇霉素②	15μg/片	≥30	—	—	≤1	—	—	<2.0		*	*
四环素③	30μg/片	≥38	31~37	≤30	≤0.25	0.5~1.0	≥2	<2.0		≤0.5	>0.5
环丙沙星	5μg/片	≥41	28~40	≤27	≤0.06	0.12~0.50	≥1	<1.0		≤0.03	>0.06
大观霉素	100μg/片	≥18	15~17	≤14	≤32	64	≥128	—		≤64	>64

注：①青霉素纸片10units抑菌圈直径≤19mm的菌株，提示可产生β-内酰胺酶。提示可产生β-内酰胺酶的菌株应加快速准确灵敏。染色体介导耐药又可通过纸片扩散或琼脂稀释法检测。采用头孢硝噻吩检测β-内酰胺酶。

②CLSI阿奇霉素MIC折点可用于已批准用于治疗的联合用药方案（如阿奇霉素1g单剂量与头孢曲松0.25mg单剂量肌内注射联用）。

③四环素纸片抑菌圈直径≤19mm的菌株，提示为质粒介导耐药。应以琼脂稀释法确认（MIC≥16μg/mL）。

CLSI. 美国临床和实验室标准协会；GISP. 美国淋病奈瑟球菌分离菌株监测项目；EUCAST. 欧洲抗微生物药敏试验委员会；MIC. 最小抑菌浓度。"S"表示敏感；"I"表示中介；"R"表示耐药。"*"为EUCAST阿奇霉素敏分类标准。通常与另一种有效药物的联合使用。检测获得生耐药机制，流行病学临界界值为1μg/mL。"—"为没有分类定义。

五、临床意义

(一) 检测结果与治疗预期

1. **敏感**(susceptible,S)　MIC ≤ 折点,或者抑菌圈直径 ≥ 敏感性折点的菌株,对感染部位使用推荐剂量(常规剂量)抗菌药物进行治疗,失败的可能性小于 5%。

2. **中介**(intermediate,I)**/低敏**(decreased susceptible,DS)　药物浓度在生理性富集部位具有治疗效果,或高于常规剂量也可有临床疗效。预期失败率 5%~15%,较高剂量或延长疗程治愈率>95%。

3. **耐药**(resistant,R)　是指常规剂量抗菌药物不能抑制被测菌的生长,其临床疗效并不可靠,采用推荐剂量临床治疗的失败率>15%。

4. **不敏感**(non-susceptible,NS)　尚无耐药的判断标准。

5. **剂量依赖敏感**(susceptible-dose dependent,SDD)　菌株敏感性取决于患者用药剂量。

(二) 折点的意义

所谓折点是用来区分菌株为敏感、中介 / 低敏、耐药、不敏感、剂量依赖性敏感的 MIC 或抑菌圈直径。依据大量体内外药理和临床诊疗数据来确立折点,用于解释淋病奈瑟球菌药敏 MIC 或抑菌圈直径检测值的临床意义。

(三) 药敏检测的临床意义

具有生物活性的菌株可以检测抗菌药物药敏表观特征。依据该菌株对抗菌药物敏感性检测结果,临床医生选择敏感的药物进行治疗淋病。

（四）治疗淋病的必要流程

对每个淋病患者开具涂片＋细菌培养／基因扩增＋药敏检测，是精准诊断淋病，了解菌株对抗菌药物敏感性特征的必要流程。如果医生对首诊淋病患者执行病症处理流程，即根据经验对患者立刻进行治疗，若患者治疗后症状未缓解，复诊时医生可以再评估该患者检验报告的菌株耐药表观特性，调整治疗方案。

六、关键技术

1. 实验室的温度和湿度，以及生物安全柜风速是影响培养基表面水分蒸发速度的因素。测定菌液浊度时，实际上包含了活菌和死菌。淋病奈瑟球菌对外界抵抗力比较差，调整菌液过程太长容易导致死亡。细菌存活减少可能导致对抗菌药物敏感的假象。确保操作台环境温度在30~36℃。冬天操作台面实际温度较低，可以将写字台温控加热板放在操作台里垫在试验物品下，以确保淋病奈瑟球菌适宜的生长温度。

2. 通常9cm平皿中滴入500μL菌液、15cm平皿中滴入1 400μL菌液，再用涂布棒将菌液涂匀整个平皿，涂布了接种菌液的平皿放置不应超过15分钟。培养基表面菌液完全吸收后，立刻贴合药敏纸片。药敏纸片通过毛细作用将药物渗透到培养基里，在药敏纸片周围形成梯度浓度下降趋势。如果药敏纸片与培养基贴合不完全，可能在局部渗透率降低，进而影响抑菌圈规则圆形的形态,影响抑菌圈测量的精度。可用镊子尖轻轻按压纸片以确保纸片与琼脂表面完全贴合。

3. 建议在一个 9cm 平皿贴合 ≤ 4 种不同抗菌药物的纸片,而每株待检菌需要同时测定 ≥ 6 种不同抗菌药物。根据淋病奈瑟球菌对抗菌药物敏感性的历史数据,尽量将抑菌圈大的 2 种抗菌药物纸片分开贴在两个平皿中,或者不要在同一个平皿中相邻贴合。否则 2 种大的敏感抑菌圈会产生交叉,干扰检测准确性和测量直径。若遇到具有敏感特性的菌株而无法测量抑菌圈直径的情况,应在不同平皿中进行重新检测。

4. 不要用羊血替代促淋添加剂制备营养药敏平皿。国内供应链中购买的脱纤维绵羊血大部分来自屠宰场。往往在饲料中添加抗菌药物来增强绵羊抵抗疾病的能力。动物体内积聚抗菌药物的羊血会降低培养基中淋病奈瑟球菌的生存条件,可能导致抗菌药物敏感性检测中出现敏感性的假象。

七、局限性

1. 纸片扩散法检测细菌的准确性受试验流程很多环节的影响(表 4-3),检测结果的可比性相对不稳定。应将 ATCC 49226 与待检菌株同步检测,监控全流程质量。

2. 大多数情况下,纸片扩散法与琼脂稀释法检测结果之间存在差异性。开展纸片扩散法药敏检测前,可用 ATCC 和其他已知 MIC 的菌株进行比对,遴选高品质的药敏纸片。

表 4-3　纸片扩散法检测质量分析

药物	现象	原因	调整
青霉素类和四环素类	抑菌圈太大	培养基 pH 太低、CO_2 浓度太高	pH 允许范围为 7.2~7.4
	抑菌圈太小	培养基 pH 太高	
β- 内酰胺酶类药物	抑菌圈直径最初在允许范围,逐渐抑菌圈直径变小或抑制失控	药敏纸片失效	更换新批号纸片、确保存储条件、纸片包装密封性
氨基糖苷类和喹诺酮类	抑菌圈太小	培养基 pH 太低、CO_2 浓度太高	pH 允许范围为 7.2~7.4
	抑菌圈太大	培养基 pH 太高	
其他各类药物	抑菌圈太小	污染	仔细观察抑菌圈边缘,重新分离纯培养后再检测
		接种菌液浓度太高 培养基太厚	重新用标化电子比浊仪测定菌液浓度为 0.5 麦氏单位 浇注琼脂厚度控制在 4mm
	一个或多数抑菌圈太小或太大	测量错误 抄写错误 纸片未紧贴琼脂表面	重新读取检测值,检测抄写,或重新药敏检测

淋病分册

药物	现象	原因	调整
其他各类药物	抑菌圈太大	测量抑菌圈时，未包含双圈、边缘模糊生长	肉眼辨别可见生长作为测量边缘
	对同一种抗菌药物，某一质控菌株失控，其他质控菌株在控	该菌株可能存在问题	重新检测该菌，确认重复性认可结果，用已知MIC复测该菌 对有问题的质控菌株予以替换或采取其他纠正措施
	同一种抗菌药物，有2株质控菌株均失控	提示纸片有问题	更换新批号纸片，确保储存条件和纸片密封包装
	抑菌圈重叠	同一块平板上药敏纸片过多	直径15cm平皿最多贴合12张纸片，直径9cm平皿最多贴合5张纸片

注：资料来源于CLSI。

第二节　梯度浓度药敏纸片检测

梯度浓度药敏纸片检测是一种定量评估细菌对抗菌药物敏感性的实验方法，通过将含抗菌药物梯度浓度的试纸条置于接种细菌的琼脂平板上，培养后在抑菌椭圆的交界处直接读取 MIC。该方法操作简单,结果直观,适合评估临床病原菌的药物敏感性,但成本较高。

一、实验准备

1. **设备** CO_2 培养箱、生物安全柜、超净台、涡旋振荡器、显微镜、高压灭菌锅、普通冰箱、电子比浊仪($McFarland$ 比浊管)、容量瓶、红外测温枪、移液器等。

2. **耗材和试剂** 载玻片、一次性 15cm 平皿、一次性接种环(针)、带滤芯移液器吸头、生化反应板条(或生化反应管)、梯度浓度药敏纸片(至少包含头孢曲松、大观霉素等药物)、CO_2、革兰氏染色液、GC 基础琼脂粉、促淋添加剂、MH 肉汤(或无菌生理盐水)等。

3. **溯源标准物质** 淋病奈瑟球菌标准菌株(ATCC 19424/49226)。

二、实验原理

梯度浓度药敏纸片试剂结合琼脂稀释法和纸片扩散法的特点。测试条上标有抗菌药物梯度浓度的 MIC 判读刻度(单位为"μg/mL"),测试条柄端用字母代码表示抗菌药物的种类。当测试条被放在一个已涂抹淋病奈瑟球菌琼脂平皿时,其载体上的抗菌药物被迅速地释放入琼脂介质,经过培养即可见以测试条为中心的对称的椭圆形抑菌环,抑菌环与测试条交叉点上的浓度示值即为 MIC。

三、实验步骤

(一) 配制 GC-AST 培养基

根据配方和流程,称量 GC 基础琼脂粉,高压灭菌,加入培养基总体积 1% 的促淋添加剂,手持容量瓶轻轻混匀,浇注 15cm 平皿的培养基,在无菌操作台上将热的平皿摊开自然冷却凝固;1 小时后将凝固的促淋药敏 GC 平皿垒起来,翻转后置于冷藏冰箱可保存 1 个月。

(二) 菌液

按照本章第一节"纸片扩散药敏检测"的流程调配菌液浓度。

(三) 接种

按照本章第一节"纸片扩散药敏检测"的流程,将菌液涂布在 15cm GC-AST 培养基上。

(四) 贴合药敏纸片

几分钟后侧向观察培养基表面菌液被吸收,以平皿中心原点划分 4 等分(或 8 等分)的直线,平皿背面标记菌株唯一标识;用金属镊子在无菌操作下取 1 种梯度浓度药敏纸片,平贴于一个等分的培养基表面中间,将药敏纸片浓度低的一端靠近平皿中心原点;待不同抗菌药物梯度浓度药敏纸片全部贴合后(图 4-2A),翻转(盖子在下端)培养基平皿置于培养箱,在 36℃、5% CO_2、饱和湿度环境下培养。

(五) 阅读结果

经过 20~24 小时培养后观察细菌被抑制和生长交界

处的梯度浓度药敏纸片上数值(图 4-2B),记录读数。参照淋病奈瑟球菌 MIC 标准解释和对应折点,对待测菌的抗菌药物敏感性进行判断:敏感、中介或耐药(或不敏感)。

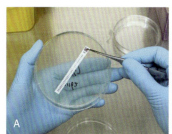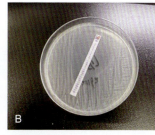

图 4-2　梯度浓度药敏纸片检测
A.含有特定浓度抗菌药物的测试条紧贴于涂抹被测菌株的平皿上;B.试条边缘抗菌药物梯度浓度扩散,周围形成透明的抑菌区域,抑菌与试条交叉点即为 MIC。

四、质量标准和结果判断

(一) 质量标准

菌液浓度范围为光密度(OD)0.5~0.8(或 0.5 麦氏管),相当于 1.5×10^8 CFU/mL。未被抑制细菌生长的培养基表面呈厚度、密度均匀的菌苔;被抑制生长的培养基表面出现透明状;未被抑制和被抑制生长的培养基交界处呈现过渡性的变化。注意确保整个培养基平皿上没有杂菌生长。

(二) 结果判断

1. 以肉眼观察细菌被抑制与纸片交界处的纸片药物浓度标识,即为该菌株的药物敏感性检测值。

2. 若参考菌株 ATCC 49226 的 MIC 药敏检测值符合质量控制范围(表 4-1),表明本次试验有效,否则应重新进行检测。

3. 依据国际 / 国家权威机构最新颁布的 MIC 折点(表 4-2),判断待测菌株对抗菌药物的敏感、中介和耐药结果,并向临床出具报告。

五、临床意义和应用

1. **敏感(S)** 该待测菌株抑菌浓度<敏感性 MIC 折点。对感染部位使用推荐剂量治疗淋病时,治愈率>95%。

2. **中介(I)** 该待测菌株抑菌浓度介于敏感与耐药之间。抗菌药物具有组织生理性浓集特性,使用推荐抗菌药物对这些组织部位具有治疗效果;或者使用高于常规剂量,对其他组织感染也有临床疗效,例如:使用头孢曲松 500mg 单次肌内注射(指南推荐剂量是 250mg)治疗急性泌尿生殖道淋病。

3. **耐药(R)** 该待测菌株抑菌浓度>MIC 折点。对感染部位使用推荐剂量治疗淋病时,失败率>15%。

4. **非敏感(NS) / 低敏感(RS)** 由于没有耐药菌株或耐药菌株罕见,CLSI 还没有淋病奈瑟球菌对头孢曲松、头孢克肟等药物的耐药折点界定。然而分离株对头孢曲松或头孢克肟的 MIC $\geqslant 0.5\mu g/mL$ 时目前被认为属于敏感性降低,该待测菌株 MIC 大于敏感性折点,或纸片扩散药敏法的抑菌圈直径小于敏感性折点的状态。

5. 对淋病奈瑟球菌开展抗菌药物敏感性检测,掌握流行菌株对抗菌药物敏感性的耐药谱和变化趋势,可为优化防控策略提供参考。同时,若首诊医生按照经验用药,而患者治疗后症状未完全消退,复诊时医生可以根据药敏报告再次评估,及时调整治疗方案。

6. 目前,美国疾病控制与预防中心(Centers for Disease Control and Prevention,CDC)公布有淋病奈瑟球菌分离株监测项目(gonococcal isolate surveillance project,GISP),临床和实验室标准协会(CLSI)等专业机构也公布了淋病奈瑟球菌药物敏感性折点。由于监测菌株的 MIC 增高提示耐药性的出现,因此 GISP 建立了比 CLSI 更低的头孢菌素 MIC 折点,当监测到流行菌株敏感性降低时,应提前预警。

六、关键技术

1. 实验室的温度和湿度,以及生物安全柜的风速是影响培养基表面水分蒸发速度的因素。测定菌液浊度包含死亡细菌,若实际存活的细菌减少,将导致对抗菌药物敏感的假象。淋病奈瑟球菌对外界抵抗力比较差,调整菌液过程太长,或者低温环境、不适合的溶液等都容易导致细菌死亡。

2. 调整浓度后的菌液,应立即接种于促淋药敏 GC

平皿。接种菌液平皿放置不应超过 15 分钟。培养基表面的菌液完全吸收后,要即刻贴好药敏纸片。

3. 梯度浓度药敏纸片必须放置在有干燥剂的容器内 –30℃保存,每次实验拿出少量放于 4℃环境中备用。装纸片的容器从冰箱取出后,必须室温放置 10 分钟以上才可打开,以防止潮解。药敏纸片可通过毛细作用将药物渗透到培养基中,在药敏纸片周围形成梯度浓度下降趋势。如果药敏纸片与培养基贴合不完全,可能在局部渗透率降低而影响抑菌圈的规则形态,影响抑菌圈测量的精度。可用镊子尖轻轻按压纸片以确保纸片与琼脂表面完全贴合。纸片一旦贴上培养基表面就不可再移动。呈现放射状贴合的梯度浓度药敏纸片,在直径为 9cm 的平皿中,所贴数量应 ≤ 4 张,若同时贴头孢菌素类,则应 ≤ 3 张;直径为 15cm 的平皿中,所贴数量应 ≤ 8 张。

4. 淋病奈瑟球菌测试的抗菌药物有六大类,每类药物中只需要选一种为代表进行试验,其敏感程度可代表同类其他药物,包括青霉素类、四环素类、氨基糖苷类(如大观霉素)、第三代头孢菌素类(如头孢曲松)、喹诺酮类(如环丙沙星)、大环内酯类(如阿奇霉素)。同时,可根据临床的需要再增加合适的抗菌药物。

5. 应使用标准菌株作为对照,只有当标准菌株的药敏结果在受控范围内时,检测结果才有效;若发现标准菌株的药敏结果不在受控范围,应认真分析原因后重新检测。若发现在透明抑菌区域内有明显的单个菌落,都应重新鉴定并重复试验。

七、局限性

1. 梯度浓度药敏纸片法所用试剂成本高,不利于普及。

2. 梯度浓度药敏纸片检测结果是 MIC,大部分检测结果与琼脂稀释法 MIC 有一致性。使用新品牌的梯度浓度药敏纸片时,需要性能验证。

3. 梯度浓度药敏纸片法缺少淋病奈瑟球菌药敏检测常用的部分种类纸片。

第三节　琼脂稀释药敏检测

琼脂稀释药敏检测是一种用于测定细菌最小抑菌浓度(MIC)的定量方法。通过将抗菌药物以不同浓度混入琼脂培养基中,接种固定浓度的细菌,培养后观察生长情况,以最低抑制菌株生长的抗菌药物浓度作为 MIC。该方法结果准确,适合研究和标准化检测,但操作复杂、耗时,适合较大规模检测或需精确 MIC 的情况下使用。

一、实验准备

1. **设备**　CO_2 培养箱、多点接种仪(图 4-3)、涡旋振荡器、生物安全柜、超净台、高压灭菌锅、普通冰箱、电子天平(1/10 万级)、除湿机、环境温控设备、电动大容量移液器、移液器、电子比浊仪(McFarland 比浊管)、红外测温枪等。

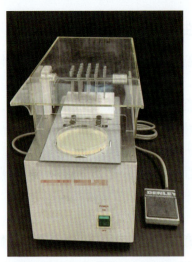

图 4-3 琼脂稀释法抗生素敏感性检测多点接种仪

仪器上端有机玻璃保护罩防止污染,仪器连接一个脚踏开关。细菌液加入白色 PTFE 板的 21 点位菌液模块内(每点代表一株细菌),上面有 21 个接种针固定在支架上,含有梯度浓度抗菌药物的培养皿放置在靠近操作者一侧的限位卡槽内。每次启动脚踏开关,接种针垂直向下蘸取菌液后返回原来位置,接着培养皿和菌液模块同步水平位置向前移动,当培养皿处于接种针下方时静止,接种针垂直向下点种菌液在培养皿上。接种针返回初始位置,接着培养皿也返回初始位置。一次启动后连续完成整个细菌接种过程。待测菌液被点种到含有梯度浓度抗菌药物的培养基上,首个不生长的抗菌药物最高稀释度(μg/mL)即为最小抑菌浓度(MIC)。

2. 耗材和试剂 一次性接种环(针)、一次性 9cm 平皿、带滤芯移液器吸头、15mL 尖底离心管、1.8mL 尖底离心管、15mL 带滤芯吸管、容量瓶、冻存菌株、抗菌药物标准品(至少包含头孢曲松、大观霉素等药物)、CO_2、GC 基础琼脂粉、促淋制剂、生理盐水等。

3. **溯源标准物质** 淋病奈瑟球菌标准菌株（ATCC 19424/700825/49498/BAA-3084）。

二、实验原理

特定浓度和体积的淋病奈瑟球菌液点种在含有梯度浓度抗菌药物变化的药敏培养基表面,待测菌株在低浓度抗菌药物培养基上生长,而被高浓度抗菌药物培养基所抑制,记录待测菌株在抗菌药物培养基被抑制的最小浓度,即为 MIC。按照淋病奈瑟球菌耐药检测指导性文件,配制不同种类抗菌药物稀释浓度的起点和终点,配制的每一种抗菌药物稀释浓度范围通常会超过淋病奈瑟球菌耐药折点标准边界,以便了解待测菌株的梯度浓度 MIC 分布。

三、实验步骤

(一) 配制 GC 培养基

按照本章第一节"纸片扩散药敏检测"的流程,进行 7cm 或 9cm 平皿 GC 培养基的配制。

(二) 制备抗菌药物储存液

1. 按照供应商提供的说明书,根据待测细菌总数、抗菌药物纯度、储存液浓度(2× 工作液最高浓度)和总量等要素,计数整个集中检测周期内每种抗菌药物需要的总重量。

2. 从 –80℃冰箱中取出抗菌药物粉置于室温 30 分

钟,在干燥、无振动环境下,使用电子天平在 15mL 尖底离心管中称取所需要的抗菌药物重量。

3. 不同抗菌药物使用不同的溶剂或纯水进行溶解(常见抗菌药物粉溶剂见表 4-4),为确保抗菌药物充分溶解,可将 15mL 尖底离心管加盖后在振荡器中轻微涡旋混匀,并且静置 30 分钟,补足稀释液或纯水成为所需浓度抗菌药物至储备液。

4. 根据每次配制抗菌药物工作液需求量,宜将每管 200μL 抗菌药物储存液分装在经过高压灭菌的 1.8mL 尖底离心管。

5. 将做好标识的抗菌药物储存液置于 –80℃超低温冰箱保存。

表 4-4   制备抗菌药物储存液所需的溶剂及稀释液

抗菌药物	溶剂	稀释液
阿奇霉素	95% 乙醇溶液或冰醋酸[①]	肉汤培养基
头孢克肟	0.1mol/L 磷酸盐缓冲液 pH 7	0.1mol/L 磷酸盐缓冲液 pH 7
头孢曲松	水	水
环丙沙星	水	水
青霉素	水	水
大观霉素	水	水
四环素	水	水

注:①为先加入预配制总体积 1/2 体积的水,然后逐滴加与水等量的冰醋酸,直至药物溶解,浓度不超过 2.5μL/mL。

（三）制备抗菌药物工作液

1. 从 –80℃冰箱中取出抗菌药物储存液,静置在超净工作台恢复室温。

2. 根据抗菌药物倍比稀释宽度范围,将经过高压灭菌的 1.8mL 尖底离心管排列在试管架中,用记号笔在离心管壁标记"抗菌药物"的缩写(表 4-1)和梯度稀释序号,加入纯水,按照抗菌药物工作液稀释方法(表 4-5)进行稀释,用带滤芯吸头将储存液进行梯度倍比稀释,每管降低一个浓度,用移液头反复吸注 6 次以上混匀。

3. 制备系列梯度浓度的抗菌药物工作液,避光静置备用。

（四）配制 GC-AST 梯度浓度抗菌药物培养基

1. 称取 GC 基础琼脂粉,加入超净水混匀后置于高压锅灭菌。

2. 在超净工作台中取出 9cm 平皿,平皿外底部标记抗菌药物缩写和梯度稀释序号(表 4-5),平皿底板一侧边缘标记点种细菌位置方位。按照抗菌药物序号将平皿正向(盖子在上端)排列在超净工作台中,打开工作台紫外线灯照射 30 分钟。

3. 按照抗菌药物稀释度序号,用带滤芯吸头将 150μL 工作液加入对应抗菌药物序号的平皿中。

4. 将高压灭菌的 GC 培养基冷却至 50℃,加入 1% 的促淋添加剂,手持容量瓶口旋转混匀(尽量不要出现泡沫)。

5. 用电动大容量移液器和滤芯吸管,吸取 15mL 的 GC 培养基注入含有抗菌药物液的平皿中(等于抗菌药物

表 4-5　琼脂稀释法药物敏感试验用抗菌药物稀释制备方案

管号	浓度 / (μg·mL^{-1})	来源	体积 / μL	稀释液 / μL	工作液中间浓度 / (μg·mL^{-1})	药敏培养基终浓度 1:100 琼脂稀释 / (μg·mL^{-1})
1	25 600	储存液	500	500	12 800	128
2	12 800	步骤 1	500	500	6 400	64
3	6 400	步骤 2	500	500	3 200	32
4	3 200	步骤 3	500	500	1 600	16
5	1 600	步骤 4	500	+ 500	800	8
6	800	步骤 5	500	500	400	4
7	400	步骤 6	500	500	200	2
8	200	步骤 7	500	500	100	1
9	100	步骤 8	500	500	50	0.5
10	50	步骤 9	500	500	25	0.25
11	25	步骤 10	500	500	12.5	0.12
12	12.5	步骤 11	500	500	6.25	0.06
13	6.25	步骤 12	500	500	3.125	0.03

工作液 × 100 稀释)。

6. 另一个技术员立刻用手掌按住培养液平皿在工作台上旋转至少 10 周,充分混匀抗菌药物(在培养基里抗菌药物会随着时间而均匀分布,当日浇注的培养基不能马上使用)。

7. 增加配制 2 块无抗菌药物的对照促淋 GC 培养皿,一块标记"始",另一块标记"终"。

8. 将刚刚配制的 GC-AST 平置在工作台上待培养液凝固,关闭实验室所有光源。

9. 按照抗菌药物序号,将凝固的 GC-AST 培养基正向排列后避光,4~8℃保存,3 日内有效。

(五) 菌株复苏

1. 列出需要检测的菌株编号和 ATCC 49226,从冰箱中取出对应数量的 GC 培养基至室温或培养箱中预温至少 30 分钟。建议在 15:00 左右从超低温冰箱菌种库中取出菌株,放入预先冷冻的保温模块中。

2. 一个技术员负责培养基标记和菌株排列归位等工作,另一个技术员负责菌株复苏接种工作,用密涂方式接种至 GC 培养基平皿上。

3. 在 36℃、5% CO_2、饱和湿度环境下培养,次日一早检查复苏菌株质量(生长密度、是否污染,评估该菌株是否能纳入 11:00 开始的菌液配制)。

(六) 配制菌液

1. 预先高压灭菌比浊管,筛选出符合质量要求的复苏菌株序号,在比浊管上标记唯一对应编号,排列在试管架后加注 2mL 生理盐水。

2. 用一次性接种环刮取复苏生长 16~20 小时的菌苔。在比浊管里,接种环蘸取微量生理盐水在管壁上充分研磨菌团至浑浊状态(配制菌液时,首次刮取菌量宜少,如果浓度不够,再补充菌量,如此反复直至菌液浓度符合要求),倾斜比浊管并晃动,让浑浊菌液分散到生理盐水中。

3. 在振荡器上以点振的方式轻轻微涡旋菌液(不要大力振荡比浊管,否则菌液会溅出管口),直至菌液没有细菌团块。

4. 以生理盐水校零,将菌液比浊管插入电子比浊仪检测浓度,当浓度达到 0.5 麦氏单位后,以此菌液管肉眼辨识为预判模板,继续将该批次细菌全部制成预估浓度菌液,对菌液进行比浊检测,将低于浓度标准的菌液管插到试管架的前一排同一个顺序位置;将高于浓度标准的菌液管插到试管架的后一排同一个顺序位置。

5. 对低于浓度的菌液补充少量细菌,高于浓度的菌液加注适量生理盐水,如此反复直至所有菌液符合浓度要求。

(七) 接种 GC-AST 培养基

1. 提前一日将多头接种针以及细菌加样板高压灭菌,并确认已烘干水分。

2. 取出多点接种仪的菌液加样板,确保加样板方位标记位置与上机一致,在加样板中加入 450μL 生理盐水。

3. 再次轻轻点振菌液比浊管确保菌液充分混匀,立刻用滤芯吸头吸取 50μL 菌液,按序加入菌液加样板中,同时用移液枪吹吸至少 6 次充分混匀接种菌液。

4. 将菌液加样板插入多点接种仪的卡槽,确保位置标记的方向。

5. 在菌液加样板上方卡槽内插入多点接种针盘,扣好多点接种仪上盖,接通多点接种仪电源和脚踏控制器。

6. 将 GC-AST 培养基放入固定位置,确保培养基标记位置方向正对操作人员。

7. 抬起培养基盖,脚踩下控制器,多点接种仪自动完成点种针蘸取菌液、培养基平移、点种针接种培养基、培养基返回原位置的连续步骤(接种药敏培养基顺序:对照培养基"始"、敏感类抗菌药物 GC-AST 药敏培养基、耐药类抗菌药物药敏培养基、对照培养基"终")。

8. 接种菌液的培养基正立放置至少 30 分钟(保持温度),点种菌液被培养基充分吸收后(图 4-4),反转培养基并置于培养箱中。

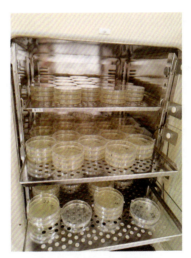

图 4-4　点种后正置平皿
使菌液中水分被琼脂吸收

(八) 观察结果和记录

　　制作并打印一张 MIC 检测记录表。接种细菌的 GC-AST 培养基经过 20~24 小时培养,按照每种抗菌药物种类和稀释编号的顺序排列。在明亮光线环境下,仔细观察 "始" 和 "终" 对照培养基上所有点种位置是否生长细菌,仔细观察每一种抗菌药物不同稀释浓度培养基上点种位置是否生长菌苔或菌落。将生长菌苔或菌落结果以 "+" 号表示,未生长细菌结果以 "-" 号表示。

四、质量标准和结果判断

(一) 质量标准

　　1. 抗菌药物制备时要参考抗菌药物粉的纯度,计算时要按照实际有效重量进行配制。抗菌药物溶解时,不同抗菌药物使用的溶剂有所不同,配制后的保存方式也不同,如保存温度、是否避光等,要按照试剂生产商的说明书操作。有些抗菌药物不稳定(如青霉素),抗菌药物培养基尽量新鲜配制,配制后尽快使用。

　　2. 要将溶化的培养基温度降至 50℃左右,与抗菌药物工作液混合,以免高温导致抗菌药物效价降低。配制的药敏培养基一旦凝固,应立即用塑料袋包好并置于 4℃避光保存,3 日内使用。

　　3. 离开培养箱的待测菌,应始终确保整个实验室的检测环境温度在 25℃以上。冬季要特别注意操作台表面温度为 30℃左右。用比浊仪调整菌液浓度至 0.5 麦氏单位(相当于 1.5×10^8 CFU/mL)。在点种模块中再用无菌生理盐水(或 MH 肉汤)稀释至 10 倍,至点种菌的终浓度为 1×10^7CFU/mL。点种针蘸取每个待测菌接种至培养基表面的菌量为 10^4CFU。

4. 以下工作应在规定时间内接续连贯完成。若一批次检测 60 个菌株(多点接种仪的 60 点加样板),配制菌液应在 30 分钟内完成,点种菌液应在 15 分钟内完成。若一批次检测 21 个菌株,配制菌液应在 20 分钟内完成,配制点种菌液应在 15 分钟内完成。

5. 每次实验要同时检测多达 7 种抗菌药物,每种抗菌药物又有梯度浓度差异。最先点种菌株空白对照"始"培养基,再从耐药率高的抗菌药物由高浓度向低浓度依次接种菌液,然后耐药率低的抗菌药物由高浓度向低浓度依次接种,最后再接种一块空白对照"终"培养基,全程监控菌株非正常死亡或被污染等情况。

6. 对照培养基"始"和"终",培养基上点种的对应位置均应生长菌苔,否则实验无效。"始"培养基上点种位置生长细菌,"终"培养基对应位置未生长细菌,可能是点种过程时间太长,或其他原因导致细菌死亡。"始"培养基上未生长细菌,而"终"培养基点种的对应位置生长细菌,可能为点种针盘卡位不准,或者操作多点接种仪的技术不熟练。

7. 参考菌株 ATCC 49226 的 MIC 符合对应药物标准范围(MIC 折点标准见表 4-1)表明本次实验有效,否则应重新进行检测。

8. 正常情况下,在记录表内应该出现连续的"+"符号记录,再出现连续的"–"符号记录,否则实验存在问题,或有记录笔误。

(二) 结果判断

点种位置上通常呈现以下几种生长现象(图4-5)。

1. 点种位置生长菌苔判断为阳性,用"+"符号记录。这是对照培养基和对该稀释浓度抗菌药物耐药细菌的特征。

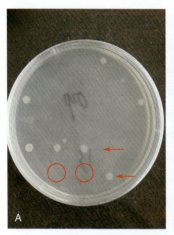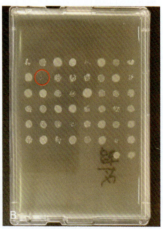

图4-5 琼脂稀释法接种菌液培养结果判断

A. 为21点位的模块,上下2行各3点位、中间3行各5点位。每个点位接种一株细菌,可以同时接种20个菌株临床分离菌和1株ATCC 49226(右下角,红色箭头所指)。培养基中含有某种浓度(μg/mL)的环丙沙星。蓝色箭头所指一行有3个菌株,可以抵抗这个浓度的抗菌药物,显示生长状态。红色圆圈位置有2个菌株对这个浓度抗菌药物敏感,显示细菌被抑制生长。B. 为96点位的模块,红色圆圈点位显示超过3个菌落,处于临界状态,为"+"。

2. 点种位置出现三个及以上单个菌落判断为阳性，用"+"符号记录。这是处于敏感和耐药的临界状态细菌常见的特征。

3. 点种位置单菌落生长或薄雾状印迹判断为阴性，用"−"符号记录。这是处于耐药趋势细菌的特征。

4. 能够抑制淋病奈瑟球菌生长的抗菌药物最低浓度即为 MIC，以"μg/mL"为单位。依据权威机构发布的淋病奈瑟球菌对抗菌药物敏感性折点判断标准（表 4-2），判断该菌株属于敏感（S）、中介（I）、耐药（R）或非敏感（NS）。

五、临床意义和应用

1. 琼脂稀释法是淋病奈瑟球菌耐药检测的"金标准"，可以测定抗菌药物的 MIC，是其他表观耐药检测方法的参考依据。

2. 若临床治疗依据待测菌株 MIC 处于折点标准的区域，实验室报告待测菌株为敏感或耐药。临床医生选择敏感的药物进行治疗淋病。

3. 临床医生采取"病症处理"流程，即根据经验对患者进行治疗时，其对药物的选择也是依据既往流行淋病奈瑟球菌 MIC 分布和耐药谱的基础数据。

4. 近百年来，淋病奈瑟球菌变异为对多种抗菌药物耐药的流行菌株。随着人群跨地区流动越来越频繁，对一线药物高度耐药的可溯源菌株也被更多区域发现。为了预防淋病和耐药菌株的流行，定期加强本地区对淋病奈瑟球菌的 MIC 检测,可为修改和完善防治规划、制定和优化治疗方案提供依据。

5. 国内外已经发表大量淋病奈瑟球菌耐药表型与耐药基因型机制的研究结果,证明淋病奈瑟球菌的 MIC 向耐药偏移,是由单基因和 / 或多基因变异所致。有些菌株虽然基因变异,但是没有改变对抗菌药物敏感的表观特征。可以推断,未来相当长的时间里,淋病奈瑟球菌 MIC 检测方法仍然是临床治疗、淋病预防和基础研究的重要技术手段。

六、关键技术

(一) 熟练操作流程

使用琼脂稀释法时,要快速地完成整个检测流程,检测团队之间要非常熟悉每个时间节点的工作,配合默契(可做一个流程和节点工作说明表)。

(二) 精准配制抗菌药物浓度

称取微量抗菌药物的过程中,有时需要反复增减以达到需要的抗菌药物总重量,耗时太长容易导致抗菌药物吸潮而影响称量精度。可采用略超过所需要抗菌药物总量的一次称重,然后再根据抗菌药物重量来换算需要加的纯水量或适当浓度溶剂的方法。应用最小体积的溶剂溶解抗菌药物,然后用纯水补足总体积。

(三) 掌握原理,控制质量

1. 测定菌液浊度时是包含死亡细菌的,若实际活的细菌减少,将导致对抗菌药物敏感的假象。淋病奈瑟球菌对外界抵抗力比较差,调整菌液过程太长、低温环境、不适合的溶液容易导致细菌死亡。细菌从培养箱取出至点种的整个过程,应将实验室温度控制为 30℃ 恒温,湿度控制为小于 50%。

2. 接种菌液前,要确保培养基表面干燥,可提前将打开培养皿盖的培养基倒置于生物安全柜中 15~30 分钟以降低表面温度。

3. 淋病奈瑟球菌 MIC 检测往往集中批量进行。

4. 在冬季,工作台表面温度较低,应在工作台表面用写字台调温板覆盖,开启低档加热模式,用红外测温枪随时测量表面温度,不要超过 35℃,尤其是在加热板上放置比浊管架和复苏菌株培养皿后,可引起局部覆盖范围的高温。

5. 制备 60 个菌株 0.5~0.8 麦氏单位浓度菌液应在 30 分钟内完成。

6. 为了标准化琼脂稀释法耐药检测的操作,可使用典森 A400 多点接种仪,配套有 21 点位、27 点位、52 点位、60 点位和 96 点位的接种针模块。由于淋病奈瑟球菌对外界环境抵抗力较差,除非是操作非常熟练,否则不要使用超过 27 点位的接种模块。

7. 配制指定浓度菌液也会消耗时间,为了提高操作效率可以采用商品化的生理盐水管配制混悬液,含有菌液的生理盐水管可以直接插入浊度仪测定浓度。

(四) 严谨的工作态度

为确保抗菌药物敏感性检测值和菌株鉴定的准确性

和可重复性,应采取以下步骤。

1. 检查是否有抄写笔误、菌株污染,或者用了有缺陷的板条、平板或卡片。

2. 检查患者既往报告,确定之前是否曾经分离并确认过该菌株的结果。

3. 为保证试验的可重复性,可使用与初次相同的方法重复鉴定菌株和进行抗菌药物敏感性检测,或者在本实验室或者参考实验室用第二种方法进行菌株鉴定。

4. 非敏感分离株并不意味着一定具有耐药性。在敏感性折点建立之后,可能出现 MIC 高于敏感性折点,但是缺乏耐药的野生型菌株。在非敏感范围内的菌株,应确认菌株鉴定和抗菌药物敏感性检测结果。

5. 用于抗菌药物敏感性检测的质量控制菌株 ATCC 49226 为染色体介导耐药,可用于纸片扩散法和 MIC 试验。质量控制菌株的正确保存(如最少化传代次数)和储存(如 $-60\,^{\circ}\mathrm{C}$ 或更低温度)非常重要。有研究证明,编码 β- 内酰胺酶的质粒可自发性丢失。如果保存温度高于 $-60\,^{\circ}\mathrm{C}$ 或者传代次数过多,菌株可能会丢失耐药性,导致质控结果失控。

七、局限性

1. 琼脂稀释法检测流程涉及多个影响质量的环节,表 4-6 列举了常见问题和解决途径。

2. 按照国家抗菌药物规范,所有疑似致病微生物都应进行药敏检测。进口全自动微生物鉴定药敏仪在实验室已经得到普及，但缺乏淋病奈瑟球菌特定抗菌药物谱的药敏板。近年来，国内生物医药企业开发了多款全自动微生物鉴定药敏仪，其中有淋病奈瑟球菌等苛养菌的药敏板。使用前应要求厂商提供临床评估报告，严格地设计性能验证方案，比较 MIC，了解标准菌株、临床菌株的检测稳定性和准确性。

表4-6　琼脂稀释法质量分析一览表

药物	现象	原因	调整
青霉素类、四环素类	MIC 太低	培养基 pH 太低、CO_2 浓度太高	pH 允许范围为 7.2~7.4
	MIC 太高	培养基 pH 太高	
β-内酰胺酶类药物	MIC 最初在允许范围，逐渐 MIC 失控	药物不稳定、失效	更换新批号、确保存储条件、包装密封性
氨基糖苷类、喹诺酮类	MIC 太高	培养基 pH 太低、CO_2 浓度太高	pH 允许范围为 7.2~7.4
	MIC 太低	培养基 pH 太高	
其他各类药物	MIC 太低	接种菌浓度太低	重新用标化电子比浊仪测定菌液浓度为 0.5 麦氏单位
	多数 MIC 太高或太低	判读或记录错误抄写错误	重新判读，检测抄写笔误，或重新进行药敏检测

药物	现象	原因	调整
淋病分册	MIC 太高	接种菌液浓度太高	重新标化电子比浊仪测定菌液浓度0.5 麦氏单位
其他各类药物	跳孔现象	污染、标本接种板混匀不充分、该孔药物稀释浓度不准确、加样板中稀释液体积不准确	重新进行质量控制检测,更换新批次检测
	对同一种抗菌药物,某一质控菌株失控,其他质控菌株在控	该菌株可能存在问题	如其他在控菌株的检测值都趋于允许范围的极值,重新检测该菌,确认重复性认可结果,用已知 MIC 菌株重新评估 替换有问题的质控菌株或采取其他纠正措施
	同一种抗菌药物,有 2 个质控菌株均失控	提示药物有问题,或者检测系统问题	更换新批号、确保储存条件和密封包装、采取纠正措施

注:资料来源于 CLSI。MIC.最小抑菌浓度。

第四节　产青霉素酶
（β- 内酰胺酶）检测

产青霉素酶（β- 内酰胺酶）检测是通过观察头孢硝噻吩在淋病奈瑟球菌作用下的颜色变化,判断其是否产β- 内酰胺酶的一种高灵敏度的方法,优于传统碘量法或酸度法。

一、实验准备

1. **设备**　CO_2 培养箱、生物安全柜、普通冰箱、超低温冰箱、移液器、剪刀、带齿小镊子等。

2. **耗材和试剂**　CO_2、一次性接种环、一次性平皿、带滤芯移液器吸头、滤纸、头孢硝噻吩纸片(或冻干粉)等。

3. **溯源标准物质**　淋病奈瑟球菌标准菌株(ATCC 49226)、WHO-E 参考菌株。

二、实验原理

β- 内酰胺酶会水解头孢硝噻吩结构上的 β- 内酰胺环,使头孢硝噻吩纸片(或滴有头孢硝噻吩水溶液的菌体)颜色由黄色变成紫红色。产青霉素酶淋病奈瑟球菌 (penicillinase-producing-Neisseria gonorrhoeae, PPNG) 可通过质粒介导产 β- 内酰胺酶(产青霉素酶),使青霉素类抗菌药物失去活性。

三、实验步骤

（一）头孢硝噻吩纸片

1. 鉴定的淋病奈瑟球菌纯菌落在 GC 培养基中密涂增菌。

2. 次日从超低温冰箱中取出头孢硝噻吩纸片,置于生物安全柜中。

3. 用镊子将头孢硝噻吩纸片贴合在培养 20~24 小时的淋病奈瑟球菌菌苔上,盖好平皿,静置 5 分钟后观察头孢硝噻吩纸片颜色是否改变(接触淋病奈瑟球菌的头孢硝噻吩的颜色由黄色变成紫红色后 10 分钟不退色)。

（二）头孢硝噻吩干粉

1. 经鉴定的淋病奈瑟球菌纯菌落在 GC 培养基中密涂增菌。

2. 次日,按照说明书的要求将头孢硝噻吩干粉复溶,在生物安全柜中静置 30 分钟。

3. 将滤纸剪成 1cm×5cm 长条形并置于一次性平皿中,用移液器吸取头孢硝噻吩溶液,将其滴加至滤纸条上(毛细作用使得滤纸条全部被头孢硝噻吩溶液湿润,但是滤纸边缘有溢出头孢硝噻吩溶液)。

4. 用一次性接种环刮取培养 20~24 小时的淋病奈瑟球菌菌苔(增殖处于对数增长期和平台期,具有较强的生物活性,能反映该菌株特有的表观特征),将菌团涂抹在滤纸上形成 0.5cm 圆形菌斑,盖好平皿(生物安全柜中敞开平皿容易导致滤纸表面水分蒸发,使淋病奈瑟球菌失去生物活性,降低敏感性),静置 5 分钟后观察菌斑处颜色改变。

四、质量标准和结果判断

(一) 质量标准

1. 确保菌株为纯培养,培养时间 20~24 小时,CO_2 培养箱温度维持在 35℃ ±1℃。检测需包含阳性对照和阴性对照,阳性结果应呈稳定的黄色变成紫红色,阴性结果无颜色变化,且同批次结果需一致。实验记录需完整、清晰,确保结果具备可追溯性。

2. 参考菌株 ATCC 49226 为阴性,参考菌株 WHO-E 为阳性。每一批次的参考菌株做对照,如果参考菌株检测结果异常,需要排查原因后重新检测。

(二) 结果判断

1. 阳性为纸片或菌斑的颜色由黄色变成紫红色(图 4-6)。

2. 阴性为纸片或菌斑的颜色维持黄色,或改变颜色后短时间又恢复黄色。

五、临床意义和应用

1. 检测 β- 内酰胺酶表观耐药特征,为选择抗菌药物提供依据。

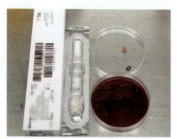

图 4-6　头孢硝噻吩(纸片)检测淋病奈瑟球菌产青霉素酶

用一次性接种环刮取菌胎涂抹在头孢硝噻吩纸片上,片刻后纸片由黄色变成紫红色,并且保持不退色。

2. 监测流行菌株表观耐药特征,为优化淋病防治策略提供依据。

六、关键技术

1. 头孢硝噻吩纸片通过毛细现象将药物渗透到培养基里,在药敏纸片周围形成梯度浓度下降趋势,如果纸片与培养基表面细菌贴合不完全可能出现延迟反应。若需要保留菌株,应在冻存以后再进行检测。

2. 勿将头孢硝噻吩溶液直接滴加在菌落上进行检测,除非不想保存该株菌,或这是所有检测流程的最后一步操作。

3. 若要检测淋病奈瑟球菌是否产 β- 内酰胺酶,还可以采用碘量法或纸片酸度法。头孢硝噻吩对鉴别产 β- 内酰胺酶具有很高的灵敏度,优于碘量法或纸片酸度法。

七、局限性

购买进口的头孢硝噻吩纸片(冻干粉)成本相对较高,将纸片剪开对半使用可以降低成本。

第五章 淋病奈瑟球菌
耐药性基因检测

淋病奈瑟球菌耐药性基因检测指通过分子生物学方法分析与抗菌药物耐药性相关的基因突变位点或耐药基因,以明确其耐药机制。该检测方法灵敏度高,可直接用于临床标本,不需要培养,尤其适用于耐药性监测和指导抗菌药物治疗方案制定。其结果可为优化抗菌药物选择提供重要依据,但受限于检测平台、试剂成本及对数据库的依赖,需结合其他检测方法综合评估耐药性。

第一节 耐药性基因分子检测

耐药性基因分子检测是一种通过分析特定基因突变或表达水平来评估病原体耐药性的分子诊断方法。通过检测与耐药相关的遗传位点(如药物靶基因或调控基因),可快速、灵敏地判断耐药表型,指导个性化治疗。该方法操作简便,适用于特定耐药基因的精准检测,但无法全面反映多基因介导的耐药性,需与其他综合检测手段结合使用,以提高准确性和全面性。

一、实验准备

1. **设备** PCR 仪、实时荧光定量 PCR 仪、质谱仪、高速离心机、冷冻离心机、电泳仪、显微镜、恒温水浴箱、热封机、质谱样品制备设备、生物安全柜、超低温冰箱、CO_2 培养箱、移液器、普通冰箱等。

2. **耗材和试剂** 移液管、PCR 反应管、核酸提取试剂盒、dNTP 混合液、Taq DNA 聚合酶、高保真性 DNA 聚合酶、PCR 缓冲液、$MgCl_2$ 溶液、质谱标记试剂、琼脂糖、核酸染料、高分辨率熔解曲线（HRM）专用染料等。

3. **溯源标准物质** 淋病奈瑟球菌标准菌株（ATCC 49226/19424/700825/BAA-3084）、淋病奈瑟球菌定量基因组 DNA（ATCC 19424DQ）、WHO-E 参考菌株。

二、实验原理

1. **PCR 方法** 淋病奈瑟球菌的耐药性与多个遗传位点有关，包括 *penA*、*mtrR*、*porB* 等基因。通过靶向设计覆盖这些基因突变的特异性引物，应用 PCR 方法扩增与耐药性相关的遗传位点所在 DNA 的片段，并使用 Sanger 测序对扩增产物进行变异位点的测序鉴定。

2. **核酸质谱方法** 核酸质谱技术可以作为 PCR 扩增后变异位点鉴定的补充手段。与传统质谱技术相比，这种方法专注于核酸而不是蛋白质。核酸质谱可以通过检测特定的质谱峰，识别特定的耐药性相关遗传位点,从而推断细菌的耐药性。具有通量大、灵敏度高的优势。

3. 高分辨率熔解曲线分析方法 高分辨率熔解曲线是一种基于 PCR 的技术,用于检测 PCR 扩增产物的熔解曲线。通过分析熔解曲线的形状和温度变化可以区分不同的 DNA 序列。熔解曲线的微小差异可以提示 DNA 序列的变异,包括单核苷酸多态性和小的插入或缺失。高分辨率熔解曲线分析是一种快速、经济的方法,适用于大规模筛选和验证 DNA 序列的微小变异。这种方法尤其适用于检测淋病奈瑟球菌中已证实与耐药性强相关的变异位点,如 *penA*、*mtrR* 和 *porB* 等基因中的关键位点。

三、实验步骤

(一) PCR 方法

1. 引物设计 根据已知基因序列设计 20~25 个碱基的引物,使用在线工具(如 Primer3)验证引物特异性。

2. DNA 提取 拭子标本或菌落标本使用商业试剂盒按照说明书提取淋病奈瑟球菌 DNA,DNA 定量后调整到适宜的浓度。

3. 配制 PCR 反应混合液 按照试剂盒使用说明书配制,如每个反应体系含有模板 DNA 2μL、10μM 引物各 0.5μL、10 × PCR Buffer 2μL、25mM $MgCl_2$ 1.5μL、dNTP 混合液 0.5μL、Taq DNA 聚合酶 0.2μL,加无菌水补足至 20μL。

4. **热循环设置** 初始变性：95℃、5 分钟；然后 30~35 个循环变性 95℃、30 秒，退火温度 55~60℃（取决于引物 Tm 值）、30 秒，延伸 72℃、1 分钟；最终延伸 72℃、10 分钟。

5. **电泳验证** 在 1% 琼脂糖凝胶中进行电泳，检查扩增产物，通过比较 DNA 标记确定产物大小是否符合预期。

6. **测序确认** 使用 Sanger 测序法对扩增产物进行测序，根据耐药相关位点的碱基变异情况预测淋病奈瑟球菌的耐药性。

(二) 核酸质谱方法

1. **引物设计** 设计和合成针对目标耐药基因的特异性引物。

2. **核酸提取** 分离菌落后使用核酸提取试剂盒按照使用说明书提取菌株的全基因组 DNA。

3. **配制多重 PCR 反应体系** 包含 DNA 模板、引物、dNTP、缓冲液、$MgCl_2$ 溶液和热稳定 DNA 聚合酶。

4. **核酸扩增** 进行多重 PCR 反应以扩增目标区域。

5. **虾碱性磷酸酶消化** 使用虾碱性磷酸酶消化掉未完全反应的 dNTP。

6. **单碱基延伸反应** 使用单碱基延伸酶对变异位点的碱基进行延伸。

7. **质谱分析** 使用 MALDI-TOF MS 或电喷雾离子化质谱检测延伸产物，记录延伸产物的质荷比（m/z）。

8. **数据处理和解释** 使用专用软件处理质谱数据，

根据质荷比识别单碱基延伸产物,确认耐药相关位点的碱基组成。

9. 质量控制 运行质控样本以确保质谱系统的准确性。每个步骤都包括适当的质控,包括空白对照(没有DNA模板的 PCR 试剂)和阳性对照(已知含有目标耐药基因的 DNA 模板)。

(三) 高分辨率熔解曲线分析

1. 设计高分辨率熔解曲线引物 设计针对目标耐药基因区域的特异性引物,通常选取 60~200bp 的小片段以优化熔解曲线分析,引物设计要避免形成二级结构和引物二聚体。

2. 核酸提取 拭子标本或菌落标本使用核酸提取试剂盒,按照使用说明书提取全基因组 DNA,DNA 定量后调整到适宜的浓度。

3. 配制 PCR 反应混合液 包括高分辨率熔解曲线专用的高保真性 DNA 聚合酶、$1 \times$ HRM PCR buffer、2.5mM $MgCl_2$、200μM dNTP、0.2μM 每条引物和适量的模板 DNA。

4. 基因扩增 使用实时荧光定量 PCR 仪进行 PCR扩增,并实时监测荧光信号,确保使用的实时荧光定量PCR 仪兼容高分辨率熔解曲线分析。

5. 高分辨率熔解曲线分析 PCR 扩增完成后,直接进行熔解曲线分析;逐渐升高温度(通常从 65℃升至95℃),以 0.1~0.3℃的步长递增,同时实时记录荧光信号的变化。确保每个样品都有至少 3 个平行对照反应,以增加结果的可靠性。

6. **数据分析** 使用软件分析得到熔解曲线数据,比较不同样本或不同突变类型的曲线形态差异。对于已知的突变类型,可以通过比较其熔解曲线与野生型或已知突变型的曲线来进行基因分型;若有未知突变,熔解曲线的异常变化可能预示着新的变异类型,此时可能需要进一步进行序列分析,以确认具体的突变情况。

7. **结果验证** 对于高分辨率熔解曲线分析中发现的任何未知突变,使用 DNA 测序进行验证。将高分辨率熔解曲线结果与测序结果进行对比,确保高分辨率熔解曲线的准确性。

8. **质量控制** 每批次实验都包括阳性和阴性对照样品。定期检查实时荧光定量 PCR 仪和高分辨率熔解曲线分析软件的准确性,确保数据的可重复性和准确性。

四、质量标准和结果判断

(一) 质量标准

1. **PCR 方法** 每次 PCR 反应均应包含无模板对照,以检测污染或非特异性扩增,无模板对照应无任何电泳条带。必须包含已知序列的阳性对照和已知无目标基因的阴性对照,以验证反应条件的正确性。至少重复三次,以确保结果的一致性。

2. **核酸质谱方法** 质谱仪需定期校准,以确保质荷比(m/z)的准确性。应使用内部标准物质,对每次实验进行校准,以确保检测结果的一致性和可比性。每个样品至少进行三次技术重复,确认信号的重现性。

3. 高分辨率熔解曲线分析方法 高分辨率熔解曲线分析所用的实时荧光定量 PCR 仪的温度精度必须经过校准,确保升温过程的准确性。每次分析应包括已知序列的阳性对照和阴性对照,以确保分析的准确性。每个样品至少应有三个重复,包括在不同时间进行的生物重复,以确保结果的可靠性。

(二) 结果判断

1. PCR 方法 PCR 产物通过凝胶电泳分离后,应呈现预期分子量大小的单一清晰条带。若产物大小不符或出现多个条带,则可能表明非特异性扩增或引物二聚体的形成。扩增的 PCR 产物应通过测序确认其序列的准确性。序列应与目标耐药基因序列完全匹配。

2. 核酸质谱方法 核酸质谱结果呈现为不同质量峰。目标突变序列与野生型序列对应不同质量,根据检测方法设计所对应的质量可以判定样品中是否含有特定的耐药基因突变。

3. 高分辨率熔解曲线分析方法 高分辨率熔解曲线分析结果通常呈现为不同的熔解曲线形态。目标突变与野生型序列应显示不同的熔解曲线,典型的突变在熔解曲线上形成明显的波峰或波谷。通过与已知突变类型的熔解曲线对比,可以判定样品中是否含有特定的耐药基因突变。

五、临床意义和应用

(一) 疾病监测和管理

1. 通过以上检测方法,临床实验室能够监测淋病奈瑟球菌对常用抗菌药物(如青霉素、头孢菌素和氟喹诺酮等)的耐药性趋势等。

2. 准确的耐药性检测结果使医生能够根据淋病奈瑟球菌的耐药性情况及时调整抗菌药物选择,从而提供更为个性化的治疗。

3. 临床拭子可以直接用高分辨率熔解曲线检测和鉴定淋病奈瑟球菌的耐药性。

(二) 抗菌药物耐药性研究

1. 了解耐药基因的变异类型有助于研究人员探索淋病奈瑟球菌耐药机制,为新型抗菌药物的研发提供方向。

2. 利用高分辨率熔解曲线分析和质谱分析方法可以快速评估新药在临床试验中的功效。

(三) 公共卫生决策

1. 长期耐药性监测数据有助于公共卫生部门预测耐药性趋势,制定相关的健康政策和干预措施。

2. 这些检测方法可以用于流行病学研究,以确定耐药性菌株在人群中的分布,从而指导预防策略。

(四) 个体化医疗

1. 基于耐药性检测结果,医生可以为患者制定治疗方案,以增加治疗的成功率。

2. 对于已经治疗的患者,定期耐药性检测可以作为评估治疗效果和复发风险的手段。

(五) 新技术的应用

1. PCR 和高分辨率熔解曲线分析方法检测速度快,可在临床紧急情况下快速得到耐药性结果。

2. 从长远分析,这些方法可能更符合卫生经济学,有助于避免无效治疗费用和减少耐药性病菌的传播。

六、关键技术

(一) 引物设计和优化

1. 为目标耐药基因设计高特异度和高灵敏度的引物是实现有效 PCR 扩增的前提。

2. 通过生物信息学工具预测和避免潜在的引物交叉反应,确保扩增的是目标基因而不是非特异性产物。

(二) 样本处理和 DNA 提取

1. 确保收集的标本质量满足实验要求,避免降解或污染。

2. 使用高效的 DNA 提取方法,保证获得足够数量和质量的 DNA,为后续分析奠定基础。

(三) 高分辨率熔解曲线分析

1. 确保仪器能精准控制升温速率和终点温度,对熔解曲线的分析精度至关重要。

2. 利用数据分析软件解析高分辨率熔解曲线,以区分微小的序列变异。

七、局限性

尽管上述检测方法在淋病奈瑟球菌的耐药性基因检测中具有显著优势,但它们也存在一些局限性,有可能影响结果的解释和应用。

(一) PCR 方法

1. **引物特异性** 非特异性扩增可能导致错误的结果解释,尤其是在临床样本中。

2. **突变覆盖范围** 设计的引物可能无法覆盖所有的耐药性相关突变,从而遗漏一些耐药株。

3. **量化限制** 传统 PCR 提供的是定性结果,而非定量数据,在了解耐药基因的表达方面水平有限。

(二) 核酸质谱分析方法

1. **样本准备复杂** 质谱分析前的样本准备步骤烦琐,对实验技术要求高。

2. **数据解析复杂** 质谱数据的解析和鉴定需要特定的软件,对于非专业人员较为困难。

(三) 高分辨率熔解曲线分析方法

1. **突变类型限制** 高分辨率熔解曲线分析技术主要适用于检测小片段 DNA 内的单一核苷酸变异,对于大片段或复杂变异的检测能力有限。

2. **解析能力** 高分辨率熔解曲线分析对于一些微小的熔解曲线差异可能难以区分,尤其是在高 GC 含量的区域。

3. 序列同源性问题 高度同源的基因序列可能导致高分辨率熔解曲线分析在解析上的困难,影响结果的准确性。

第二节 全基因组测序检测

全基因组测序(whole-genome sequencing,WGS)检测是一种高通量分子检测技术,通过测定病原体全基因组序列,全面分析基因突变、结构变异及其功能信息,适用于细菌耐药机制研究、进化分析和流行病学调查。全基因测序能够为耐药性监测、突发感染溯源和个性化治疗提供重要依据,但成本和技术门槛较高,需结合生物信息学分析以准确解读结果。

一、实验准备

1. 设备 高通量测序仪、高速离心机、微量离心机、核酸定量仪等。

2. 耗材和试剂 微量离心管、PCR 管、移液管、DNA提取和纯化试剂盒,测序库构建试剂盒等。

3. 溯源标准物质 淋病奈瑟球菌标准菌株(ATCC 49226/19424/700825/BAA-3084)、淋病奈瑟球菌定量基因组 DNA(ATCC 19424DQ)、WHO-E 参考菌株。国家药品标准物质查询与订购平台提供淋病 PCR 试剂盒参考品(210015-202313)。

二、实验原理

使用 WGS 可以获得淋病奈瑟球菌完整的基因组序列,掌握耐药性基因、致病性基因及其他遗传特征的全面信息。通过比较不同菌株的基因组序列,可以识别出特定的耐药基因变异,了解耐药性发展和传播的机制。

三、实验步骤

(一) 样本准备

从患者处获得临床样本(如尿液或感染部位的分泌物),经过 TM 或 MTM 培养基分离,再经过 GC 培养基纯化和增菌,观察菌落、涂片染色细菌形态特征,通过生化反应或质谱鉴定淋病奈瑟球菌。

(二) DNA 提取

将纯化的菌株加入含有裂解缓冲液和蛋白酶 K 的微量离心管中,在 56℃水浴中孵育至少 1 小时,以完全裂解细菌,依照 DNA 提取试剂盒按照使用说明书进行 DNA 提取和纯化,测定 DNA 浓度和纯度。

(三) 建库与测序

使用定量仪进行 DNA 定量,通过琼脂糖凝胶电泳评估 DNA 的完整性;根据所选测序平台的要求,使用相应的库构建试剂盒,片段化 DNA,连接接头,并进行大小选择,进行 PCR 富集(若适用),以增加含有接头的 DNA 片段。将构建好的库加载到测序仪上(对于 Illumina 平台,进行桥式扩增和测序;对于 Nanopore 平台,直接加载

DNA 并开始测序),收集测序数据。

(四) 数据处理与分析

使用 Fast QC 等工具检查原始测序数据的质量,包括碱基质量分数、序列重复情况等原始数据质控。使用软件进行基因组组装,对组装结果进行质量评估,如检查组装的连续性和完整性。利用基因注释工具(如 Prokka)进行基因注释;利用比对工具(如 Burrows-Wheeler Aligner、Bowtie 等)将测序读段比对到参考基因组;利用软件(如 GATK 或 Samtools)进行变异检测;利用数据库对检测到的变异进行耐药基因分析(NCBI Genebank),识别已知的耐药性突变。

四、质量标准和结果判断

(一) 质量控制

1. 通过评估测序覆盖度、深度和一致性来确定数据的质量。

2. 利用已知的耐药性基因数据库比对,确认检测到的变异。

3. 对关键发现进行 PCR 交叉验证或利用其他技术手段进行确认。

(二) 结果判读

1. 汇总基因组组装质量、注释结果、变异检测和耐药基因分析的结果。

2. 根据测序和分析结果,对菌株的耐药性进行评估和解读。

五、临床意义和应用

1. 耐药性监测与管理。

2. 及时识别新的耐药性基因和突变。

3. 指导临床上抗菌药物的选择。

六、关键技术

1. 高质量 DNA 提取　确保获得足够质量和数量的基因组 DNA。

2. 高效率库构建和测序　技术熟练度和测序平台的选择对实验结果有直接影响。

3. 高级生物信息学分析　对大量测序数据进行有效处理和解析。

七、局限性

1. 高通量测序的成本相对较高,需要专业的设备和技术人员。

2. 大规模数据的分析和存储需要强大的计算资源和专业知识。

3. 基因组变异的复杂性可能导致结果解读上的困难,特别是对于未知或罕见变异的解释。

第三节　分子分型检测

分子分型检测是一种通过分子生物学技术对病原体

中管家基因或耐药相关基因的变异类型和分布特征进行分类和鉴定的方法。通过检测目标基因的突变位点或结构变化，可明确耐药机制和分子特征并追踪流行菌株的播散。该分析可为耐药性监测、流行病学研究和治疗方案优化提供关键依据，但需结合生物信息学工具和标准数据库，以确保结果的准确性和可靠性。

一、实验准备

1. **设备** PCR 仪、高速离心机、微量离心机、核酸定量仪等。

2. **耗材和试剂** EP 管、移液器、移液管、微量离心管、PCR 管、DNA 提取和纯化试剂盒等。

二、实验原理

淋病奈瑟球菌分子分型检测是利用分子生物学技术进行基因分析，如多位点序列分型（multilocus sequence typing, MLST）、淋病奈瑟球菌多抗原序列分型（Neisseria gonorrhoeae multi-antigen sequence typing, NG-MAST）和淋病奈瑟球菌抗微生物药物耐药性序列分型（Neisseria gonorrhoeae sequence typing for antimicrobial resistance, NG-STAR），识别和分析分型基因及其变异。这些技术通过比较淋病奈瑟球菌不同菌株的 DNA 序列差异，确定其遗传多样性和耐药性（表 5-1）。

表 5-1 不同耐药基因分析

分子分型方法	主要基因	用途
NG-MLST 多位点测序	*abcZ*、*adk*、*aroE*、*fumC*、*gdh*、*pdhC*、*pgm*	区域流行簇特征
NG-MAST 多抗原测序	*porB*、*tbpB*	
NG-STAR 耐药基因测序	*penA*、*mtrR*、*porB*、*ponA*、*gyrA*、*parC*、*23S rRNA*	耐药分子分型
全基因组测序	完整基因组序列	鉴定、追踪、溯源和分型

(一) 多位点序列分型(MLST)

比较细菌基因组中几个管家基因(通常是 7 个)的 DNA 序列,这些基因在细菌中普遍存在,且变异较少,适合用于确定菌株的遗传背景。MLST 的结果可以帮助确定细菌之间的遗传关系,以及它们的进化趋势。

(二) 淋病奈瑟球菌多抗原序列分型(NG-MAST)

该方法使用两个分型靶基因:*porB* 基因编码外膜孔蛋白,*tbpB* 基因编码转铁蛋白的 β 亚基。两者均为可变性很高的基因,适用于短期流行病学研究。

(三) 淋病奈瑟球菌抗微生物药物耐药性序列分型(NG-STAR)

是一种专门用于淋病奈瑟球菌对抗菌药物耐药性基因的分型方法,它能够识别和分类细菌中与耐药性相关的基因变异。这一系统基于淋病奈瑟球菌特有的耐药机制,如改变靶点位点、增强药物外排和酶介导的药物破坏等。

三、实验步骤

1. **菌株的分离与复苏** 淋病奈瑟球菌的分离株。

2. **核酸提取** 使用适当的缓冲液处理样本，释放细菌核酸。利用商业 DNA 提取套件或经典的酚 - 氯仿提取方法，从处理过的样本中提取淋病奈瑟球菌的 DNA。

3. **PCR 扩增** 利用特异性引物针对目标基因进行 PCR 扩增。

4. **DNA 测序** 使用凝胶电泳和 DNA 回收试剂盒或 PCR 产物纯化试剂盒来纯化扩增的 DNA 片段。使用适当的测序引物和 PCR 产物准备 DNA 测序反应。使用自动化 DNA 测序仪进行测序，获取目标基因的序列数据。

5. **数据分析**

（1）序列质量评估：检查测序数据的质量，去除低质量的序列。

（2）序列比对：将获取的序列与公共数据库中的参考序列进行比对，如 NG-MAST、MLST 或 NG-STAR 数据库。

（3）分型和耐药性分析：根据比对结果，确定菌株的分型以及耐药基因的存在与变异。

6. **报告生成** 综合分析结果，生成详细的报告，包括菌株类型、耐药基因型及其可能的临床意义。

分子分型检测的流程见图 5-1。

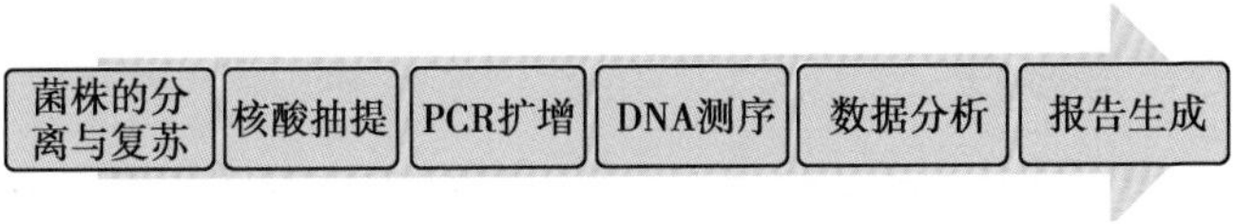

图 5-1 淋病奈瑟球菌分子分型分析流程

四、质量标准和结果判断

1. **质量标准** 准确性依赖于 PCR 扩增和 DNA 测序的质量控制。应实行严格的实验室质量控制措施,包括使用高质量的试剂、确保设备校准,以及采用适当的阴阳对照。

2. **结果判断** 分析结果应与已知的耐药性基因和菌株特征一致,对于结果的解释需基于最新的科学研究和数据库信息。

五、临床意义

1. 淋病奈瑟球菌耐药性基因的检测对临床制定有效的治疗方案至关重要。

2. 通过分子分型对耐药菌株溯源,追踪传播链,为公共卫生干预提供依据。

六、关键技术

1. PCR 和 DNA 测序技术的准确性和可重复性。

2. 数据分析软件的选择,以及 MLST、NG-MAST 和 NG-STAR 数据库的准确利用。

七、局限性

1. **数据库的依赖性** 分子分型技术的有效性在很大程度上依赖于参考数据库的完整性和定期更新。数据库中的信息如果过时或不完整,可能影响分型的准确性。

2. **成本和资源限制** 尽管分子分型是研究淋病奈瑟球菌流行趋势和耐药性传播的有力工具,但成本以及技术要求可能限制其应用。

第六章　临床检测应用策略

医疗技术服务是以临床实践为基础的。要提高医技人员 STIs 专业技能培训和考核的实效,避免没有临床实践和实验经验的"PPT 理论培训"模式,要由技术专家主导对专业技术人员的操作和演练进行培训。此外,应提供多途径健康教育和医疗咨询,改变公众缺乏对性病的认知。

淋病诊断需要三个要素综合判断:病史、临床症状与体征及实验室检查结果。不同的病原体感染可以引起相同的临床表现,更多的感染者可能没有典型的临床症状和体征。此外,临床还存在淋病奈瑟球菌与沙眼衣原体或其他病原体的混合感染。医务人员首先要对淋病感染病程自然发生与发展规律有坚实的理论基础;其次要有丰富的临床实践经验,能够辨别患者典型和不典型的症状和体征、判断患者病程、对性伴进行随访、提供医疗咨询服务等;最后要掌握实验室检测方法、检测性能的特性、临床意义和局限性。

一、全球一致行动倡议抗击多耐药淋病

WHO 在 2016 年全球"迈向终结性传播感染"(Towards Ending STIs)战略中提出,将早期筛查作为 2016—2030 年降低 90% 性传播疾病发病率的一个关键

组成部分。

　　针对全球出现对一线药物高度耐药,以及多耐药的淋病奈瑟球菌,WHO 在 2024 年向全球发出倡议:采用预防信息、干预措施,以及适当的治疗方案,有效预防和控制淋病奈瑟球菌感染;制定有效的药物法规;加强抗微生物药物耐药性监测系统(尤其是在淋病奈瑟球菌感染高负担的国家),并扩大向 WHO 淋病奈瑟球菌抗微生物药物监测规划报告淋病奈瑟球菌抗微生物药物耐药性的国家数(到 2030 年超过 70%,而 2020 年仅为 36%);建立一个实验室网络,协调与全球抗微生物药物耐药性和使用监测系统相联系的淋病奈瑟球菌抗微生物药物耐药性监测,从而使淋病奈瑟球菌抗微生物药物监测规划得到加强;建立能够进行淋病奈瑟球菌培养的区域实验室网络,辅以良好的质量控制机制;确保对 STIs 病例进行适当的高质量管理,并在可行的情况下确保当日检测和治疗;制定一套标准的实施方案,以监测治疗失败情况;支持探索低成本的淋病奈瑟球菌检测方法,这将有助于在各国确定的重点人群中进行有效筛查,包括男男性行为者、性工作者和艾滋病毒感染者;支持研究,开发检出抗微生物药物耐药性的方法;探索对淋病奈瑟球菌感染的替代疗法。

　　数十年来国际上不同地区的疾病预防控制机构、医疗管理机构、第三方专业机构分别发布了淋病奈瑟球菌对抗菌药物敏感性检测的指导性文件,如欧洲抗微生物药敏试验委员会(EUCAST)、美国临床和实验室标准协会(CLSI)、美国疾病预防控制中心的淋病奈瑟球菌分离株监测项目（GISP）等。不同组织机构颁布的抗菌药物敏感性检测的折点可能不同，主要是基于对现有数据库、数据解释、各国和地区使用剂量和公共卫生政策的不同。CLSI颁布的标准化方法可以用于临床患者分离菌株的常规药敏检测，还可以评估新选用的商业化检测系统，以及流行菌株耐药监测。

CLSI尚未定义淋病奈瑟球菌对头孢克肟和头孢曲松的耐药标准。对头孢克肟或头孢曲松，MIC ≥ 0.5μg/mL的分离株被认为是敏感性降低。2019年GISP监测到<0.1%的分离株对头孢曲松或头孢克肟的敏感性降低（MIC ≥ 0.5μg/mL）。因此GISP对头孢菌素（MIC<0.125μg/mL）建立了比CLSI设定敏感性折点（MIC<0.25μg/mL）更低的MIC，以便在监测淋病奈瑟球菌敏感性降低时提供更高的灵敏度。

WHO淋病奈瑟球菌抗菌药物监测计划（WHO-GASP）纳入的是以CLSI和EUCAST标准的药敏检测结果，而不是MIC。任何人都可以登录WHO网站检索实时更新的全球淋病奈瑟球菌耐药报告。目前国际权威杂志录用研究论文都以CLSI和EUCAST为标准的药敏检测结果。

我国主要参考CLSI和EUCAST抗菌药物敏感性参考范围。由于对技术掌握的差异和原材料缺乏等因素，在增菌和药敏培养基配方、抗菌药物纯度和稀释方法、菌液浓度等方面存在差异，加之菌株的活力和培养基中抗菌药物有效浓度会影响MIC，导致对质控菌株药敏检测结果的差异。此外,细菌对一线抗菌药物耐药变迁而形成的折点判断标准或解释也在逐步完善过程中(如2019年1月新增阿奇霉素MIC折点,以前定义ECV流行病学界值;2021年3月新增纸片扩散法折点),在临床和技术应用的选择偏移有可能产生耐药率可比性问题。建立统一的标准化检测体系是改善耐药检测质量的重要途径。但是《全国细菌耐药监测网技术方案(2020年版)》未将淋病奈瑟菌纳入临床常规药敏检测,亟待优化技术方案。

二、严峻的淋病奈瑟球菌耐药趋势

淋病奈瑟球菌分离株5%以上在体外耐药和/或对特定抗菌药物治疗失败时,是WHO为停止使用该抗菌药物作为一线经验性淋病治疗而设定的水平。

淋病的临床问题不仅是庞大的流行基数,更在于淋病奈瑟球菌不断变异产生对一线抗菌药物耐药性的挑战。全球监测数据显示,淋病奈瑟球菌对传统一线抗菌药物的青霉素、四环素、环丙沙星都产生了较高比例的耐药。对现有的一线抗菌药物头孢曲松出现大量不敏感或低敏菌株,且头孢曲松高度耐药的淋病奈瑟球菌菌株也在亚洲地区最早被发现。

琼脂稀释法是监测淋病奈瑟球菌标准的方法。现有的耐药性表观检测方法已经使用数十年。世界各地淋病奈瑟球菌流行菌株对抗菌药物耐药谱具有区域特征和流动性趋势。淋病奈瑟球菌监测项目涵盖的抗菌药物种类,应考虑淋病奈瑟球菌耐药监测项目的系统性、跨区域耐药菌株特征、新型抗菌药物的前瞻性和追溯菌株的研究目的等。

我国从 1987 年开始对淋病奈瑟球菌进行耐药检测。WHO 在 1990 年向全球推荐淋病奈瑟球菌耐药监测网络项目,用于监测全球淋病奈瑟球菌菌株对抗菌药物敏感性趋势。随后,我国多个重要城市相继建立和完善了监测网络和琼脂稀释法对淋病奈瑟球菌耐药进行检测。30 年来,抗菌药物耐药性的流行病学数据为我国预防淋病蔓延的决策、指导制定和优化治疗方案提供了实质性的技术支持和建议。我国监测的淋病奈瑟球菌对青霉素、四环素、环丙沙星的耐药超过 50%,对阿奇霉素耐药超过 15%,对头孢克肟和头孢曲松有 10% 左右不敏感,对大观霉素偶见耐药菌株。尽管头孢曲松和大观霉素仍然是一线的临床治疗淋病的药物,但是,监测菌株针对头孢曲松的 MIC 一直在攀升,有些地区的不敏感菌株甚至达到了不推荐治疗药物 15% 的警戒线。

WHO 网站公布信息显示,2009 年我国对头孢曲松不敏感菌株比例高达 55.79%,而 2020 年是 15.20%,原因除了抽样偏倚因素外,可能与各地尚待完善的实验室检测技术和管理能力的有关。

三、淋病和抗菌药物选择

《抗菌药物临床应用指导原则(2015 年版)》要求诊断为细菌感染者才使用抗菌药物。首先要明确病原体,其次要选择敏感的抗菌药物,最后是合适的剂量。为了保障临床诊疗淋病效果,预防耐药菌株传播和蔓延,应根据国家监管机构颁布的指导性文件,由预防人员、临床医生和实验管理者共同商议和筛选实验室开展常规检测的抗菌药物谱。

选择抗菌药物应兼顾临床疗效、耐药性流行率、尽量减少耐药性菌株出现、国家药品监督管理局批准的临床适应证、对首选药物和替代药物共识建议和费用等要素。

抗菌药物的治疗原则要兼顾剂量依赖和时间依赖,对淋病治疗采取冲击剂量。临床选择抗菌药物时除了参考耐药检测报告外,还应有该抗菌药物对感染部位组织的渗透能力。例如:泌尿生殖道淋病可以使用大观霉素治疗,但是咽部淋病不可使用大观霉素治疗。

头孢曲松 250mg 单剂量注射可在血液中提供持续的高杀菌水平。大量临床经验表明,头孢曲松对所有解剖部位的单纯性淋病治疗均安全有效,单纯性泌尿生殖系统和肛门直肠感染治愈率达 99.2%,咽部感染治愈率达 98.9%。我国在头孢曲松不敏感菌株高流行地区,采用 500mg 单剂量注射头孢曲松。国内大量临床实践显示,一线药物头孢曲松增加剂量冲击疗法治疗泌尿生殖道淋病有效。

2009 年日本首先监测到对头孢曲松高度耐药的 H041 淋病奈瑟球菌。随后全球相继发现,并且与旅行相关耐头孢曲松的淋病奈瑟球菌迅速增加。耐药使得淋病治疗效果变得复杂,为了减缓淋病奈瑟球菌对头孢菌素出现耐药性和传播,欧美专家根据两种作用机制的抗菌药物进行联合治疗的理论基础,提出头孢曲松 500mg 单剂量＋阿奇霉素 1g 口服对淋病实施联合用药的设想。首先,单剂量治疗具有便利性和依从性优势;其次,阿奇霉素可增强咽部感染的双重治疗效果;最后,淋病与衣原体混合感染比较常见,阿奇霉素还可以治疗衣原体感染。

除了 20 世纪 90 年代末存在对大观霉素耐药争议的报道外,我国近 30 年淋病奈瑟球菌对大观霉素耐药监测显示仅有罕见的耐药个案报道,其作为一线药物用于泌尿生殖道淋病有很好的疗效。然而,2002 年至今,美国 CDC 推荐淋病治疗方案中没有大观霉素。通过对历年发布的信息分析,发现可能是基于大观霉素对咽部感染治疗效果不佳,且大观霉素对肾脏有毒性作用。

欧美国家还提出将庆大霉素等药用鸡尾酒方案来治疗淋病。但要注意,庆大霉素有比较强的肾毒性和耳毒性,出现较严重的药物性耳聋是不可逆转的。

采取哪种治疗方案和预防措施应取决于本地流行淋病奈瑟球菌菌株耐药表型谱特征。2020 年我国监测的淋病奈瑟球菌对阿奇霉素耐药比例达 14.60%,已经处于 WHO 对经验性抗菌药物常规剂量治疗淋病的 15% 限值。

淋病治疗失败的定义仍然需要完善,淋病奈瑟球菌核酸片段在上皮细胞中残留可达 21 日,可导致治疗后 NAAT 复检的假阳性;患者还需要排除通过未经治疗的性伴再次感染,以及咽部交叉感染等综合因素,加剧了对治疗失败病例的判断难度。目前推荐的治疗指南局限性在于没有充分考虑咽部感染的特殊性。有报道称治疗咽部感染的广谱头孢菌素药代动力学需要 4 倍 MIC 的血清浓度,并且持续 10 小时以上。

需要指出的是:

1. 临床症状与体征相似、传播途径相同的感染可能干扰临床的推断。淋病奈瑟球菌、沙眼衣原体、生殖支原体、脑膜炎奈瑟菌、滴虫等都可以导致泌尿生殖道的炎症反应,更多的无症状感染需要通过实验室检测才可以确定病原体种类。

2. 最初敏感的分离菌株在治疗以后有可能发展为中介或耐药。当患者因为治疗效果不佳复诊时,从相同的部位再次采集标本进行分离培养和药敏检测,是发现耐药菌株的关键环节。

3. 每个实验室应建立常规药敏检测谱当发生全部耐药情况下的补充药敏检测谱和验证的预案,包括将分离菌株送至参考实验室检测等选项。

四、淋病奈瑟球菌耐药机制

随着基于核酸和蛋白质检测的微生物耐药基因型方法的快速发展,分子生物学方法作为辅助工具,能帮助快速筛选出具有特定耐药基因的菌株。应引导医学实验室将分子生物学基因型检测与传统表型检测相结合,以提高检测的准确性和全面性。随着淋病奈瑟球菌对抗菌药物耐药分子机制理论和理解的深入发现,分子生物学技术正加速在淋病奈瑟球菌耐药检测中应用和普及。

淋病奈瑟球菌耐药性具有复杂的遗传背景和表型特征(表6-1)。涉及的耐药基因包括但不限于所列耐药相关基因：*penA*、*mtrR*、*ponA*、*porB1b*、*gyrA*、*parC*、*rspE*、16S rRNA和23S rRNA等。一方面监测的菌株对头孢曲松低敏或不敏感的趋势越来越明显,这些菌株大部分与*penA*(编码PBP2)基因突变和Mosaic现象有关；但是少数低敏或不敏感菌株仅有*penA*等位基因突变而没有Mosaic现象；*mtrR*、*porB1b*等多个不同位点的耐药基因突变,可引起对一个抗菌药物耐药表现；多个耐药基因突变,也协同参与对不同抗菌药物的多重耐药。分子生物学在可能导致假性的低浓度MIC的体外低表达、异质性耐药或者营养缺陷型菌株上有技术优势。

表6-1 淋病奈瑟球菌对抗菌药物耐药的主要机制

药物名称	药物靶标/机制	主要突变位点和耐药机制
头孢曲松/头孢克肟	抑制细胞壁合成	多态性Mosaic PBP2(*penA*编码)：Pattern X PBP1：L421P减低结合 PBP2：Asp-346；A501V和G545S减低结合 PorB：G120K、A121D改变细胞壁渗透性 *MrtR*：A39T和G45；H105Y/E202增加MtrCDE外排泵

淋病分册

药物名称	药物靶标/机制	主要突变位点和耐药机制
青霉素	抑制细胞壁合成	PPNG：水解青霉素的 β- 内酰胺环，失活抗菌药物 染色体基因突变 PBP1：L421P 减低结合 PBP2：Asp-346 减低结合 PorB：G120K、A121D 改变细胞壁渗透性 MtrR：A39T 和 G45；H105Y/E202 增加 MtrCDE 外排泵
氟喹诺酮类	抑制 DNA 合成	GyrA（DNA 回旋酶）：Ser-91 和 Asp-95 ParC（DNA 拓扑异构酶）：Asp-86/Ser-87 降低对氟喹诺酮类结合
大观霉素	16SrRNA/抑制蛋白质合成	C1192T，降低与大观霉素结合
阿奇霉素	23SrRNA/抑制蛋白质合成	C2599T，降低与阿奇霉素结合 其他：*mtrR* 突变，膜通透性改变
四环素	抗菌药物核糖体相互作用	TRNG、TetM 四环素抗性蛋白能够保护细菌核糖体免受抗菌药物作用，导致高水平的四环素抗性

淋病奈瑟球菌抗菌药物敏感性与耐药性的机制涉及复杂的调控体系。目前面临的挑战是如何将分子检测微生物耐药基因的方法与传统的药敏检测相结合。需要辩证地理解和解释耐药基因与表型敏感之间的动态关系。耐药基因多态性需要多因素协同和反馈调控最后表达耐药水平的变化。表型谱是遗传信息转录表达的结果，受多种机制反馈调控。不是所有的携带耐药基因（决定因子）的淋病奈瑟球菌都表现为耐药表型，或抗菌药物治疗失败，这提示耐药机制除了基因外，还有调控机制和蛋白表达效应等综合因素，可能部分碱基突变是无意义的，或者蛋白低水平表达。相反，没有检测到耐药基因不一定都是敏感表型，提示很多耐药决定因子还没有被识别，或者存在技术缺陷，如扩增抑制和遗传变异多样性等。

某些情况下，分子生物学检测优于传统的表型检测方法，特别是在淋病奈瑟球菌呈现异质性耐药或者生长不良而掩盖较高的 MIC 时。应采用技术成熟的以及与耐药表观符合率高的分子生物学技术，对不一致的结果通过重复或者补充试验来验证解决，或者送参考实验室确认或按照检测体系管理策略分别报告基因型和表型两种检测结果。截至目前，还没有一种分子生物学技术可以替代传统耐药表型检测技术。

第一节 疾病症状、体征
与检测方法选择

诊断淋病三要素原则：流行病学史、临床症状与体征及实验检查结果。大部分患者感染淋病奈瑟球菌后在 3 日内产生临床症状和体征，而且可以通过涂片染色和细菌培养确诊病原体。但慢性感染、其他病原体混合感染、耐药菌株等诊疗问题依然困扰着临床。另外，淋病患者的医疗咨询、性伴随访、治愈随访检测（对治疗效果的判断）等方面也有待提升。

20 世纪 90 年代我国推行的病症处理政策所产生的惯性思维仍然在影响医疗决策。临床病例很少进行淋病奈瑟球菌耐药检测，仅依靠经验性用药对淋病进行治疗。如果遇到耐药菌株、患者未及时复诊、性伴随访缺失等，可能导致耐药菌株在本地区的流行风险加大。

经验性用药的依据源自权威发布的淋病治疗方案，而制定方案的依据源自既往的抗菌药物药敏检测数据和临床治疗效果。更为重要的是，当异地耐药菌株随着人群流动，或者环境压力下诱导基因突变而产生耐药的情况发生时，对每位淋病患者进行淋病奈瑟球菌鉴定和抗菌药物敏感性检测，不仅有利于选择抗菌药物对患者治疗，也有助于掌握本地流行菌株的变化趋势，为将来优化淋病治疗方案提供依据。

病症处理流程的前提条件：患者近期有不洁性行

为,有明显的黏液样、黏液脓性或脓性分泌物,以及疼痛和排尿困难;加上分泌物涂片染色,40×倍物镜显微镜下,>10个多形核白细胞,检出革兰氏阴性双球菌,推断可能为淋病。基于淋病奈瑟球菌/衣原体感染存在无症状感染的事实,没有黏液样、黏液脓性或脓性分泌物,显微镜下大概率找不到多形核白细胞和革兰氏阴性双球菌。

报告传染病需要诊断依据。仅通过显微镜形态学检测难以识别感染病原体的种类,相同形态的脑膜炎奈瑟菌有可能引起分泌物异常和症状。还有衣原体或其他病原体感染也可以引起泌尿生殖道的炎症。

我国的淋病奈瑟球菌耐药检测和监测机制是源于临床,这是发现淋病、获得耐药表型和遗传背景的第一现场。淋病奈瑟球菌在传播过程中会随机发生耐药表观改变,应高度重视对每一株淋病奈瑟球菌耐药检测结果,这对该患者淋病诊疗、对丰富地区流行菌株信息、指导未来防病等有重要价值。淋病奈瑟球菌耐药菌株已经在国内部分地区出现,如果遇到首诊没有进行药敏检测的疑似治疗失败病例,临床医生应重新采集不同部位标本进行细菌培养和药敏试验,可能发现具有特殊表型和基因型的淋病奈瑟球菌。

WHO在2024年7月发布了全球加强淋病奈瑟球菌抗菌药物监测规划的补充方案,旨在加强主动管理治疗失败病例、生殖器外采样和全基因组测序的三个指导性方案。实施诊断、治疗和耐药监测的有效战略,对淋病奈瑟球菌不断变化耐药性的挑战至关重要。

一、炎症特征表现与检测方法选择

淋病分册

泌尿生殖道炎症的表现包括排尿困难、尿道瘙痒和黏液、黏液脓性或脓性分泌物。引起感染的主要病原体是淋病奈瑟球菌和/或沙眼衣原体。宫颈炎患者的宫颈管或宫颈内膜拭子标本上可见脓性或黏液脓性分泌物，或者拭子轻轻穿过宫颈口很容易诱发持续的宫颈内膜出血。宫颈炎可能是上生殖道感染的体征，女性确诊感染者应评估盆腔炎体征。

大多数咽部和直肠感染是无症状的，淋病奈瑟球菌和沙眼衣原体等都可以感染。

急性附睾炎是一种引起附睾疼痛、肿胀和炎症的临床综合征，急性附睾炎可由淋病奈瑟球菌、沙眼衣原体、生殖支原体或肠道微生物引起，应通过 NAAT 或排他性病原体检测。尿液是 NAAT 的首选标本。尿培养对附睾炎患者不敏感，不推荐使用。尿道分泌物细菌培养，鉴定出致病菌或条件致病菌后，应进行抗菌药物敏感性检测。

炎症也可能由其他病原体或感染引起，临床上更多见的是无症状者和亚临床感染者。为了预防并发症、再感染和传播，需要检查以确定病原体。精准诊断可提高治疗依从性，有利于性伴随访，并能降低干预措施的风险。国家监测的传染病报告相关法规也强调每个传染病的报告需要检测依据和疾病名称。

检测不同病原体应采用不同的方法和靶试剂。临床对疑似淋病患者的检测方法包括涂片革兰氏染色显微镜检测＋细菌培养和鉴定＋抗菌药物药敏检测、NAAT 等。送检标本包括泌尿生殖道分泌物拭子、尿液。近年来，越来越多的临床医生首选 NAAT 检测淋病奈瑟球菌和沙眼衣原体。主要是因为 NAAT 检测灵敏度和特异度高，同一个标本可以检测不同病原体靶标。需要注意的是，开展 NAAT 检测应同时送检淋病奈瑟球菌的细菌培养和药敏检测，否则会丢失细菌耐药表观谱和流行病特征的信息。

基于临床症状和体征的分选，有时还需要对支原体、滴虫等病原体进行检测。检测方法可以是培养、免疫学、NAAT 等，送检标本包括分泌物拭子、尿液等。

脑膜炎奈瑟菌可定植在黏膜表面并且引起尿道炎，可通过口腔-生殖器接触传播。目前无法通过涂片革兰氏染色形态学检测区分脑膜炎奈瑟菌与淋病奈瑟球菌，临床主要通过检出革兰氏阴性双球菌且淋病奈瑟球菌 NAAT 阴性，来推定脑膜炎奈瑟菌。脑膜炎奈瑟菌在 TM 培养基上出现与淋病奈瑟球菌相似的菌落形态，可通过菌落的生化反应或质谱等鉴定脑膜炎奈瑟菌。

被确诊淋病和 / 或其他感染者，还应对梅毒螺旋体和 HIV 进行检测和评估。

二、播散性淋病奈瑟球菌感染

淋病奈瑟球菌可引起比较罕见的播散性感染。主要表现为瘀点或脓疱性肢端皮肤病变、不对称性多关节痛、腱鞘炎或少关节性败血症性关节炎。如果怀疑播散性感染，除了应对皮肤、滑液、血液或脑脊液等采用 NAAT 或培养方法检测外，还应收集泌尿生殖道和生殖器部位的标本进行检测，以增加阳性检出率。对所有淋病奈瑟球菌分离株都应进行抗微生物药物敏感性检测。

三、性活跃人群与检测方法选择

建议所有性活跃高风险女性（药物滥用、有新性伴、多个性伴或性伴有 STIs 者）每年常规筛查一次淋病奈瑟球菌感染。根据性行为和暴露风险，同时进行直肠筛查。由于缺乏社会经验、经济地位和医学常识，青年人群容易受到外界诱惑而处于感染风险中。应每年进行淋病奈瑟球菌和 / 或衣原体等感染的 NAAT 筛查、医疗健康咨询等。应同时送检淋病奈瑟球菌培养，阳性培养物进行药敏检测。

四、男性同性恋 / 女性同性恋与检测方法选择

研究表明男性同性恋人群直肠的淋病和衣原体的检出率分别为 0.2%~24.0% 和 2.1%~23.0%，咽部的淋病和衣原体的检出率分别为 0.5%~16.5% 和 0~3.6%。大多数咽和直肠感染是无症状的，若对男性同性恋人群仅仅检查泌尿生殖系统，约 70% 的淋病奈瑟球菌和衣原体感染者可能被漏检。通过 NAAT 对直肠和咽部的淋病和衣原体进行检测，是评估男性同性恋者健康情况的重要考虑

因素。直肠反复感染淋病奈瑟球菌和衣原体,具有 HIV 感染高风险,而咽部感染可能是尿道感染来源的主要原因。至少应每年对所有年轻男性同性恋进行淋病奈瑟球菌筛查,包括尿道、咽或直肠部位。

女性同性恋者中可能有梅毒、淋病和衣原体感染发生,可能来自过去或现在的男性性伴,应对女性同性恋者进行 STIs 筛查。

五、孕妇和新生儿

所有年龄<25 岁的淋病高风险孕妇(药物滥用、有新性伴、多个性伴或性伴有 STIs 者)应在首次产检时进行常规筛查淋病奈瑟球菌。妊娠期间仍处于感染高风险中者,应在产前复查淋病奈瑟球菌和沙眼衣原体。

孕妇淋病的孕前筛查和治疗是预防新生儿淋病奈瑟球菌感染的最佳方法。在首次孕检发现有淋病高风险的孕妇(有新性伴、多个性伴或性伴有 STIs 者),在分娩时应与性伴同时进行复查。新生儿眼部标本也应进行淋病奈瑟球菌和 / 或衣原体的 NAAT 检测,同时对患儿进行评估和 / 或治疗。所有被确定有淋病奈瑟球菌感染的儿童都应接受沙眼衣原体、梅毒螺旋体和 HIV 检测。

六、病因的筛查流程

目前亟待国家管理机构适时出台淋病奈瑟球菌临床分离菌株常规抗菌药物敏感性检测操作性强的方案,并提供项目培训和经费支持,以保障淋病奈瑟球菌耐药监测工作有序实施。亚洲是淋病奈瑟球菌对一线药物头孢曲松发生耐药改变的高风险地区,我国大部分城市都监测到第三代头孢菌素耐药基因之一 *penA* 等位基因多态性高频突变和降低敏感性的淋病奈瑟球菌菌株。每个淋病患者都有可能获得随机发生的耐药菌株。仅仅通过经验性用药有可能导致筛选出的耐药菌株发生大流行。

筛查原则:流行病学史、临床症状与体征及实验室检查结果。

涂片染色显微镜检测是微生物鉴定流程中的一个环节;培养是获得生物活性病原体和抗菌药物敏感性表型特征的唯一途径。生化反应、质谱检测、基因扩增是鉴定淋病奈瑟球菌的必备条件。

传染病报告需要诊断淋病的依据,治疗淋病需要选择敏感抗菌药物的依据,包括遗传背景和耐药基因特征等的研究也需要保存纯化菌株。

NAAT 检测的灵敏度和特异度更高,已经成为临床应用的主流。国际上新颁布的指南都要求对包括男性同性恋 / 女性同性恋在内的高危人群开展淋病奈瑟球菌和沙眼衣原体的核酸检测。需要注意,按照 NAAT 检测标准保存的标本可能失去生物活性,不能再用于细菌培养,因此应同时送检培养 +NAAT 检测。可以将同一支拭子标本先接种 TM/MTM 培养基,残余标本进行 NAAT 检测。

要根据就诊者性行为方式,同时采集泌尿生殖道、咽部、直肠等部位标本进行检测和鉴定。泌尿生殖道外的感染大部分没有症状,而且有些抗菌药物对咽部组织穿透性较差,可能导致治疗失败。急性淋病患者往往尿频、尿急、尿痛比较明显,为了减轻患者痛苦,临床往往会在检测报告出来之前便进行经验性用药。为了提高就诊者的依从性和精准诊断,减少复诊取报告的流程而导致患者失访,可采用即时核酸检测的方式(如 GeneXpert),根据待检者情况,灵活采集宫颈、阴道、尿道(男性和女性)、咽部和/或直肠拭子、尿液标本进行即时检测。在等待过程中接受医学健康教育或咨询,根据检测结果评估感染情况,做出医疗决策。对确诊患者的性伴也应进行随访检测和评估。

被确诊淋病和/或衣原体等混合感染者,还应进行梅毒螺旋体、HIV 等检测和评估。

第二节 检测结果与医疗决策

实践中经常遇到这样的问题:涂片革兰氏染色能找淋病奈瑟球菌吗? 临床分离的淋病奈瑟球菌是否需要进行药敏检测? 采用 NAAT 进行的疗效复检阳性是否表示治疗失败?

一、涂片革兰氏染色

对有明确病史和症状的患者,泌尿生殖道涂片革兰氏染色显微镜检测是一种最便捷的快速检测。当看到革兰氏阴性双球菌便提示可能有淋病奈瑟球菌感染。如果未找到革兰氏阴性双球菌,还可以观察是否有>10个多形核白细胞/HPF、线索细胞、滴虫等,这些可作为核心要素一并出具报告,提示有其他感染、菌群失调、虫媒感染等。

无症状感染者或其他病原体感染者涂片的革兰氏染色显微镜检测一般没有特征性。因此,单纯涂片镜检的临床意义不大。医生看到的仅仅是描述性的报告,而不是病原体结果。即使有接触史和分泌物症状,涂片报告革兰氏阴性双球菌也不等于淋病。由脑膜炎球菌引起的异位感染也可有同样现象,需要对细菌进行鉴定明确病因。

二、细菌培养和鉴定

无论涂片染色显微镜检测是否有革兰氏阴性双球菌,都应对分泌物进行培养,并通过生化反应和/或质谱鉴定,并获得生物活性的淋病奈瑟球菌。

当然,对分泌物直接进行 NAAT 检测,也可以鉴定淋病奈瑟球菌。经过核酸保存液处理的微生物已没有活性。因此,需要先将分泌物涂布接种于 TM/MTM 培养基后,再将拭子残余标本放入核酸保存液中。这样不会增加医生采集标本的工作负担,也能减轻患者采集标本过程中的痛苦,还可以获得生物活性淋病奈瑟球菌,同时不降低 NAAT 检测的灵敏度。

需要注意的是:涂片找到革兰氏阴性双球菌,但是 NAAT 检测阴性(核酸检测具有淋病奈瑟球菌的基因特异性),大概率是其他奈瑟菌属的定植或感染。国际上大部分指导性文件是按照以下逻辑进行推定:对 NAAT 检测的拭子标本增加前置细菌培养步骤,相当于提供发现更多病因的途径。

三、抗菌药物敏感性检测(耐药表型)

人群的流动可以将耐药菌株传播到异地。另外,本地淋病奈瑟球菌也可能累积基因突变而随机发生耐药。随着时间推移,整体微生物菌群对抗菌药物的敏感性可能会降低,导致经验性用药出现治疗失败的风险。在没有获得病例菌株的抗菌药敏检测结果的情况下,有时经验性治疗是盲目的,甚至可能错误选择抗菌药物而诱导细菌耐药。关键是丢失了非常重要的淋病奈瑟球菌菌株耐药谱特征和变化信息。

对每例流行菌株,除细菌鉴定外,还要进行耐药检测,至少包括青霉素、四环素、环丙沙星、阿奇霉素、头孢曲松、头孢克肟、大观霉素。

由于急性淋病患者有非常疼痛的特殊性症状,所以有必要采取病症处理方案及时对患者进行经验性用药以减轻症状和预防传播。当首诊患者标本的药敏检测报告发现对一线药物不敏感时,应及时评估治疗效果。当首诊患者没有进行药敏检测,复诊时症状没有彻底消除时,应对患者再次采集标本进行培养 + 药敏检测,并根据药敏报告调整治疗方案。

大多数情况下,复诊时症状没有消退是因为新感染,或未获得随访性伴的交叉感染。对排除再感染而症状未改善的患者，分离的菌株往往可以发现耐药谱改变。

四、治疗

头孢曲松是第三代头孢菌素，推荐用于治疗淋病。无并发症的泌尿生殖道和直肠淋病感染治愈率达 99.2%，同时对咽部感染有效，头孢曲松治愈率达 98.9%，大观霉素有效率达 98.2%，但对咽部感染的组织穿透较差而影响疗效。美国使用庆大霉素，而没有将大观霉素纳入使用。

临床要重视咽部感染的淋病病例。几乎所有确诊治疗失败的案例都是咽部感染，尤其是非头孢曲松方案。大部分咽部感染没有症状，经验性推荐抗菌药物对咽部组织的穿透性差，咽部也是奈瑟菌属自然定植部位，同属异种菌的基因发生溶源性交换或整合，可能是加速淋病奈瑟球菌获得耐药基因并且稳定表达的重要因素。

脑膜炎球菌性尿道炎采用与淋病奈瑟球菌尿道炎相同的抗菌方案治疗。

淋病患者和 HIV 感染者或应接受与未感染 HIV 者相同的治疗方案。

五、疗效复查和性伴随访

无论有无症状，是否为高危人群，对于确诊淋病和 / 或合并衣原体等其他感染者，除了本人需要治疗和 90 日内疗效复查外,还应要求其症状出现前 60 日内的性伴做相关检测和评估,必要时推定治疗或预防性治疗。

任何咽部淋病患者应在初始治疗后 2 周内复查,进行培养监测治疗效果。

对于疗效复查呈阳性,并且药敏试验对头孢菌素敏感性降低的患者,应考虑治疗失败,无论其治疗后至随访期间是否有性接触。大多数疑似治疗失败者可能是再感染,而不是实际对首诊感染的治疗失败。但是,在排除再感染,且疑似治疗失败的情况下,再次治疗之前,应获取相关临床标本进行培养,如果分离出淋病奈瑟球菌应立刻进行抗菌药物敏感性检测,应使用梯度浓度药敏纸片法或琼脂稀释法进行抗微生物药物敏感性表型检测。

需要特别注意的是: NAAT 对没有生物活性的残余核酸仍然具有较高的敏感性,经过治疗后淋病奈瑟球菌残余核酸分子在 3 周内仍然可以被检测到。从基底细胞层发育至上皮细胞脱落需要 28 日。应采用淋病奈瑟球菌培养的方法在 3 周内进行疗效复检,阳性培养物都应进行抗菌药物敏感性检测。超过 3 周的可以使用 NAAT 疗效复检。

第三节　技术应用

医技人员首先需要对淋病病程自然发生与发展规律有坚实的理论基础,掌握自然病程中生物标志物时相差异特征,了解针对疑似患者、性伴随访、流行病调查等不同人群的检测策略。其次要有丰富的临床实践经验，要熟知实验室检测方法和检测性能的特性、临床意义和局限性。

技术人员需要提高准确发现生物标志物和质量管理的能力，应重点关注检测技能和质量标准，准确地发现生物标志物，为临床提高优质的服务。这里涉及人员技能培训、仪器设备校准、试剂检测性能、标准操作程序，以及检测结果判断等因素。因此，上岗前技术人员要参加专业机构组织的技能培训和考核；全程深度参与对仪器设备的调试校准；阅读专业机构历年颁布的试剂评价报告，遴选优质品牌试剂，切忌将成本作为唯一评估的依据。

一、人员技能培训和资质

1. 根据工作岗位要求，技术人员应接受生物安全防护、医学伦理、临床分子检测等技能培训，考核后获得上岗资格，并参与日常实践。应持续对技术人员进行能力评估。切忌放任仅仅参加理论学习并且拿到所谓"上岗证"的技术员独立操作。

2. 根据工作岗位要求，接受 STIs 知识和检测技能的专业培训，掌握性传播疾病自然发生发展规律、生物标志物变化和检测方法的医学背景，并且获得上岗资格。

3. 兼职参与临床和基础科研的技术人员，应接受包括提取、量化、纯化核酸的基本技能培训，接受包括库构建、测序平台操作和数据初步处理的高通量测序技能的培训。接受应用软件分析测序数据和生物信息学解释的培训,经过评估才可参与工作。

二、实验室设置和管理

(一) 实验室标准

实验室应符合《实验室生物安全通用要求》(GB 19489—2008)、《病原微生物实验室生物安全管理条例》和《医疗机构临床基因扩增检验实验室管理办法》(卫办医政发〔2010〕194号)的设置和管理要求。

(二) 制定流程

制定质量管理体系文件,执行标准化操作程序,并记录实验流程。

(三) 如实记录

遵守 ISO 15189 质量管理的基本准则 "做所写的,记录所做的"。实验记录和报告要根据检测数据事实为依据。

(四) 检测性能验证

国家药品监督管理局(截至 2025 年 4 月 6 日)发布了 117 款淋病检测试剂盒。这些试剂包含不同的检测方法、测定不同靶标和组分,以及不同包装规格。但不包括与耐药相关检测的各种规格的试剂。

检验科技术人员要培养仔细研读说明书和技术资料的习惯和意识,充分理解所开展检测项目的指标性能和临床价值。应由实验室核心的质量和技术主管、技术人员、产品技术支持人员共同制定性能验证方案,并且由检验科技术人员全程主导新项目检测系统的性能验证工作。制定方案和实施验证是了解检测系统特性的必要环节,是熟悉检测系统、设备操作、检测特性,以及发现问题和优化方案的过程。技术人员应确保正式开展项目时已经熟练掌握操作要领和质量要求。

检测性能验证至少包含但不限于以下指标:符合率、准确度、重复性、线性和最低检出限。标本涵盖各部位分泌物、体液等,除了淋病奈瑟球菌以外,特别要增加同属干扰奈瑟菌的特异性检测。

三、淋病奈瑟球菌检测

(一) 标本送检时间、类型与检测方法

1. 淋病奈瑟球菌对环境比较敏感,离体的标本在干燥或低温环境下很快死亡。对疑似淋病诊断的送检标本,应在 30 分钟内处理。

2. 涂片革兰氏染色是临床初步分选感染,执行病症处理的即时检测。涂片染色显微镜检测要完整地记录所观察到细胞形态、颜色和比例。可以通过手机自拍等记录影像。切记,必须出具描述性的报告,不得以"阳性"或"阴性"报告。显微镜下观察到革兰氏阴性双球菌、大量线索细胞、大量多形核白细胞等描述性的结果可以帮助临床医生初步分选。必须提醒,对感染的微生物还需要进一步鉴定。

3. 送检标本如果是分泌物,可以直接进行涂片、培养或核酸检测;如果是尿液,需要浓缩沉淀进行检测,尿液含干扰物需要专用的核酸保存液。遇到血液或脑脊液标

本时,患者有可能处于危险状态,应确保最短送检时间内出具涂片报告和接种培养基(或 NAAT 检测)。

4. 同一患者不同部位的数个标本应独立检测流程,分别出具报告。淋病奈瑟球菌可以引起泌尿生殖道以外的感染,但是抗菌药物对不同部位组织穿透性有明显差异。诊断淋菌性咽炎和直肠炎主要是依据淋病奈瑟球菌病原体检测,临床医生需要评估检测报告后做出医疗决策。

(二)培养基选择和培养鉴定

1. 细菌培养是唯一能获得具有生物活性淋病奈瑟球菌的方法。淋病奈瑟球菌属于苛养菌,对培养基营养条件要求比较高,首次培养应接种 TM/MTM 培养基。淋病奈瑟球菌需要丰富的营养维持生长,添加促淋生长因子混合制剂是为了提高"目标菌"的阳性率。但是,泌尿生殖道有大量定植菌或条件致病菌,它们有更强的环境适应能力,要在培养基中添加混合抗菌药物抑制"非目标菌"生长。根据标本中常见定植菌或条件致病菌的抑制浓度,TM/MTM 培养基配方中的混合抗菌药物和促淋生长因子达到平衡状态。随着时间推移,促淋制剂与抗菌药物制剂的平衡发生倾斜,选择性培养基增加了出现杂菌的频率。需要注意的是:配方中的抗菌药物浓度只能达到抑制而非杀死杂菌。由于定植菌或条件致病菌的耐药水平和耐药谱持续变迁,过去配方中平衡抑菌浓度可能无法实现效果。图 2-9 显示分泌物标本连续 72 小时培养,最后出现明显的杂菌生长,提示不仅要使用优质的 TM/MTM 培养基,而且要确保生化反应没有污染菌带入。

2. 生化反应基本原则是确保被鉴定的单一纯化的微生物。注意:在选择性培养与生化反应的中间,增加一次非选择性分离培养环节,确保生化反应是纯化菌。在这种培养基中只添加促淋生长因子,而没有抑制作用的抗菌药物。所有微生物不受限制生长,只有当分离菌株是纯化的状态,培养基上生长的才是单一细菌。如果含有杂菌,在促淋培养基上非常容易辨识。

3. 淋病奈瑟球菌的生化反应包含氧化酶检测和糖发酵检测。没有经过最后糖发酵生化反应的分离菌落不可发出鉴定淋病奈瑟球菌报告。微生物鉴定没有"初步某菌报告",只有最终鉴定出属于哪个菌种,才能出具报告。

4. 疑似脑膜炎球菌感染的泌尿生殖道、咽部分泌物标本 NAAT 检测结果,可能是实验室飞沫或气溶胶污染导致。所有与之相关的分离培养和药敏检测必须符合生物安全标准的防范措施。

5. 淋病奈瑟球菌培养条件是 36℃、5% CO_2 及饱和湿度。

6. 当首次接收 ATCC 标准菌株时,应通过革兰氏染色观察形态、培养菌落生长特征,以及培养纯度等指标,判断标本质量。

(三) 基因扩增检测

1. 应根据临床需求建立 NAAT 检测系统和技能储备。必要时,提供即时核酸检测和常规 NAAT 技术服务。

所有检测系统做性能验证和一致性比对。

2. 对疗效复检者应慎重选择 NAAT 检测,其通常分泌物中没有生物活性的残余核酸仍然可以被检出阳性。

(四)菌株保存和复苏

1. 冷冻淋病奈瑟球菌液可能导致菌体活力下降。菌体悬液到冰点以下会形成冰晶,细胞内冰晶会导致细胞结构的破坏。如果冷却过程中允许细胞内的水通过渗透作用逸出,则冷冻影响可以最小化。阶梯冷却法有利于维持细胞活力。可用 15% 甘油脑心浸出液作为冷冻保护剂,与菌液混匀后置于 4℃环境 30 分钟使渗透至细胞内的水逸出,然后超低温冷冻。

2. 冷冻保存细菌的恢复需要在 37℃水浴中快速解冻细菌悬浮液,或者直接取冷冻管上层冷冻块涂布到预温的含有促淋生长剂的培养基中。

3. 二甲基亚砜也是菌体保护剂。但是配制时如导致实验室污染将难以消除,而且有吸入性毒性作用,须谨慎使用。

(五)耐药检测

1. 琼脂稀释是淋病奈瑟球菌药敏试验的标准方法。应急情况下可以使用梯度浓度药敏纸片法替代。需要注意,使用不同品牌梯度浓度药敏纸片试剂需要性能验证数据和标准化方案。梯度浓度药敏纸片法检测值与标准菌株和已知耐药谱菌株的一致性是重要指标。

2. 每一批次检测抗菌药物敏感性都需要进行同步参考菌株检测作为质量控制的重要措施之一,包括 ATCC

49226 或其他指定的模式参考菌株。新获得菌株首次从低温复苏传代培养时,需要确认质控菌株的完整性,无论纸片扩散法检测还是 MIC 法检测,检测值应介于 CLSI M100 列出的特定允许范围内。

3. 一个地区突然出现对一线抗菌药物耐药菌株流行,是耐药监测中需要重点关注的情况。这就需要严格把控分离菌株的纯度,确保冻存和复苏操作无污染,确保待检菌株是淋病奈瑟球菌。曾经在多地耐药监测中发现对一线药物不敏感(或耐药)的情况,当进一步验证菌株耐药谱时,发现待测标本混有杂菌。检测结果显示的混合菌耐药性的特征,与再次分离纯化的淋病奈瑟球菌菌株对一线药物敏感的结果不一致。

4. 选择流行菌株耐药检测的抗菌药物谱,不能照搬国外方案,或者随意增加某种抗菌药物。要综合考虑以下因素,包括耐药变迁史、地区流行菌株耐药背景、跨地区特殊耐药菌株流行特征、获得权威机构批准的新增抗菌药物适应证、临床治疗指南和治疗效果、耐药表型和/或基因型检测技术适宜路径、检测结果与治疗效果合理的解释和注解等。

5. 规范临床耐药检测抗菌药物谱,应由临床医生、抗菌药物管理成员、检测技术专家依据以下要素共同协商确定,包括国家淋病治疗相关指南和治疗效果、地区流行菌株耐药背景、实验室耐药检测技术熟练掌握程度和合理应用经验。

6. 在我国推荐的大观霉素,未列入美国、欧洲常规检

淋病分册

测和报告的抗菌药物谱。在淋病治疗失败的情况下,应重新采集标本分离培养淋病奈瑟球菌并进行药敏检测。

在引入或者建立新的抗菌药物敏感性检测系统时,应验证和确立新系统是否满足性能指标。可采取新旧系统同步检测同一批标本,对来自 2 套检测系统的检测值进行比较和评估。如果首次建立抗菌药物敏感性检测系统,可以采用已知 MIC 和 / 或抑菌圈直径的模式参考菌株和 / 或其他可以溯源的菌株。

(六) 关于淋病免疫层析法抗原检测试剂盒、淋病干化学测试试剂盒

1. 泌尿生殖道分泌物检测的准确性,取决于试剂盒中淋病奈瑟球菌单克隆抗体的特异性。如果与淋病奈瑟球菌同属的细菌存在交叉抗原可能导致干扰。目前临床实验室很少采用淋病免疫层析法抗原检测试剂盒。在流行病学调研现场,或者其他分选感染的场合可以应急使用。

2. 基于生化反应的试剂盒不能直接对分泌物标本进行检测,其检测结果无法判断是否为淋病奈瑟球菌。因为生化反应仅仅是淋病奈瑟球菌鉴定流程中的一个环节。而且该试剂盒的生化反应指标对泌尿生殖道其他细菌检测也是阳性。当然,该试剂盒可以作为传统鉴定细菌流程中补充单一指标的检测。

(七) 溯源体系

ATCC 提供近百种不同的淋病奈瑟球菌参考菌株或核酸物质,如 ATCC 49226 参考菌种。为了减轻核酸抽提

成本,提高核酸质量,对同一种参考菌种分别提供活体菌株(19424)、定量基因组 DNA(19424DQ)。另外,根据实验目的,提供不同耐药表型的参考菌株(700825DQ,源自 FA1090 的定量基因组 DNA)/(49498,WHO-V 参考株)。

国家药品标准物质查询与订购平台提供淋病 PCR 试剂盒参考品(210015-202313)。

第七章 质量管理

第一节 试剂评估

试剂上市前的临床评估通常由 STIs 医疗和质量管理的专业机构组织实施,并且要符合《涉及人的生命科学和医学研究伦理审查办法》和《人类遗传资源管理条例实施细则》管理要求。

一、临床评估医疗机构要求

医疗机构必须登录 NMPA 官网的政务服务门户,进入办事指南的医疗器械临床试验机构备案信息系统申请注册,获取开展临床评估的资格。具备临床评估所需的专业技术水平、组织管理能力,开展伦理审查工作及所开展临床试验相适应的人员、设施和条件等。常规开展相关检测项目和/或疾病诊疗项目,具有相关诊断结果解读和疾病处置的能力,具有防范和处理临床试验中突发事件和严重不良事件的应急机制和处置能力;具有满足临床评估需要的受试人群;具有必备的实验室检测条件,满足相关的检测实验室资质认定要求(如有相关需要)等。临床试验机构应确保临床评估严格按照方案实施,并能够配合产品注册申报过程,包括进行必要的补充试验、配合申办者组织的监查和稽查,以及药品监督管理部门、卫

151

生健康管理部门开展的检查等。

二、技术人员要求

技术人员必须参加国家药品监督管理局的医疗器械临床试验质量管理规范的技能培训,并且通过考核获得资格证书。临床评估主要研究者应具有设计并实施相关临床试验的能力,具有体外诊断试剂临床试验所要求的专业知识和经验,应熟悉相关的临床评估法规要求。参与人员经培训后应熟悉相关检测技术的原理、适用范围、操作方法等,并能够对检测结果进行正确判读。临床评估统计学负责人应为具有相关专业背景、专业能力的人员。

三、临床评估方案设计

申办者应根据试验目的,综合考虑体外诊断试剂的预期用途、产品特征和预期风险等,组织制定科学、合理的临床评估方案。根据产品特点和产品性能评价需要,有必要针对各个临床试验目的,分别进行科学的临床试验设计,包括选择适当的临床试验设计类型,确定适合的对比方法、受试者入组/排除标准和临床评价指标等,并进行科学的样本量估算。临床试验方案经伦理委员会批准后应在临床试验全过程中严格遵循。通常一个评估项目需要三家及以上有资质的医疗机构共同参与,各临床试验机构应执行相同的临床试验方案,方案中对试验设计类型、对比方法选择、受试者选择、评价指标、统计分析方法、样本量估算和质量控制要求等做出明确的规定,并根据各机构情况合理确定样本量分配计划。

四、数据真实性、完整性与统计学分析

特别强调资料的真实性和完整性。临床评估数据表内容包括唯一可追溯的样本编号、人口学信息(性别、年龄)、受试者临床诊断背景信息、样本类型、检测结果等。需要时附临床试验原始图谱等。

设计评估方案需要强大的医学专业和检测技术的理论储备,以及丰富的实践经历。好的设计方案是成功的一半。绝大多数情况下,参比试剂和待评估试剂的检测结果是一致的,关键问题是如果分析标本结果的差异,要有第三方检测来验证更加符合临床诊断的试剂,并且需要科学合理的解释。

要辩证地分析统计学结果,不能仅将统计学数据作为选择系统的唯一标准。统计学解决的是概率问题,统计结果源自数据,而数据来源是检测值。如果没有纳入充分的病例数和不同病程,通过这些检测值所得到的统计结果是不可信的。即使 99% 大概率事件,如果一位患者正好落在 1% 概率中,他的一次检测就是 100% 的结果。核心要素:临床评估是否有淋病诊疗专业机构参与、涵盖病例数量和感染部位、标本类型、参比方法和产品品牌、评价指标等。性能验证也应涵盖极端病程病例(极早期)和病例数。有时无法获得极早期病程的病例标本,需

要实验室专门配制梯度浓度待检标本补充了解检测性能的特性。

第二节 室间质量评价

室间质量评价(简称"室间质评")的目的是了解各实验室检测值的一致性。针对性地解决临床问题,推进本地区检测水平更高质量的发展。开展淋病奈瑟球菌检测的各类实验室应参加由专业机构组织的室间质评。所有实验室对同一批次的质控品进行检测。如果质控品具有溯源性,则所得检测值就具有准确性。专业机构通过分析反馈数据了解本地区该检测项目的检测特征、系统误差方向和范围、发现个别检测系统误差问题等,为改进检测质量提供基础依据。各实验室通过实验室之间、人员之间和不同设备的检测,比较检测靶值的差异和评价,及时改善检测的质量。

一、强制性和真实性原则

各实验室应本着提高技能水平的原则参加室间质评活动,管理者不应将评价活动与医院和个人的绩效挂钩,增加试剂供应商和实验室技术人员负担,导致技术人员填报不真实的反馈数据;还可能出现私下相互比对结果,在发现与兄弟单位的检测结果有差异时,反复检测,从而掩盖可能真实存在的技术和管理问题,也会助长不良风气的蔓延,失去了质量评价的意义,违背了質控的初衷。

二、检测系统和仪器

原厂代表或者被原厂授权代表进行仪器安装、调试和校准。实验室技术人员熟练操作和掌握技能水平。

三、试剂选择

检索国家药品监督管理局网站检索 TM/MTM 培养基、NAAT 试剂盒等检测产品,参考专业机构评价报告进行产品遴选。首先满足质量水平,其次是服务质量,最后才是价格。

四、样品溯源

美国菌种保藏中心(ATCC)标准物质。

五、质控品制备原则

评估基因扩增质控水平的标本,应是标准菌株或已知基因背景信息的菌株。质控品有两种:一种是菌液,菌株通过培养增菌后,配制梯度浓度菌液,用数字 PCR 标化分子测定单位浓度,分装后低温保存;另外一种核酸标本,使用优质商品试剂盒抽提菌体标本核酸后,用 Nanodrop 测定 DNA 浓度,使用缓冲液稀释和调整发放管 DNA 的终浓度,数字 PCR 标化单位浓度后分装后低温保存。

评估细菌分离培养和药敏检测技能水平的标本,应是标准菌株或已知耐药表型信息的生物活性分离菌株。菌株通过培养增菌后配制适当菌液浓度,菌液注入 1% 脱脂牛奶中分装后冷冻干燥,常温保存。

评估革兰氏染色涂片阅读技能水平的标本,可以是高清数码相片。选择各类临床标本制作涂片后进行革兰氏染色;使用专业显微摄影系统或手机支架进行拍摄显微镜下具有特征的视野图像,分类留档。发放照片考核的优点是减轻质控组织者工作压力,同时让观察视野和目标标准化。

需要了解某种单一干扰因素、检测系统、质量水平时,可以将疑似干扰效应物质混合在质控品中。例如:了解 TM/MTM 培养基的选择性,可混入临床分离、具有一定耐药表观的变异杆菌、大肠埃希菌、白念珠菌等;了解筛选目的菌能力,可混入近源同属其他奈瑟菌;了解 NAAT 试剂的特异性,可混入近源同属其他奈瑟菌等。要以临床发现问题为导向,设计混入的干扰物质。

根据考核目标设计单个标本靶值水平和质控品组合的难易程度。专业机构组织者本着循序渐进的原则,针对临床检测中存在的问题,制定规划和计划进而制备符合质评目标管理的室间质评标本。通常室间质量评价活动的质控品由 5 支组成。单支标本中物质的构成和浓度、多支质控品靶值谱的差异等,构成了每一次质控目标管理的要求。

六、实施技巧

1. **控制每支标本量** 质量评价应该持以平常心,对每支质控品仅进行一次检测和记录。模拟对患者标本的检测场景。

2. **随机分组** 为了杜绝私下相互串通检测值的行为,真实反映临床实践中存在的质量问题,每次室间质评活动的质控品组合应随机地分组。例如:将同一组质控品中个别标本管号的排列顺序打乱,产生 2 组或 3 组质控品。不同实验室拿到的标本检测结果,按照顺序是无法匹配的。可以一次制备 6 种或以上不同靶值的标本,每组挑选 5 支组成质控品。有时为了解特定靶值的检测共性质量问题,可以将同一靶值标本重复放在一组质控品中。

3. **限时检测** 应根据考核目标设置检测时间限制。淋病奈瑟球菌分离培养从收到标本即刻进行处理,并且按照常规检测周期反馈结果。核酸扩增自收到标本的下一个常规检测日处理,并且随常规报告时间、即刻反馈质控检测值和结果。涂片染色阅片打开网页后,进入倒计数观察,而且不能重复观看。

4. **网络远程读片** 向参与者公布网站。用户密码登录打开网页,显示一组革兰氏染色显微镜下高倍视野,进入倒计时观察。

5. **图像上传** 用手机拍摄标本在培养皿生长情况、上传组织机构。

七、评价

1. **基因扩增**　定性测序结果 100% 一致。Ct 值误差范围 ≤ 2 个值为符合。

2. **分离培养**　检测出淋病奈瑟球菌。

3. **干扰物质**　培养基菌落生长时间、形态(大小、透明、颜色、光泽等)、混合生长(增菌种类、密度)等描述性评价。

4. **药敏检测**　不同抗菌药物检测反馈数据,检测值 ≤ 1 个靶标范围为符合。

5. **涂片阅读**　根据反馈描述是否观察到革兰氏阴性双球菌和 / 或线索细胞和 / 或多形核白细胞和 / 或滴虫等靶标,以及数量指标进行评价。

6. 每组质控品由 5 个标本构成,检测符合 ≥ 4 支为本次质评活动合格。

推荐阅读

［1］孔栋梅, 顾伟鸣. 尿道和宫颈标本淋球菌阳性率检测结果分析. 中国皮肤性病学杂志, 2005, 19 (8): 511.

［2］中华人民共和国国家卫生健康委员会. 淋病诊断: WS 268—2019.[2024-12-23]. http://www.nhc.gov.cn/wjw/s9491/201905/fe4ce158341c45efaf3210f2d0dba234/files/6090ab0a8536457bbf551d50d596b800. pdf.

［3］ALLAN-BLITZ L T, FIFER H, KLAUSNER J D. Managing treatment failure in Neisseria gonorrhoeae infection: current guidelines and future directions. Lancet Infect Dis, 2024, 24 (8): e532-e538.

［4］CLSI. Performance standards for antimicrobial susceptibility testing. 34th ed. Wayne: Clinical and Laboratory Standards Institute, 2024.

［5］DEMCZUK W, SIDHU S, UNEMO M, et al. Neisseria gonorrhoeae sequence typing for antimicrobial resistance, a novel antimicrobial resistance multilocus typing scheme for tracking global dissemination of N. gonorrhoeae strains. J Clin Microbiol, 2017, 55 (5): 1454-1468.

［6］EYRE D W, DE SILVA D, COLE K, et al. WGS to predict antibiotic MICs for Neisseria gonorrhoeae. J Antimicrob Chemother, 2017, 72 (7): 1937-1947.

［7］GOTTLIEB S L, SPIELMAN E, ABU-RADDAD L, et al. WHO global research priorities for sexually transmitted infections. Lancet Glob Health, 2024, 12 (9): e1544-e1551.

[8] JENSEN J S, UNEMO M. Antimicrobial treatment and resistance in sexually transmitted bacterial infections. Nat Rev Microbiol, 2024, 22 (7): 435-450.

[9] LI Y, XIU L, LIU J, et al. A multiplex assay for characterization of antimicrobial resistance in Neisseria gonorrhoeae using multi-PCR coupled with mass spectrometry. J Antimicrob Chemother, 2020, 75 (10): 2817-2825.

[10] UNEMO M, SHAFER W M. Antimicrobial resistance in Neisseria gonorrhoeae in the 21st century: past, evolution, and future. Clin Microbiol Rev, 2014, 27 (3): 587-613.

[11] WORLD HEALTH ORGANIZATION. Global health sector strategies on, respectively, HIV, viral hepatitis and sexually transmitted infections for the period 2022—2030.[2024-12-23]. https://www. who. int/publications/i/item/9789240053779.

[12] World Health Organization. Global progress report on HIV, viral hepatitis and sexu ally transmitted infections, 2021.[2024-12-23]. https://www. who. int/publications/i/item/9789240027077.

[13] WORLD HEALTH ORGANIZATION. Gonococcal antimicrobial susceptibilities: proportion of isolates tested (WHO-GASP).[2024-12-23]. https://www. who. int/data/gho/data/themes/topics/indicator-groups/indicator-group-details/GHO/proportion-of-isolates-tested-(who-gasp-amr).

[14] WORLD HEALTH ORGANIZATION. Enhanced gonococcal antimicrobial surveillance programme (EGASP): supplementary protocols.[2024-12-23]. https://www. doc88. com/p-66019766150723. html? r=1.

[15] UNEMO M, LAHRA M M, ESCHER M, et al. WHO global antimicrobial resistance surveillance for Neisseria gonorrhoeae

淋
病
分
册

2017-18: a retrospective observational study. Lancet Microbe, 2021, 2 (11): e627-e636.

[16] YAHARA K, MA K C, MORTIMER T D, et al. Emergence and evolution of antimicrobial resistance genes and mutations in Neisseria gonorrhoeae. Genome Med, 2021, 13 (1): 51.

[17] XIU L, LI Y, WANG F, et al. Multiplex high-resolution melting assay for simultaneous identification of molecular markers associated with extended-spectrum cephalosporins and azithro-mycin resistance in Neisseria gonorrhoeae. J Mol Diagn, 2020, 22 (11): 1344-1355.

[18] ZHANG C, XIU L, LI Y, et al. Multiplex PCR and nanopore sequencing of genes associated with antimicrobial resistance in Neisseria gonorrhoeae directly from clinical samples. Clin Chem, 2021, 67 (4): 610-620.

国家性病监测检验技术规范培训教程

——尖锐湿疣分册

主　审　潘柏申　复旦大学附属中山医院

总主编　杨天赐　厦门大学附属中山医院

　　　　　顾伟鸣　上海市皮肤病医院（同济大学附属皮肤病医院）

主　编　刘莉莉

副主编　李士军　郑培烝　王雅杰

编　者（按姓氏笔画排序）

　　　　　王　峰　深圳市慢性病防治中心

　　　　　王雅杰　首都医科大学附属北京地坛医院

　　　　　朱参胜　陕西省疾病预防控制中心

　　　　　向　尹　乐山市人民医院

　　　　　刘莉莉　厦门大学附属中山医院

　　　　　李士军　大连医科大学附属第一医院

　　　　　郅　琦　新疆维吾尔自治区疾病预防控制中心

　　　　　郑培烝　福建医科大学附属协和医院

　　　　　魏　馨　长沙市中心医院（南华大学附属长沙中心医院）

人民卫生出版社

·北　京·

图书在版编目（CIP）数据

国家性病监测检验技术规范培训教程．尖锐湿疣分册 /
刘莉莉主编 ． -- 北京 ： 人民卫生出版社，2025. 7.
ISBN 978-7-117-38298-4

Ⅰ. R759-65

中国国家版本馆 CIP 数据核字第 2025SP5829 号

人卫智网	www.ipmph.com	医学教育、学术、考试、健康，
		购书智慧智能综合服务平台
人卫官网	www.pmph.com	人卫官方资讯发布平台

国家性病监测检验技术规范培训教程——尖锐湿疣分册
Guojia Xingbing Jiance Jianyan Jishu Guifan
Peixun Jiaocheng——Jianruishiyou Fence

总 主 编： 杨天赐　顾伟鸣
主　　编： 刘莉莉
出版发行： 人民卫生出版社（中继线 010-59780011）
地　　址： 北京市朝阳区潘家园南里 19 号
邮　　编： 100021
E - mail： pmph @ pmph.com
购书热线： 010-59787592　010-59787584　010-65264830
印　　刷： 北京瑞禾彩色印刷有限公司
经　　销： 新华书店
开　　本： 787×1092　1/32　　**总印张：** 18.5
总 字 数： 355 千字
版　　次： 2025 年 7 月第 1 版
印　　次： 2025 年 7 月第 1 次印刷
标准书号： ISBN 978-7-117-38298-4
定价（共 5 册） 98.00 元

序

性传播疾病作为全球重大公共卫生挑战,其防控成效直接关系到一个国家的全民健康水平与社会发展质量。世界卫生组织数据显示,性传播感染(STIs)已构成全球疾病负担的重要组成。中国传染病年报数据显示,梅毒和淋病长期位居法定报告传染病前列。STIs 严重威胁"健康中国 2030"和"优生优育"的国家健康战略。基于疾病危害程度和流行风险,我国将梅毒、淋病、生殖道沙眼衣原体感染、尖锐湿疣和生殖器疱疹列为重点监测性病。

实验室检测技术是性病防控体系的核心支柱。当前,我国性病检测能力建设面临三重挑战:一是病原体变异导致的诊疗挑战,如淋病奈瑟球菌耐药基因突变;二是检测技术多元化带来的质量控制难题,包括传统血清学检测与核酸扩增技术的标准化衔接;三是基层医疗机构检测能力不均衡问题。这些挑战亟须通过国家级技术规范予以系统解决。

本丛书针对上述五种重点监测性病进行编写,其意义在于:构建了覆盖五种重点监测性病的"检测技术矩阵",创新性地整合了病原体培养、抗原检测、分子诊断和耐药监测等技术模块;建立了贯穿操作流程的质量控制指标体系;特别针对梅毒血清学诊断的"前带现象"、淋

本丛书共分五册,分别涵盖梅毒、淋病、尖锐湿疣、生殖道沙眼衣原体感染和生殖器疱疹。丛书以疾病诊疗需求为导向,系统整合了病原生物学、免疫学、分子生物学等多学科检测技术,以基础理论、基本实践、基层应用、前沿科研为导向,重点突出操作流程、质量控制、技术应用和管理能力的解决方案。本丛书为临床医生、医学检验人员和卫生管理者提供了专业化技能提升和管理水平优化的权威指导。

本丛书汇聚了全国具有丰富临床实践、基础科研和技能培训经验的一线专家,是理论与实践紧密结合的成果。丛书聚焦于国家监测的五种性病,从精准诊疗的角度,系统规范了检验技术的核心要领和质量要求,深入解析了基础理论与实践技能。书中列举了大量检测系统和应用策略的实践经验,并针对常见问题提供了切实可行的解决方案。无论是主题选择、核心体裁还是表述形式,均体现了创新性和实用性。

值得一提的是,本丛书开创性地解析了梅毒螺旋体动物模型建立、病原体组织细胞培养、耐药表型和基因分析等前沿技术方法,并详细介绍了病原体菌株保存和复苏的实验流程。此外,丛书还紧密结合国家卫生行业标准《梅毒非特异性抗体检测指南》,以及世界卫生组织倡导的梅毒螺旋体形态学检测,专门拍摄了技术操作视频,为读者提供更直观的学习资源。

本丛书的编写得到了社会各界的大力支持,特别是资深专家的悉心指导。在此,编委会对所有支持者和编

写团队的辛勤付出表示由衷的感谢！尽管我们力求尽善尽美，但限于时间和能力，书中难免存在疏漏与不足，恳请广大读者和专家不吝指正。

杨天赐　顾伟鸣

2025 年 6 月

目　录

第一章 绪 论

一、概述

尖锐湿疣(condyloma acuminatum)是由人乳头状瘤病毒(*human papilloma virus*,HPV)感染引起的性传播疾病,表现为鳞状上皮疣状良性增生性皮损,主要侵犯生殖器、会阴和肛门等部位。尖锐湿疣在临床上具有病程长、易反复发作的特点,其治疗难度大,常给患者带来沉重的心理负担。

临床上 HPV 感染分为临床感染、亚临床人乳头状瘤病毒感染(subclinical human papilloma virus infection,SPI)和潜伏人乳头状瘤病毒感染(latent human papilloma virus infection,LPI)。尖锐湿疣指皮肤黏膜出现肉眼可见的疣状皮疹,通过眼睛观察或者借助辅助检查可以确诊 HPV 感染;SPI 为微小的肉眼难以发现的 HPV 感染,需要借助醋酸白试验、内镜、皮肤镜等辅助检查手段才能发现病灶,此时组织病理学改变已存在;LPI 指不引起任何临床或组织学改变,只能用分子生物学方法检出的 HPV 存在状态。

二、流行病学与传播途径

HPV 是全球常见的性传播病毒之一,其中肛门-

生殖器部位的 HPV 感染尤为常见。在全球范围内,尖锐湿疣的发病率为(160~289)/10 万人年,其中男性为(103~168)/10 万人年,女性为(76~191)/10 万人年。全球约 80% 的性活跃人群在其一生中可能感染至少一种类型的 HPV。约 1/3 的男性在一生中至少感染一种低危型 HPV 亚型,约 1/5 的男性感染一种或多种高危型 HPV 亚型。大多数感染者无明显临床症状,且病毒通常可在数月至数年内被免疫系统清除。

我国 2008—2016 年国家性病监测数据,尖锐湿疣报告的发病率为每年(24.65~29.47)/10 万人,其中男性发病率为每年(25.91~28.97)/10 万人,女性为每年(23.30~29.99)/10 万人,均低于全球平均水平。在中国女性中 HPV 感染率较高,集中在 17~24 岁和 40~44 岁这两个年龄段。不同地区的 HPV 感染率差异较大,如南昌的感染率为 18.42%,而海口则高达 31.94%。此外,农村和城市地区的宫颈癌发病率呈持续上升趋势。

HPV 的主要传播途径是通过性接触,包括阴道性交、口交和肛交。无论是异性还是同性性行为中的皮肤黏膜接触,都可能导致 HPV 感染。此外,男性 HPV 感染者可增加女性宫颈感染的风险,最高可增加 9 倍。除了性传播外,HPV 还可以通过垂直传播,从感染 HPV 的母亲传递给新生儿。垂直传播途径包括胎盘或阴道分娩时的产道传播。例如:儿童的呼吸道复发性乳头状瘤常与 HPV 6/11 型感染相关,可能是由分娩时的垂直传播所致。

虽然性接触是 HPV 传播的主要途径,但部分患者可能通过非性方式接触传播病毒。有研究表明,约 10% 的女性在有性生活之前就已感染 HPV。这提示与 HPV 携带者的口、手和生殖器的密切接触也可能导致感染。此外,在某些情况下 HPV 也可能通过感染者的衣物和个人用品等间接传播。

三、病毒特征

HPV 是一类无包膜的双链 DNA 裸病毒,属于乳头瘤病毒科。病毒颗粒由 72 个壳微粒组成,呈立体对称的 20 面体,直径为 50~55nm,基因组长度约 8 000 个碱基对,相对分子质量为 5×10^6。HPV 感染的宿主细胞为人皮肤黏膜的鳞状上皮细胞。HPV 基因组包含早期基因(E 基因)和晚期基因(L 基因);E 基因参与病毒复制和转录调控,L 基因是编码病毒的主要结构蛋白。HPV 病毒通过干扰宿主细胞中的 p53 和 Rb 蛋白,影响细胞周期调控,从而促进细胞的恶性转化。

目前已知 HPV 有 200 多种亚型,其中 40 多种亚型常引起肛门和生殖器部位的黏膜感染。依据病毒的致癌性,HPV 可分为低危型和高危型。虽然大多数尖锐湿疣不会进展为癌症,但少数持续性感染的尖锐湿疣病例可能发展为癌前病变或鳞状细胞癌。近年来,随着性行为的多样化,生殖道感染高危型 HPV 的比例逐渐上升,这与宫颈癌的发生密切相关。

四、发病机制

近年来,针对 HPV 感染的研究主要集中在免疫逃逸机制。HPV 通过表达 E6 和 E7 蛋白抑制宿主免疫反应,并下调抗原递呈细胞功能,从而逃避宿主的免疫监视,增加病毒的持续感染风险。研究显示尖锐湿疣发病与特异性免疫中的细胞免疫功能低下以及 T 淋巴细胞亚群的数量和功能异常相关。此外,非特异性免疫细胞如树突状细胞(dendritic cells,DCs)的抗原提呈能力下降以及自然杀伤细胞(natural killer cells,NK 细胞)的免疫活性降低,以及免疫分子(如 Toll 样受体)的表达变化也参与尖锐湿疣的发生。

尖锐湿疣复发机制可能与宿主免疫功能失调(如 NK 细胞数量减少、抗原呈递功能障碍或细胞免疫功能障碍)、宿主细胞自噬作用的抑制、信号通路异常(如 TLR9/MyD88/NF-κB 信号通路、PI3K/Akt/mTOR 信号通路和 PD1/PD-L1 信号通路),以及角质形成细胞凋亡异常等因素相关。然而,这些机制尚未被完全阐明,特别是与 HPV 感染引起的其他恶性肿瘤的发病机制方面,相关研究报道较少,亟待进一步研究。

五、临床表现与治疗

尖锐湿疣的典型皮损为生殖器或肛周等潮湿部位出现丘疹、乳头状、菜花状或鸡冠状肉质赘生物,表面粗糙角化(图 1-1~ 图 1-8)。尖锐湿疣导致的增生型皮损不仅发生在皮肤或黏膜表面,还可发生在宫颈、尿道,甚至膀胱内。疣状突起容易发生破损和出血,并因继发感染而产生异味;增大的疣状突起还可以引起腔道狭窄,导致排尿和排便困难。这些症状不仅会增加发生其他传染病的风险,而且显著影响患者的生活质量。少数持续性感染的尖锐湿疣病例可能演变为癌前病变,甚至导致鳞状细胞癌、阴道癌及不孕不育等。90% 以上尖锐湿疣由低危型 HPV 6 型或 HPV 11 型引起,也可合并 HPV 16、18、31、33、35 型等高危型感染。HPV 整合到宿主基因组中可能是细胞转化为癌细胞的关键因素之一。

临床表现上,尖锐湿疣需要与绒毛状小阴唇、阴茎珍珠状丘疹、皮脂腺异位症、阴茎系带旁丘疹性纤维瘤、光泽苔藓、扁平湿疣、鲍温样丘疹病、汗管瘤、生殖器鳞状细胞癌、疣状癌、假性湿疣、宫颈上皮内瘤等疾病进行鉴别。

由 HPV 感染引起的疣状突起常伴有细胞形态学异常,肉眼无法分辨不同的 HPV 亚型。大部分 HPV 感染为亚临床或者无临床表现,但是病毒依然具有传播性。尽管有多种治疗方案,尖锐湿疣的复发率仍较高,超过 25% 病例在治疗后的数月内复发。研究显示男性复发率为每年 (47~163)/10 万人,女性为每年 (23~110)/10 万人。复发和再感染将增加医疗费用、患者精神负担、传播,以及致癌的风险。

尖锐湿疣的治疗方法主要包括局部治疗,如冷冻疗法、激光治疗和局部药物治疗。这些疗法主要针对可见的病变,能够有效去除疣体,但对潜伏在皮肤或黏膜中的HPV治疗效果有限,容易导致复发。免疫治疗(如使用咪喹莫特和干扰素)已显示出一定的疗效,尤其是在提高患者局部免疫应答方面,但疗效因个体差异而不同,并且可能伴随一定的不良反应。尽管HPV疫苗在预防HPV感染及其相关疾病(尤其是宫颈癌)方面表现出高度的有效性,但全球疫苗接种覆盖率仍存在不均衡,特别是在发展中国家和欠发达地区,这限制了疫苗的公共卫生效益,并增加HPV相关疾病的全球负担。因此,提高疫苗接种覆盖率,特别是在高危人群中,将是未来控制HPV传播和降低相关疾病发病率的关键。

六、检测与诊断

目前HPV检测技术主要包括组织病理学检查和分子生物学检测:前者通过活检观察细胞形态确认病变,后者(如PCR)则能有效筛查高低危型HPV感染,为临床决策提供依据。

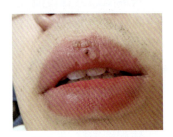

图 1-1　上唇尖锐湿疣

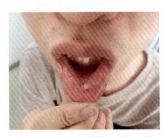

图 1-2　下唇黏膜尖锐湿疣

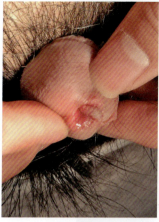

图 1-3　男性尿道内尖锐湿疣

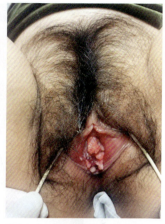

图 1-4　孕妇阴道内和宫颈口
尖锐湿疣

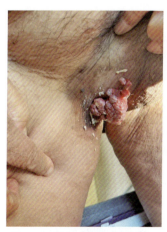

图 1-5　男性大腿根部巨大型
尖锐湿疣

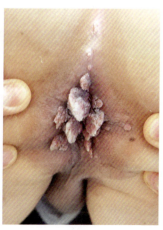

图 1-6　男性肛周巨大型
尖锐湿疣

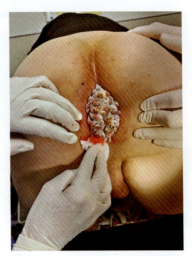

图 1-7　男性肛周巨大型尖锐湿疣

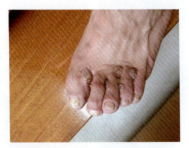

图 1-8　男性趾间尖锐湿疣

分子生物学检测技术,尤其是聚合酶链式反应(polymerase chain reaction,PCR)技术在筛查和评估高危型 HPV 感染中至关重要。它通过检测 HPV DNA 帮助识别高危型病毒,对于临床表现不明显或存在疑似癌前病变的患者具有重要价值,而早期检测和干预能有效预防 HPV 相关癌症。随着分子诊断技术的进步,如 HPV 基因亚型和病毒载量分析的应用,精准诊断和个性化治疗得以实现,显著提升了防治效果。但需注意 HPV 感染后多数人无症状,且其他疣状皮损疾病也可能检出 HPV DNA,因此尖锐湿疣的诊断需结合临床表现和流行病学特征综合分析。核酸扩增试验(nucleic acid amplification test,NAAT)对评估宫颈癌及相关肿瘤风险意义重大,若检出高危型 HPV-16/18 基因亚型,应建议患者进一步行阴道镜或细胞学检查并密切随访。

七、疾病管理

现阶段,分子筛查和监测、细胞学检查、疫苗接种已形成综合防控体系。鉴于我国规模化开展细胞学宫颈癌筛查的条件限制,采纳 HPV NAAT 的筛查策略更具可行性。《性病防治管理办法》明确将尖锐湿疣列入性传播感染的监测病种之一。世界卫生组织(World Health Organization,WHO)支持全球各国政府响应《艾滋病毒、病毒性肝炎和性传播感染 2022—2030 年全球卫生部门战略》,鼓励向性活跃人群提供性传播感染(sexually transmitted infections,STIs)知识教育,推广正确使用避孕套、接种疫苗等措施来降低感染风险。特别是临床医疗一对一的咨询服务有助于提高 STIs 暴露前后预防、更新医学常识和性伴教育的效率。

WHO建议各国逐步开展实验室检测以支持性传播疾病的诊断，从而加强疾病管理。如果能够提供质量有保证的分子检测手段，建议将实验室检测结果作为制定治疗STIs方案的重要参考依据。此外，采用先进的技术方法并持续加强对STIs流行趋势的监测能力，对于有效防治该疾病具有重要意义。

高危险因素包括性行为年龄过早、多性伴、多孕多产、吸烟、长期口服避孕药、营养不良等。HPV感染主要通过性行为传播，其感染率高低主要取决于人群的年龄和性行为习惯。性活跃的年轻女性HPV感染率最高；我国女性存在第二个HPV感染高峰，在40~44岁。细菌、病毒和衣原体等各种微生物的合并感染，如人类免疫缺陷病毒（human immunodeficiency virus，HIV）、沙眼衣原体和淋病奈瑟球菌等会促进HPV感染。此外，器官移植、免疫抑制药物的应用、先天性免疫缺陷病、淋巴瘤、妊娠、糖尿病等更容易导致尖锐湿疣，且病变生长迅速，更易复发，治疗困难。

尖锐湿疣与生殖器癌症（如阴茎癌、阴道癌、肛门癌等）有着密切关系，尤其是外阴部尖锐湿疣可能在多年后又转化为鳞状细胞癌。HPV基因分型检测不仅有助于疾病诊断，还能为预后评估提供重要依据。鉴于HPV的高感染率和其相关疾病的严重性，尖锐湿疣不仅会对患者生理和心理健康造成严重影响，还具有潜在的癌变风险。因此，加强HPV疫苗接种和筛查工作对于有效预防 HPV 感染及相关癌症,以减轻公共卫生负担至关重要。

八、疫苗与研究

　　HPV 疫苗是 STIs 中唯一能有效预防 HPV 感染的疫苗。其中二价疫苗适用于 9 岁以上的女性,能够有效预防 HPV 16、18 型感染,可预防 70% 的宫颈癌;四价疫苗适用于 9 岁以上的健康人群,能够有效预防 HPV 6、11、16、18 型感染,可预防 70% 的宫颈癌和 90% 的尖锐湿疣;九价疫苗适用于 9 岁以上的健康人,能够有效预防 HPV 6、11、16、18、31、33、45、52、58 型感染,可预防 90% 的宫颈癌、85% 的阴道癌和 90% 的尖锐湿疣。早期接种疫苗有利于提高保护效果,且接种的年龄越小,感染 HPV 的可能性越低,因此四价疫苗更容易被接受。

　　据报道,英国 2008—2011 年,16~19 岁的女性尖锐湿疣的阳性率下降了 13.3%,这很可能与接种 HPV 疫苗相关。包括 6 个国家(瑞典、英国、比利时、美国、丹麦、德国)在内的研究表明,HPV 疫苗尽管有局限性,但四价 HPV 疫苗的接种有可能显著降低生殖器疣及 HPV 相关癌症的发病率。

　　目前,市面上的二价、四价和九价 HPV 疫苗已能够预防常见高危型和低危型 HPV 感染,有效预防相关疾病(如宫颈癌)。未来的研究将重点开发覆盖更多 HPV 基因型的疫苗,提高疫苗的免疫持久性,并优化接种策略,特

别是推广在青少年群体中的普遍接种。此外，由于 HPV
在 15 岁以上性活跃男性中的高发病率，将男性纳入 HPV
综合预防战略对于降低相关疾病负担也至关重要。尽管
基因芯片和全基因组测序技术在 HPV 耐药基因检测中
展现出巨大的潜力，但仍面临技术和成本的挑战，且数据
解读人员需具备较高的专业能力。

第二章　人乳头状瘤病毒实验室检测

　　人乳头状瘤病毒（HPV）是一种广泛存在的病毒，人类主要通过性传播感染，HPV 感染与多种恶性肿瘤的发生密切相关，特别是宫颈癌、外阴癌、阴道癌、肛门癌，以及头颈癌等多种恶性肿瘤。尤其是高危型 HPV（如 HPV 16、18、31、33 型等），与宫颈癌的发生密切相关。因此，HPV 的早期检测对癌症预防及疾病早发现具有重要意义。

　　HPV 实验室检测方法主要包括组织病理学与免疫组织化学检测，以及病原分子生物学检测。病原分子生物学检测包括实时荧光 PCR 法和流式荧光杂交法等，是目前最常见且准确的 HPV 检测方法。实时荧光 PCR 法通过扩增 HPV 特定基因片段，能够高效检测不同亚型的 HPV 病毒，尤其适用于高危型 HPV 的筛查。流式荧光杂交法则通过使用荧光标记探针与 HPV 基因序列结合，从而提供更加准确的病毒亚型信息，常用于定量检测和风险评估。

　　HPV 病原学核酸检测的临床意义在于其能够识别 HPV DNA，特别是高危型 HPV 感染，该检测有助于评估宫颈癌及其他相关癌症的风险，为临床决策提供数据支持。定期筛查和及时干预能够显著降低 HPV 感染及相关疾病的发病率与病死率。

第一节 尖锐湿疣组织病理学和免疫组织化学检测

尖锐湿疣组织病理学检查通过显微镜观察组织样本的结构、细胞形态及其变化,帮助诊断疾病。尖锐湿疣的组织病理学特征包括表皮乳头瘤样或疣状增生,表皮浅层(颗粒层和棘层上部)可见呈灶状、片状或散在分布的空泡化细胞,被称为凹空细胞。此类细胞体积增大,核深染,核周胞质出现不同程度的空泡化改变。部分皮损的颗粒层内可见粗大的紫色包涵体颗粒。

对于典型皮损的患者,通常不需要进行组织病理活检,但如果出现下列情况,特别是对于免疫功能低下的患者(如 HIV 感染者),应考虑进行组织病理活检:①诊断不确定;②非典型皮损(如溃疡、出血、色素沉着、硬化、与周围组织粘连等);③经标准治疗后效果不佳,顽固且容易复发;④在治疗期间病情恶化;⑤巨大尖锐湿疣。

免疫组织化学检测是一种基于抗原与抗体反应的技术,用于检测组织样本中是否存在特定的蛋白质或分子标志物。针对尖锐湿疣,免疫组织化学可检测组织中的 HPV 相关抗原(如 E6、E7 等蛋白),并通过在上皮组织中定位病变区域帮助诊断。组织切片经过免疫组织化学反应后,通过显微镜观察,可以在细胞核内看到棕色颗粒状沉积物,这些沉积物主要分布在表皮浅层及角化不全的角质层内。

一、实验准备

1. **设备** 全自动组织脱水机、包埋机、病理切片机、切片漂烘温控仪、恒温箱、普通冰箱、光学显微镜等。

2. **耗材和试剂** 切片刀、手术刀架、手术刀片、毛笔、眼科弯头镊子、载玻片、中性树胶、盖玻片；苏木精染液、5% 伊红、盐酸；10% 中性甲醛溶液(福尔马林)、含水乙醇(70%、80%、95%)、无水乙醇、病理石蜡、二甲苯；免疫组织化学试剂盒等。

3. **对照品** 试剂盒配套的 HPV 多亚型分子免疫组织化学检测阴性和阳性对照品。

二、实验原理

HPV 感染后,疣状皮损的细胞结构和排列发生改变,主要表现为乳头瘤样增生、表皮角化不全、棘层肥厚、真皮浅层炎细胞浸润,以及表皮内细胞空泡化等形态改变。免疫组织化学使用 HPV 亚型特异性的单克隆抗体,并将抗体标记辣根过氧化酶,当抗体与病理切片上的 HPV 亚型抗原结合时,过氧化酶能够催化底物反应,呈现棕色沉积物。

三、实验步骤

(一) 采集标本

在无菌条件下,切取病变组织,并将其置于含 10% 中性甲醛溶液(福尔马林)的容器中进行固定。

(二) 标本处理

1. 脱水处理 将组织块依次放入 80%、90%、95% 和无水乙醇中脱水。

2. 透明处理 将脱水后的组织块置于二甲苯中进行透明处理。

3. 浸蜡处理 将透明处理后的组织块浸入低温石蜡液中,使石蜡充分渗透组织。

4. 石蜡包埋 在高温下融化石蜡块并注入病理模具中,将组织块置于模具底部中央,组织块切面处于底部、表皮位于技术员的远端。

5. 石蜡凝固与修整 待石蜡完全凝固后,将组织蜡块从模具中剥离,修整边缘,去除多余石蜡,以组织块为中心形成梯形突起。

6. 固定持蜡器 使用高温金属器具融化石蜡组织块背面,并将其固定在金属或木质持蜡器上,以便后续切片操作。

(三) 组织切片

1. 蜡块固定 将组织蜡块固定在切片机上,确保组织切面朝向操作者,表皮朝上。

2. 切片刀安装 将切片刀正确安装在切片机的刀架上,确保稳固。

3. 刀架调整 根据组织切面调整刀架角度和左右位置,拧紧固定螺丝旋钮以锁定。

4. 切片厚度设置 设置合适的切片厚度(4~6μm),确保切片的均匀性。

5. **连续切片**　修整组织蜡块切面后,进行连续切片操作。

6. **切片展开**　用毛笔轻轻挑起切片,平铺在约45℃的水面上,利用水温和水表面张力使切片自动延展铺平。

7. **切片分割与捞取**　使用眼科镊分割切片,用载玻片撩起切片,倾斜载玻片去掉多余的水分。

8. **烘片处理**　将切片置于65℃恒温箱中烘片,融化组织间隙的石蜡。

(四)苏木精-伊红染色

1. **脱蜡处理**　从恒温箱中取出组织切片载玻片,趁热投入二甲苯中进行脱蜡(由高浓度向低浓度过渡)。

2. **脱苯与复水**　将脱蜡后的切片转移至无水乙醇脱苯,随后经梯度含水乙醇复水处理。

3. **染色处理**　对复水后的切片进行苏木精-伊红染色,完成染色后依次进行脱水和透明处理。

4. **封固制片**　待切片自然干燥后,滴加中性树脂并加盖玻片进行封固。

5. **镜检观察**　利用显微镜观察染色后的组织切片,分析其形态学特征。

(五)免疫组织化学

1. **前期处理**　按照上述流程进行组织切片融蜡、脱蜡和脱苯处理。

2. **复水与干燥**　完成梯度复水后,将切片自然干燥备用。

3. **免疫组化反应** 对干燥切片进行特异性免疫组织化学染色反应。

4. **封固制片** 反应完成后自然干燥,滴加中性树脂并加盖玻片封固。

5. **结果判读** 通过显微镜观察组织形态特征及特异性免疫反应特征。

四、质量标准和结果判断

(一)质量标准

1. **切片质量** 组织切片应厚薄均匀,无皱褶和刀痕,组织间隙无人为增大,组织表皮不应出现脱落和分离片现象。

2. **染色效果** 切片染色后,苏木精 - 伊红染色细胞核呈深蓝色,与细胞质粉红色形成鲜明对比(图 2-1)。免疫组织化学反应阳性结果呈现棕褐色,与蓝色细胞和浅色背景形成明显反差(图 2-2)。

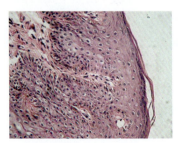

图 2-1 尖锐湿疣组织苏木精 - 伊红染色
显微镜下形态学特征(×400)

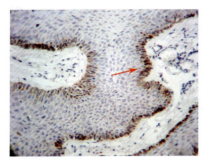

图 2-2　尖锐湿疣免疫组织化学 HPV 亚型
阳性(红色箭头)显微镜下形态学特征(×400)

3. 免疫组织化学对照应符合预期结果,保证染色特异度和灵敏度,确保检测的准确性。

(二) 结果判断

1. **组织病理形态**　表皮呈乳头瘤样增生,棘层肥厚,伴有轻度角化和角化不全。棘层细胞及颗粒细胞层可见空泡化现象,细胞胞体较大,具有一个圆形深染的核。空泡化细胞常呈灶状、片状或散在分布,具有特征性的灰色核大形态。空泡化是尖锐湿疣组织病理的特征性表现。有些空泡样角质形成细胞内可能见到大小不等的浓染颗粒状物质,即病毒包涵体。真皮浅层可见血管扩张,并伴有以淋巴细胞为主的炎症细胞浸润。

2. **免疫组织化学检测**　除了常见的病理形态学特征外,免疫组织化学染色可见基底膜上形成相配伍的 HPV 亚型一致的棕褐色带,这表明该组织感染了对应的 HPV 亚型。

五、临床意义

1. 组织病理学表现出 HPV 特征性的形态学结构,可作为诊断尖锐湿疣的重要依据。

2. 免疫组织化学检测能够显示 HPV 亚型特异性的形态学特征,可用于 HPV 亚型的感染定位与鉴别,有助于明确感染的具体类型。

3. 若组织病理切片未见空泡化细胞,仅见片状角化不全或表皮乳头瘤样增生,不能排除尖锐湿疣。必要时需通过随访或分子生物学检测进行辅助诊断,以确保诊断的准确性。

六、关键技术

(一) 组织块的蜡块制作和切片

组织块的蜡块制作和切片质量是组织病理和免疫组织化学检测的重要技术。

1. 由于皮肤组织具有致密的表皮和疏松的皮下组织结构,不同于其他脏器组织,皮肤组织脱水处理的技术要求较高。过度透明化处理可能导致组织脆化,影响切片质量。因此,应适时更换新鲜配制的脱蜡试剂,严格控制脱水和透明步骤。

2. 组织块体积适宜(<2.0cm × 2.0cm × 0.3cm)有助于提高脱水和透明化的步骤,以确保切片质量。

3. 采用一次性钢刃刀片,以提高切片质量和工作效率,避免刀片的损伤对切片质量造成影响。

(二) 结果判读

1. 在切片过程中,应避免对组织块施加过大压力,以免影响组织结构的完整性,进而影响病理结果的准确判断。应特别注意组织的切割方向和切片厚度,以确保病理特征的准确呈现。

2. 必要时应制作间隔的连续切片,从不同截面染色片中仔细观察组织病理学特征。通过对多切片的比对分析,可以提高病理诊断的准确性。切片间应确保适当的间隔,以避免重复区域的误判。

3. 对于具有复杂形态学变化的病例,应注意区分与其他类似疾病的病理差异,避免误诊。结合临床症状、HPV 亚型检测结果及免疫组织化学特征进行综合分析,以确保准确诊断。

4. 结果判读时,应特别注意可能的假阴性或假阳性情况,尤其是在组织切片的质量较差或取材不足时。若切片质量无法完全保证,应考虑进一步通过分子生物学检测或随访观察进行确认。

七、局限性

1. 皮肤组织切片技术及病理阅片需要专业培训和长期的实践经验。不同操作人员之间的经验差异可能影响结果的准确性和可靠性。

2. 组织学检查的检测周期较长,且成本较高,可能影响其在临床中的普及和应用。

3. 目前,国内市场尚无商品化的试剂盒供广泛使用,限制了该技术的普及和标准化应用。

第二节　人乳头状瘤病毒
分子生物学检测

截至 2024 年 11 月 4 日,国家药品监督管理局已批准 304 款核酸扩增检测(NAAT)试剂盒。根据检测原理和 HPV 亚型覆盖特点,本节将以一种结合了 14 种高危型 HPV 亚型和 27 种 HPV 亚型的 NAAT 试剂盒为例进行说明。

一、实验准备

(一)设备

全自动核酸抽提仪(磁珠法)、实时荧光 PCR 扩增检测仪、PCR 扩增仪、多功能流式点阵仪、恒温高速离心机、超低温冰箱、普通冰箱、高压灭菌锅、涡旋振荡仪、加热模块、微量移液器、生物安全柜等。

(二)器材和试剂

滤芯移液头、离心管、拭子、隔离衣、乳胶手套、护目镜、眼科剪刀、手术刀架、手术刀片、微孔板、试剂槽、薄壁 PCR 反应管、核酸抽提试剂盒(磁珠法)、实时荧光 PCR 试剂盒、流式荧光杂交试剂盒、缓冲液等。

(三)临床基因扩增实验室

应按照技术标准和管理要求,建设符合资质要求的分子生物学实验室,并确保质量管理体系的完善。

(四) 对照品、质控品和可溯源标准物质

1. **试剂盒配套的对照品**　HPV 多亚型分子生物学检测阴性和阳性对照品。

2. **国家药品标准物质查询与订购平台提供的物质**　GBW(E)090502/3/4/5(HPV-16DNA) 和 GBW(E)090506/7/8/9(HPV-18DNA)梯度浓度标准品。

3. **美国菌种保藏中心(American Type Culture Collection,ATCC)提供的溯源物质**　VR-3240SD(HPV 16 定量合成 DNA)、VR-3241SD(HPV 18 定量合成 DNA)、VR-3256SD(HPV 31 定量合成 DNA)、45151D(HPV 11 质粒 DNA)、45152D(HPV 18 质粒 DNA)。

4. **英国药品和保健产品监管机构提供的 WHO 国际标准品**　06/202(HPV 16 DNA)、06/206(HPV 18DNA)、19/224(HPV 6/11/16/18 亚型 DNA) 和 19/226(HPV 31/33/45/52/58 亚型 DNA)。

二、实验原理

(一) 实时荧光 PCR 法

通过 PCR 和核酸杂交技术扩增靶点 DNA,在单一体系中同时检测 14 种高危型 HPV。该方法采用特异性引物,能够精准鉴别 HPV 16 和 HPV 18 亚型,同时使用一对通用引物扩增检测其他 12 个高危型 HPV 亚型(31、33、35、39、45、51、52、56、58、59、66 和 68b)。该检测方法主要应用于对出现意义不明确的非典型鳞状上皮细胞的女性进行筛查,以确定其是否需要进一步行阴

道镜检查。

试剂包括针对 14 种高危型 HPV 亚型和 β- 球蛋白 DNA 的特异性配对引物探针。在 PCR 扩增过程中，采用 4 种不同荧光染料标记的寡核苷酸探针，通过循环变温实现目标 DNA 序列的扩增。运用 HPV 和 β- 球蛋白特异性互补引物，以及分别标记不同荧光的 HPV 和 β- 球蛋白探针，实时监测目标 DNA 序列的扩增情况。

(二) 流式荧光杂交法

结合通用引物多重 PCR 扩增与流式荧光杂交分型检测技术，能够同时检测 27 种 HPV DNA 亚型。试剂盒配有 2 类探针和 28 颗分类微球。其中，与 HPV DNA 杂交的探针包被在 27 个分类微球上。每出现一种特异性探针的信号为阳性，表示相应型别 HPV 感染。此外，质控微球上包被有与人 β- 球蛋白基因杂交的探针，作为对整个试验流程(包括样本采集、核酸取样、PCR 扩增和杂交反应)的有效性监控。

在检测过程中，PCR 扩增的待检测样本 DNA 产物和微球上交联的特定探针根据碱基互补配对的原理进行杂交。加入荧光标记物后，通过多功能流式点阵仪检测微球的荧光信号。如果 PCR 产物和探针完全配对，则微球上相应探针捕获到标记有生物素(biotin) 的 PCR 产物，并通过链霉抗生物素蛋白(strepavidin, SA) 与藻红蛋白(R-phycoerythrin, PE) 标记形成微球 - 探针 -PCR 产物 -biotin-SA-PE 复合物，最终通过藻红蛋白标记检测到特定的荧光信号。如果 PCR 产物与探针不配对,则分类微球产生的荧光信号为背景信号,结果通过数据分析即可直接判断。

三、实验步骤

(一) 采集标本

1. 宫颈脱落细胞标本采集　使用生理盐水浸润阴道扩张器,暴露宫颈口,观察并清除宫颈口分泌物,用宫颈拭子擦去宫颈口外溢的分泌物。换新的宫颈拭子,轻柔插入宫颈管内 1~2cm,保持静止 3 秒后旋转拭子一周采集细胞标本。将采集后的拭子置入细胞保存液洗脱管,在管口处沿刷柄折痕折断宫颈刷,宫颈刷头留在洗脱管中,旋紧管盖完成密封。规范标注样本信息并保持洗脱管直立放置。

2. 组织块标本采集　手术切除组织标本后,使用洁净的眼科剪刀或手术刀将组织剪成粟米大小的碎粒。选取 4~6 个组织块置于细胞保存液洗脱管,采用滤芯移液头充分研磨至形成雾状悬液,旋紧管盖,清晰标注样本信息并保持洗脱管直立放置。

(二) 标本处理

1. 实时荧光 PCR 法　置于保存液的宫颈标本可在 2~8℃的环境中最多保存 6 个月;在 15~30℃条件下最多保存 6 周。

2. 流式荧光杂交法　置于细胞保存液的标本常温下可保存 1 周;在 2~8℃条件下可保存 1 个月;–20℃及以

下条件下可保存 6 个月。标本冻融次数不应超过 5 次，建议尽量避免反复冻融。

(三) 仪器设备安装和调试

1. 根据实验室技术和管理能力、临床服务需求、学科发展方向等综合要素，选择拟开展核酸检测的方法和仪器试剂品牌。

2. 安装并调试设备，确保设备功能正常。

3. 选择参加区域检测项目的质量管理活动，保证检测工作的规范化和高效性。

4. 编写实验室操作程序文件和标准操作手册，确保操作流程的一致性和规范性。

5. 实验室技术人员和供应商共同制定仪器校准方案，确保仪器的准确性。

6. 实验室技术人员主导制定并实施性能验证方案。

7. 实验室技术人员主导验证检测系统性能是否符合要求。

验证过程中，重点了解检测系统和操作技能的关键环节，确保实验室操作人员能独立掌握检测方法。厂商技术员不应独立执行关键操作步骤。对检测系统进行性能分析，确保其至少满足区域质量管理体系的基本要求，并判断其在本实验室中的适用性。

(四) 抽提核酸

1. 实时荧光 PCR 法

(1)取出试剂盒和标本，恢复到室温，每次以 24、48、

72 或 96 个样本设置运行批次,包含 2 个空白对照、1 个阴性对照、1 个阳性对照和质控品。

(2)将试剂、深孔板、微量移液头、微孔板、试剂槽等放置到全自动核酸抽提仪器(磁珠法)中,将样本、对照品或质控品在涡旋振荡仪上混匀,取 0.5mL 样本,加入含有 0.5mL 缓冲液的圆底试管中,涡旋振荡 1 秒。将试管置于加热模中,在 120℃下加热 20 分钟处理后,室温冷却 10 分钟,再进行涡旋振荡 5 秒。

(3)将试管取出并放入采集架内,确保条码正对缺口位置,便于条码扫描,去掉试管盖,检查软件向导,确认加载所有的试剂和耗材后启动仪器的核酸抽提程序。

2. 流式荧光杂交法

(1)取出试剂盒和标本,恢复到室温,每次运行检测以 16 为倍数的样本,包含空白对照、阴性对照、阳性对照和质控品。

(2)将试剂、深孔板、微量移液头、微孔板、试剂槽等放置于全自动核酸抽提仪器(磁珠法)中,将蛋白酶 K 置于离心机中,设定 13 000 转/min 离心 3 分钟,向蛋白酶 K 干粉中加入 1.1mL 保存液,使其完全溶解后使用,脱落细胞样本涡旋振荡混匀,小心揭开试剂板塑封膜,依次向 96 孔板的第 1 列及第 7 列中分别加入 400μL 样品、20μL 蛋白酶 K 溶液。

(3)确认全自动核酸抽提仪的设置程序,将深孔板小心放入仪器卡槽中,套上磁棒套,运行自动化程序,程序结束后,收集第 6 列及第 12 列的 DNA 核酸样本转移至干净的离心管中备用。

(五) 扩增和检测

1. 实时荧光 PCR 法

(1) 试剂配制:抽提核酸结束,取 240μL HPV Mg/Mn 加入一小瓶 HPV MMX 中,颠倒混匀备用。

(2) 反应体系制备:向微孔板加入 25μL HPV Mg/Mn-MMX 混合液,再加入 25μL 样本 DNA,转移至微孔板。

(3) 封膜与离心:将微孔板移至生物安全柜中,封膜后 1 500 转/min 离心 5 秒,确保反应液均匀分布。

(4) 扩增检测:将微孔板放入扩增检测仪,启动程序进行 PCR 扩增,结束后按说明书判断检测结果。

2. 流式荧光杂交法

(1) 实验准备:试剂盒和标本恢复至室温,每次运行检测以 8 为倍数设置 PCR 反应管,包含阴性对照、阳性对照和质控品。

(2) 预混液配制:按照每管 20.8μL 配制预混液、引物混合液和聚合酶 PCR 反应试剂,向每管 PCR 反应管分配 15μL PCR 反应试剂。

(3) 样本加样与离心:每管加入 5μL DNA 样本,压实管盖后 2 000 转/min 离心 10 秒,确保充分混合。

(4) PCR 扩增:将反应管置于 PCR 扩增仪中运行扩增程序。扩增完成后将样本转移至微孔杂交板。

(5)杂交检测:用剪刀剪去以 8 为倍数的微孔杂交板,将微球杂交液试剂瓶倒置于涡旋仪上振荡 30秒,然后再正立振荡 30 秒,确保混匀。每个杂交孔中加入 22μL 微球杂交液及 3μL 样本扩增产物,轻轻抽吸并混匀。剪取适当大小的封板纸,将微孔杂交板覆盖封口。将杂交板置于 PCR 仪中(或金属恒温浴),95℃变性 5 分钟,48℃杂交 30 分钟。小心撕下封板纸,每孔快速加入 75μL 链霉抗生物素蛋白 - 藻红蛋白。加入后,重新粘好封板纸,继续在 48℃下孵育15 分钟。

(6)检测与数据分析:将微孔杂交板快速转移至预热好的多功能流式点阵仪上进行检测,根据说明书分析数据和报告结果。

四、质量标准和结果判断

(一)实时荧光 PCR 法

1. 对照品和质控品检测结果应符合预期。如不符合预期,应重新检查试验流程和操作步骤,确保设备、试剂和试验环境等符合要求。

2. 如果全部 14 种 HPV 亚型 DNA 均未检出或检测结果低于预定阈值,可以发布"HPV 高危多亚型阴性"报告。对于未检出的结果,需确认是否存在试验操作问题或样本质量问题,确保检测的准确性。

3. 如果 HPV 16 亚型(或 HPV 18 亚型)DNA 高于预定阈值,且其他亚型 DNA 未检出或低于预定阈值。可

29

以发布"HPV 16 亚型阳性报告"或"HPV 18 亚型阳性报告"。确认 HPV 16 或 HPV 18 亚型的阳性结果时,应仔细排除交叉污染或其他非特异性反应,以保证报告的准确性。

4. 如果 HPV 16 和 HPV 18 亚型 DNA 均未检出或低于预定阈值,且其他 12 种高危型 HPV 的 DNA 高于预定阈值,可以发布"HPV 高危多亚型阳性报告"。此种结果提示存在其他高危型 HPV 亚型感染,应进一步评估临床意义,并结合患者的其他临床表现进行综合判断。

(二)流式荧光杂交法

1. 阳性内对照 Globin 信号>150 微球,即代表整个试验成功,试验结果有效。如果 Globin 信号未达到要求,可能是由于试剂问题、操作不当或仪器故障,需检查并确认试验条件是否正常。

2. 任何样本的 HPV 亚型特异性探针的信号>150 微球,则可以发布该探针对应的 HPV 亚型的阳性报告。在发布阳性报告之前,应确认样本的质量和信号强度,避免因污染或操作问题导致假阳性结果。

3. 任何样本的 HPV 亚型特异性探针的信号<150 微球,则可以发布该探针对应的 HPV 亚型的阴性报告。信号强度过低可能意味着样本中病毒 DNA 含量不足或 PCR 过程出现异常,应重新评估样本处理和试验条件。

五、临床意义

（一）实时荧光 PCR 法

1. 高危型 HPV 亚型全部阴性，细胞学异常的风险较低　当检测结果显示全部 14 种高危型 HPV 亚型均为阴性时，患者发生细胞学异常［≥宫颈上皮内瘤变（CIN）2］的风险较低，但不能排除未来可能发生宫颈细胞学改变的风险，因此需要定期随访监测。

2. HPV 16 型、HPV 18 型阴性，其他 12 种高危型 HPV 亚型阳性，细胞学异常风险较高　若仅 HPV 16 型和 HPV 18 型为阴性，而其他 12 种高危型 HPV 亚型呈阳性，患者发生细胞学异常（≥CIN 2）的概率较高，且这种病变有可能通过阴道镜检查发现。此类患者应进行进一步的临床评估和定期随访，以便及时发现潜在的病变。

3. HPV 16 型和 / 或 HPV 18 型阳性，细胞学异常风险极高　如果 HPV16 型和 / 或 HPV 18 型呈阳性，患者发生细胞学异常（≥CIN 2）的概率非常高，且大多数情况下可以通过阴道镜检查发现。对这类患者应引起高度关注，可能需要进一步诊断和治疗，如冷冻疗法、电环切除术等。

4. 阴性结果不能排除 HPV 感染的存在　特别是在样本采集不足或样本中存在抑制剂的情况下，可能会影响检测的灵敏度。此时，临床医生应结合患者的病史、临床症状、体征及其他检查结果进行综合分析，制定合理的诊疗方案。此外,在检测结果为阴性时,仍建议定期随访并进行必要的临床检查,以便早期发现任何潜在的病变。

(二)流式荧光杂交法

1. 流式荧光杂交法能够同时检测 17 种高危型 HPV 亚型和 10 种低危型 HPV 亚型。临床决策应根据检测到的 HPV 亚型的风险程度进行相应调整。例如:对于高危型 HPV 感染阳性者,应加强随访和必要的治疗措施,而低危型 HPV 阳性者则可以采取常规观察策略。

2. 即使全部 27 种 HPV 亚型的检测结果均为阴性,仍然无法完全排除 HPV 感染的可能性,尤其是在样本质量不佳或检测灵敏度受到限制的情况下。因此,临床判断应综合考虑患者的病史、症状、体征及其他临床检查结果,结合个体的高危因素,做出科学的诊断和治疗决策。

六、关键技术

1. **遴选方法和试剂需要综合评估** 必要时,需深入了解基因靶标分子特征与流行毒株之间的关系,以确保检测方法的适用性和准确性。

2. **方案制定** 医技人员必须全程深度参与检测方案的制定和检测系统的性能验证工作;质量和技术主管应主导方案的制定和临床评估。通过这些过程,确保检测系统的产品性能得到验证,使操作环节的潜在问题能够及时被发现并加以改进。技术操作应由实验室人员亲自执行,切忌由供应商技术人员代为操作,以免影响检测的可靠性和有效性。

3. 实时荧光 PCR 法 采集标本时若使用试剂盒配套的专用保养液,可以提高阳性检出率。应确保所有操作均符合操作规程,避免外部污染源的干扰,在所有测试水平上均未发现外周血单核细胞和子宫颈黏液对检测产生干扰。核酸抽提应在 90 分钟内完成,并立即进行扩增和检测。延迟操作可能会影响结果的可靠性。微孔板的密封至关重要,能有效防止高温蒸发对结果的影响,若密封不当,可能导致高温蒸发影响检测结果或分析仪污染。

4. 流式荧光杂交法 在使用流式荧光杂交法时,应特别注意微孔杂交板的封口。使用指压封口法多次确保微孔杂交板封膜严密,以防在高温变性和杂交时溶液蒸发,确保测试结果的准确性,避免因溶液蒸发造成的假阴性或假阳性结果。

七、局限性

1. 无法判断 HPV 的生物活性 核酸检测只能检测 HPV DNA 的存在,而无法判断 HPV 是否具有生物活性或是否处于潜伏状态。因此,检测结果不能完全代表感染的临床风险,不能单独用于评估患者是否有发展为宫颈癌等相关疾病的风险。临床判断应结合其他检测方法,如细胞学检查、组织病理学检查等综合评估。

2. 样本拷贝数依赖性 HPV DNA 的检测结果受样本中病毒拷贝数的影响。由于拷贝数的差异,检测结果可能受样本收集方法、患者个体差异、感染分期和干扰物质等因素的影响。因此,在样本采集过程中,必须确保操作规范,并尽量避免由于不当采样或干扰物质引起的假阴性或假阳性结果。

3. 表皮组织的更新周期 HPV 感染人体后,病毒可能处于潜伏期,在基层角质细胞间潜伏,并在表皮细胞层复制。表皮细胞的更替周期(从基底细胞到脱落)需要 52~75 日。因此,对于接受治疗后的患者,建议至少在 3 个月后进行复检,以避免过早检测未完全清除的病毒,造成误判。

4. 人群年龄限制 本检测方法适用于 21 岁及以上的女性。该年龄段的人群在 HPV 感染和相关疾病(如宫颈癌)的风险较高,因此该检测更具有临床意义。对于 21 岁以下人群的适用性尚未充分验证,需谨慎使用。

5. 样本类型限制 本检测方法主要适用于女性宫颈脱落细胞样本。对于其他类型的样本(如尿液、阴道分泌物等),本方法的适用性和准确性尚需进一步研究验证。

6. 检测结果的临床解读依赖性 人群中 HPV 感染的阳性预测值与感染率呈正相关,尤其是在高发地区或高风险人群中。然而,单纯依赖 HPV 检测结果进行临床诊断可能不全面。阳性结果应结合患者的临床症状、体征、病史及其他辅助检查结果进行全面评估，避免过度依赖单一检测结果而忽视潜在的临床信息。

第三章　临床检测应用策略

人类实现全球消除宫颈癌即将成为可能。2020年世界卫生大会通过《加速消除宫颈癌全球战略》,目标是将宫颈癌发病率控制在4/10万每年以下,并在2030年实现以下目标:90%的女性在15岁前接种HPV疫苗;70%的女性在35岁前接受高效HPV检测方法的筛查,并且在45岁时再次筛查;90%的确诊患有宫颈疾病的妇女接受治疗。

对于尖锐湿疣的防治,采用三级预防体系:一级预防是通过接种HPV疫苗减少低危型HPV感染,预防尖锐湿疣的发生。二级预防是通过高效的HPV检测方法和定期筛查,早期发现潜在的感染者,及时进行医疗干预。三级预防是对于已感染的个体,早期治疗可有效控制尖锐湿疣的传播,防止病情进展。

自2006年HPV疫苗使用以来,HPV的防治工作已逐渐成为全球公共卫生的重要议题。HPV是导致尖锐湿疣(生殖器疣)和宫颈癌的主要病因之一,其中低危型HPV(如HPV 6型、HPV 11型)是尖锐湿疣的主要病原,而高危型HPV(如HPV 16型、HPV 18型)则与宫颈癌等上皮细胞病变的发生密切相关。随着HPV疫苗的普及,HPV感染的防控逐渐成为全球性的公共卫生策略,尤其是在防治尖锐湿疣方面取得显著成效。

但是,对亚临床感染、复发性感染、HPV 多亚型混合感染的临床问题,始终需要重视。鉴别感染属于一过性还是持续性,以及开展高危型 HPV 感染的监测,是实现 WHO 全球倡议的技术支撑。

HPV 是目前已知的病毒家族中亚型非常多的病毒之一,已有超过 200 种 HPV 亚型被鉴定,其中超过 40 种亚型感染生殖器周围。低危型 HPV 亚型(如 HPV 6 型、HPV 11 型)是引起生殖器疣的主要原因,90% 以上的尖锐湿疣病例是由此所致。这些病毒通常导致生殖器疣和复发性呼吸道乳头状瘤。尖锐湿疣表现为皮肤或黏膜表面的小型肿物,呈菜花状或凸起状,通常分布在生殖器、肛门或周围区域。尽管尖锐湿疣多数病例是自限性的,但其高传染性及复发性仍使其成为重要的公共卫生问题。

流行病学研究显示,不同地理区域中 HPV 亚型有所不同。一项荟萃分析显示,HPV 感染的总体发病率在不同地区和人群中的差异明显,亚洲人群中的 HPV 6 型和 HPV 11 型占生殖器疣病例的 90% 以上。因此,中国应根据不同地域和人群特征进行 HPV 多亚型检测,尤其是针对低危型 HPV 亚型的检测,对独立个体检测数据的累积,提供了本地区群体 HPV 监测的依据,以便为尖锐湿疣的防控策略和疫苗选择提供科学依据。

颈癌至关重要。细胞学检查可以发现异常的宫颈细胞，NAAT-HPV 则用于监测 HPV 感染的情况，特别是高危型 HPV 感染。尽管 HPV 检测被广泛用于宫颈癌筛查，但它不应用于诊断生殖器疣或作为常规的性传播感染检测手段。HPV 感染的阳性结果并不等于癌症的发生，大部分 HPV 感染可以自行清除。对于存在异常宫颈细胞或高危 HPV 感染的女性，应进行进一步的随访和干预，以防癌变。

三、亚临床 HPV 感染与检测方法选择

HPV 主要通过皮肤接触传播，尤其是在性行为过程中传播。研究发现 13%~30% 的女性同性恋患者在宫颈、阴道和外阴中检测到 HPV DNA，这一现象提示 HPV 可能存在于多种性别群体中。HPV 感染还可能通过性玩具等物品进行传播，无论男性同性恋、女性同性恋还是双性恋，共用玩具也面临 HPV 感染的风险。

亚临床 HPV 感染是指患者虽无明显的临床症状和体征，但仍然存在 HPV 感染的情况。这类感染通常不能通过肉眼观察到，因此依赖于灵敏的检测手段进行诊断。NAAT 方法因其高灵敏度和高特异度，成为检测亚临床 HPV 感染的首选方法，尤其在无明显临床症状的情况下，能够准确检测到 HPV 病毒。亚临床感染的检测不仅有助于识别无症状的感染者，还能够帮助评估 HPV 感染的风险性和传播潜力。对于免

疫抑制人群(如 HIV 感染者),HPV 感染更易复发,并可能引发更严重的病变。因此,NAAT 方法在这些高风险人群中的应用尤为重要。选择合适的 NAAT 试剂盒至关重要,必须明确试剂盒覆盖的 HPV 亚型,尤其是低危型 HPV(如 HPV 6 型、HPV 11 型)和高危型 HPV(如 HPV 16 型、HPV 18 型),并验证其性能,能够为临床决策提供有价值的信息。然而,目前尚无单一的检测方法能够涵盖所有的 HPV 亚型,因此在实际操作中,临床医生和实验室技术人员需根据当地流行的 HPV 亚型、疫苗接种覆盖范围,以及试剂盒性能,合理选择适合的检测方法。

第二节　人乳头状瘤病毒检测结果解读与医疗决策

　　HPV 感染是一个动态的过程,感染的 HPV 亚型、疾病严重程度和患者的免疫状况都会影响疾病的发展和治疗方案。HPV 检测结果的解读对于制定尖锐湿疣的管理和治疗决策至关重要。不同的 HPV 感染检测结果可能会影响患者的治疗方案、随访计划及疫苗接种决策。本节将介绍如何根据 HPV 检测结果来制定医疗决策。

一、人乳头状瘤病毒阳性结果的解读与处理

　　当 HPV 检测结果为阳性时,首先需要评估是高危型

HPV 感染还是低危型 HPV 感染,以及是否存在尖锐湿疣的相关病变。对于低危型 HPV 感染者,通常以局部治疗为主;而对于高危型 HPV 感染者,则需要考虑是否有相关的癌前病变风险,特别是如果存在 HPV 16 型、HPV 18 型等与宫颈癌相关的高危型,需要引起足够重视,并在必要时进一步的检查,如宫颈细胞学检查或阴道镜检查;对于确诊为高危型 HPV 感染且存在宫颈病变的患者,应根据病变的程度,制定相应的治疗方案,并需要定期随访以监测病变进展。

1. 高危型 HPV 感染的处理 尽管高危型 HPV(如 HPV 16 型、HPV 18 型)主要与宫颈癌等癌变风险相关,但在尖锐湿疣患者中,偶尔也会出现高危型 HPV 感染。这些患者通常没有明显的尖锐湿疣病变,但可能存在潜在的病变风险,特别是在免疫抑制患者中。

对于已发现的宫颈癌前病变或宫颈癌(CIN 1~3 级、宫颈浸润癌等),应及时治疗,包括冷冻治疗、环状电切术、激光治疗或手术治疗。

对于存在高危型 HPV 感染但没有临床病变的患者,治疗策略主要是定期随访,包括细胞学检查和 HPV 检测,确保早期发现任何可能的异常病变。根据患者的免疫状况,可能还需要进一步干预和监测。

2. 低危型 HPV 感染的处理 低危型 HPV(如 HPV 6 型、HPV 11 型)通常与尖锐湿疣的发生相关。对于由低危型 HPV 引起尖锐湿疣的患者,若存在肉眼可见的病变,应采取局部治疗措施,包括冷冻治疗、激光治疗或药物治疗(如咪喹莫特、氟尿嘧啶等)等方法。治疗的主要目的是去除肉眼可见的病变,改善患者的外观和症状,而并非清除 HPV 感染本身。

对于大多数亚临床 HPV 感染者,尤其是 HPV 6 型和 HPV 11 型引起的亚临床感染,感染通常在数月到数年内自然清除,因此不需要特殊的抗病毒治疗。

二、人乳头状瘤病毒阴性结果的解读与处理

HPV 检测结果为阴性时,表明检测的 HPV 亚型未在体内存在或其浓度极低。对于没有其他临床症状的就诊者,通常不需要进一步治疗。然而,对于某些高风险人群(如免疫抑制患者、长期使用口服避孕药或吸烟者等),仍需定期进行检查,以确保早期发现潜在的感染或病变。

1. **无临床症状的 HPV 阴性就诊者** 根据就诊者的年龄和健康状况,决定是否继续定期筛查。对于大多数人员,定期筛查通常为每三年进行一次细胞学检查,或每五年进行一次联合 HPV 检测和细胞学检查,特别是对高危人群。

2. **高风险群体的管理** 对于免疫抑制患者(如 HIV 感染者)、长期使用免疫抑制药物的患者、吸毒者等高风险群体,即便 HPV 检测结果为阴性,仍需定期进行随访检查。这些人群的免疫系统较弱,可能会导致 HPV 感染持续存在,因此定期检测和随访至关重要。

3. 已接种 HPV 疫苗者 尽管 HPV 疫苗可以显著降低高危 HPV 感染的发生率,但疫苗覆盖的 HPV 亚型有限,因此仍然建议接种者定期筛查,特别是对于未接种疫苗前可能已暴露于 HPV 者。

三、医疗决策的影响因素

HPV 检测结果的解读不仅依赖于结果本身,还需结合患者的临床表现、免疫状况,以及其他相关因素。例如:免疫抑制患者可能更容易发展成尖锐湿疣或其他 HPV 相关病变,而女性的妊娠状态也可能对治疗方案选择产生影响。医疗决策应综合考虑这些因素,以确保为患者提供最合适的治疗和随访计划。

第三节 人乳头状瘤病毒疫苗接种策略与管理

避免高风险性活动(无保护、多性伴、新性伴、性伴感染 STIs 等)是预防生殖器 HPV 感染的最可靠的方法。而 HPV 疫苗作为一种有效的预防措施,能够显著降低 HPV 感染及其引发的尖锐湿疣与相关疾病进展为癌前病变的发生率。本节将重点探讨不同人群的疫苗接种建议、疫苗接种后的效果,以及长期免疫保护,尤其是针对尖锐湿疣的预防。

一、人乳头状瘤病毒疫苗的作用机制与种类

HPV 疫苗的主要活性成分是类病毒颗粒,是一种"空壳"的病毒颗粒,颗粒结构类似于自然感染的 HPV 病毒,但疫苗不包含病毒 DNA,因此不会引发感染。类病毒颗粒能够诱发人体产生针对 HPV 的保护性免疫反应,从而有效预防 HPV 感染及相关疾病。根据目前疫苗的研究和使用情况,主要有三种类型的 HPV 疫苗被批准用于 HPV 相关疾病。

1. **二价疫苗**(HPV 16、18 型) 主要预防与宫颈癌相关的高危型 HPV,能预防约 70% 的宫颈癌,但对其他类型的 HPV 感染(如 HPV 6、11 型)引起的尖锐湿疣没有防护效果。

2. **四价疫苗**(HPV 6、11、16、18 型) 不仅可以预防宫颈癌,还可以有效预防 90% 的生殖器疣(尖锐湿疣)。

3. **九价疫苗**(HPV 6、11、16、18、31、33、45、52、58 型) 可预防约 90% 的宫颈癌,并覆盖更多高危型别,且对尖锐湿疣的预防效果也更加广泛。

这些疫苗经过全球数亿人次接种,已证实其安全性,且接种后免疫保护可持续约 10 年。

二、不同年龄段和群体的接种建议

1. 适龄接种

(1)9~14 岁(低龄女性)建议接种 2 剂疫苗,接种间隔 6 个月。该年龄段的免疫反应最强,疫苗能够提供最有效

的保护,尤其是对尖锐湿疣的预防。

(2)15~26 岁女性若未感染 HPV,接种 2 剂疫苗也能提供有效保护。如果属于高风险群体或免疫功能低下者,建议接种 3 剂疫苗。

2. **特殊人群** 对免疫功能低下者(如 HIV 感染者、器官移植者等免疫抑制人群),建议接种 3 剂疫苗,以确保获得足够的免疫保护,尤其是在预防尖锐湿疣和其他 HPV 相关病变方面。

虽然 HPV 疫苗不能治疗已经存在的 HPV 感染或相关病变,但仍然推荐对已感染者接种疫苗。接种疫苗能有效预防未感染的其他 HPV 亚型,减少未来的交叉感染风险,降低未来尖锐湿疣等相关疾病的发生。

3. **关于男性的疫苗接种** 对于男性,尤其是同性恋者及双性恋者,由于存在 HPV 相关肛门癌、喉癌和尖锐湿疣的高发病率,应重视接种 HPV 疫苗。国外已有研究证实 HPV 疫苗在预防男性相关 HPV 疾病方面的有效性。

三、疫苗接种与定期筛查

虽然 HPV 疫苗能够提供有效的免疫保护,尤其是在预防尖锐湿疣方面,但它不能取代常规的宫颈癌筛查。WHO 最新的指导原则明确指出,接种 HPV 疫苗是宫颈癌预防的重要组成部分,但仍应结合常规宫颈癌筛查进行二级预防。宫颈癌筛查技术包括宫颈细胞学检查、宫颈液基薄层细胞学检查、阴道镜检查等,这些筛查手段能够帮助早期发现宫颈病变,并及时治疗,从而避免癌症的发生。

四、疫苗接种后的抗体检测

接种 HPV 疫苗后,人体能够产生具有保护性的中和抗体,这些抗体能够有效预防 HPV 病毒感染。中和抗体是衡量 HPV 疫苗免疫保护效果的重要指标。同时,国家药品监督管理局药品审评中心发布了《人乳头瘤病毒疫苗临床试验技术指导原则(试行)》,其中提出,在 HPV 疫苗的临床试验中,可用免疫原性作为终点进行有效性评价。然而,由于个体间的免疫应答反应存在差异,疫苗对每个人的效果也会有所不同。并且,接种疫苗后 10 年,抗体水平会逐渐降低,甚至失去免疫保护作用。血清中和抗体的检测能够为评估疫苗的免疫效果提供一定的参考依据。

目前,国内在 HPV 疫苗抗体检测方面采用世界卫生组织(WHO)在《HPV VLP 疫苗质量、安全性及效力评价指导原则》中推荐的"金标准",即假病毒中和试验(pseudovirus-based neutralization assay,PBNA 法)。但值得注意的是,HPV 疫苗接种后所产生的抗体滴度与疫苗的实际保护效果之间的确切关系尚不完全明确。因此,HPV 抗体检测主要用于监测群体的免疫状况,而非针对个体进行解读,对于抗体检测的结果,应当避免过度解读。

第四节　技术应用

　　近年来我国基因扩增实验室的建设和标准化普及工作取得了显著进展。这为临床分子生物学检测的常规应用提供了重要的保障。随着检测技术的不断创新,理论水平的加速提升,相关的管理标准和技术要求也在持续优化。为了应对不断变化的疾病谱和复杂的临床需求,专业技术人员需要提升如何发现和验证生物标志物、质量控制和管理能力的水平。

一、技术人员培训和资质

　　1. **生物安全与技能培训**　技术人员应根据工作岗位要求,接受严格的生物安全防护、医学伦理和临床分子检测等技能培训,并经过考核后获得上岗资格。尤其是从事 STIs 检测的人员,需要掌握性传播疾病的自然发生发展规律、生物标志物变化和检测方法。

　　2. **高通量检测技能**　从事临床和基础科研的技术人员,应接受包括核酸提取、纯化、量化等基本技能的培训,接受包括文库构建、测序平台操作和数据初步处理的高通量测序技能的培训,同时掌握应用软件分析测序数据和进行生物信息学解读的能力,并且经过评估确保技术人员具备独立操作及处理复杂实验数据的能力。

二、实验室设置和管理

(一)实验室标准

实验室应符合《实验室生物安全通用要求》(GB 19489—2008)、生物安全二级实验室标准和/或《医疗机构临床基因扩增检验实验室管理办法》(卫办医政发〔2010〕194号)的设置和管理要求。

(二)制定流程

制定质量管理体系文件、执行标准化操作程序,同时记录实验流程。

(三)如实记录

遵守ISO 15189质量管理的基本准则:"做所写的,记录所做的"。实验记录和报告要以检测数据事实为依据。

(四)检测性能验证

截至2024年11月4日,NMPA已经发布了304款HPV-NAAT检测试剂盒。由于原料来源、方法学、靶基因、亚型组合、生产工艺等因素差异,对同一批标本在不同实验室之间,甚至同一个实验室不同批次的检测结果仍然存在一致性的差异。为提高检测一致性,实验室应定期参与室内质控和室间质评,确保不同实验室之间、同一实验室不同批次的检测结果处于允许误差范围之内。实验室检测体系的技术指标亟待引入可溯源的HPV亚型检测定量标准物质。国际权威机构提供了多种类型的定量标准物质,每个产品都详细说明来源、体积、用途、使用方法等信息。

检测性能验证是实验室检测系统评估的关键环节。应由实验室核心的质量和技术主管、技术人员、产品技术支持人员共同制定性能验证方案,这是了解检测系统特性的必要环节,是熟悉检测系统、设备操作、检测特性,以及发现问题和优化方案的过程。

检验科技术人员全程深度参与对仪器设备的调试校准,是熟悉和掌握操作特性的必要步骤,并且主导新项目检测系统的性能验证工作。要确保正式开展项目时已经熟练掌握操作技术要领和质量要求。检测性能验证至少包含但不限于以下指标:符合率、准确度、重复性、线性、最低检出限。标本涵盖各部位分泌物、体液等,除了 HPV 覆盖亚型以外,特别要增加干扰 HPV 的项目的特异性检测。

三、人乳头状瘤病毒感染相关检测

(一)标本类型与检测方法

尖锐湿疣的 HPV 检测主要依赖皮肤黏膜部位的脱落细胞、分泌物或赘生物组织等标本的病毒含量和组织形态。皮肤、外阴、肛门、口腔等部位的标本收集具有特殊性,技术人员在采样过程中需要遵循严格的无菌操作规范,避免外部污染影响结果。

(二)宫颈脱落细胞学、组织病理学检测

宫颈脱落细胞学、组织病理学检测只能在组织发生实质性变化后判断是否感染 HPV,且无法区分高危

HPV 亚型。宫颈脱落细胞学检查需要具有资质的细胞学专家解读，同时也无法区分 HPV 亚型。组织病理学结合免疫组织化学检测可以诊断 HPV 高危型，但感染可能涉及单一或多种 HPV 亚型，因此需要对病理切片进行多次不同亚型免疫组织化学检测。目前国内尚无 NMPA 批准的免疫组织化学试剂，多种亚型检测的试验过程工作量大，进口免疫组织化学试剂盒价格昂贵。

(三) HPV 基因扩增检测

1. HPV 多亚型基因扩增检测成为临床检测、流行病监测的主要工具，已经成为尖锐湿疣及相关 HPV 感染的重要诊断手段。

2. 《人乳头瘤病毒（HPV）核酸检测及基因分型、试剂技术审查指导原则》指出与宫颈癌相关预期用途的 18 种基因型，其中高危型 13 种，包括 16、18、31、33、35、39、45、51、52、56、58、59、68，与宫颈癌的发生密切相关；低危型 5 种，包括 26、53、66、73 和 82，主要与生殖器赘生物的发生相关。HPV 的基因扩增检测技术对临床流行病学监测和宫颈癌筛查具有重要意义。《体外诊断试剂 HPV 检测的性能要求》必须有明确的截断（cutoff）值，判定阳性和阴性的界限。WHO 2013 年发布的《宫颈癌筛查和管理指南》要求高危 HPV 检测截断值 ≥ 1.0pg/L。WHO 2021 年发布的《宫颈癌癌前病变筛查和治疗指南（第二版）》要求高危型 HPV 检测应采用临床验证的标准化方法，其检测限应符合国际标准。

3. HPV 检测值的高低与病变严重程度之间无绝对的对应关系,主要原因是无法对采集的脱落细胞标本体积进行定量。

4. 核酸扩增检测阳性的感染者,即使经过治疗,其上皮组织中病毒颗粒的廓清仍需要较长周期。有研究报道,969 例 13 种高危型 HPV 亚型感染患者平均病毒清除时间为 9.52 个月。因此对阳性感染者的无临床表现的随访复测时长应大于 3 个月。大部分 HPV 核酸扩增试剂检测盒阳性不一定代表具有生物活性,需要与临床表现和症状结合,综合评估做出医疗决策。对无赘生物的亚临床感染者,单次 HPV 核酸扩增阳性需要进一步随访和观察。

5. HPV 基因扩增检测技术具有较高的灵敏度,但仍存在假阴性或假阳性的问题。假阴性通常由于标本采集不充分(如细胞量不足)、患者使用外用制剂、被血液污染等因素造成。还有一种极其罕见的情况,HPV 基因组 DNA 高度保守区内发生碱基突变,而检测体系引物和/或探针恰好覆盖这个碱基区域,可能导致无法检出实际存在的病毒 DNA。假阳性可能是由检测系统的误差或样本污染等原因导致。因此,技术人员需要严格把控标本采集与处理环节,并及时排除可能影响检测结果的干扰因素。

6. 理论上,可用 HPV E6 和 HPV E7 的 mRNA 作为靶标监测 HPV 感染后的进展。HPV E6 和 HPV E7

的 mRNA 在宿主基因组外复制时通常不表达或者低表达,而当病毒基因组整合入宿主基因组后,这些基因被激活,导致转录水平和蛋白表达的增加,从而引发癌变。通过检测 HPV E6 和 HPV E7 的 mRNA 的表达,可以评估 HPV 感染是否引发了细胞的恶性转化,尤其是在尖锐湿疣的后期阶段。因此,HPV E6 和 HPV E7 mRNA 的检测有望成为尖锐湿疣后期监测的重要手段。

(四)溯源体系

国家药品标准物质查询与订购平台提供以下 HPV 梯度浓度标准品:GBW(E)090502/3/4/5(HPV 16 DNA)、GBW(E)090506/7/8/9(HPV 18 DNA)。

美国菌种保藏中心(ATCC)提供了多种 HPV 定量标准物质,包括 VR-3240SD(HPV 16 定量合成 DNA)、VR-3241SD(HPV 18 定量合成 DNA)、VR-3256SD(HPV 31 定量合成 DNA)、45151D(HPV 11 质粒 DNA)、45152D(HPV 18 质粒 DNA)。此外,还提供了适用于研究的细胞系,如 CRM-CRL-1550(Ca Ski 宫颈上皮细胞)、HTB-35(SiHa 原发子宫组织样本片段中分离出来的细胞系)。该细胞系是一个合适的转染宿主(表达的基因为 $p53+$ 和 $pRB+$)、HTB-31(c-33a 宫颈上皮细胞。在 HeLa 细胞(宫颈鳞癌细胞系)中,$TP53$ 基因发生 c.817C>T(p.Arg273Cys)突变,导致突变型 p53 蛋白表达升高,并伴随 CCL2(MCP-1)表达上调。

英国药品和保健产品监管机构提供的 WHO 国际标准品包括 06/202（HPV 16 DNA）、06/206（HPV 18DNA）、19/224（HPV 6/11/16/18 亚 型 DNA）、19/226（HPV 31/33/45/52/58 亚 型 DNA）、10/140（抗 HPV 18 血 清）和 20/174（抗 HPV 11 血清）。

第四章　质量评价

第一节　试剂评估

　　试剂评估是尖锐湿疣相关的体外诊断试剂产品进入市场前的关键环节,核心目标是确保试剂的检测性能、质量稳定性,以及其在临床应用中的适用性。临床评估工作是否有性病领域专业机构参与、病例构成完整性、参比方法代表性,以及待评价试剂和参比试剂的差异结果与第三方检测结果一致性的讨论,是研判该临床评估工作的实质性内涵。通过系统评估,可以确保试剂在不同实验室和设备条件下的可靠性,从而为实际诊断提供准确、一致的检测结果。

　　试剂评估不仅包括产品的技术性能测试,还涵盖其稳定性、重复性、灵敏度、特异度等方面的全面验证,确保其符合国家和国际的相关标准。在尖锐湿疣的检测过程中,试剂评估对于保证检测准确性、确保诊断水平的提升,具有至关重要的作用。

　　此外,试剂评估也需要在一定数量的临床样本中进行验证,以确保其在不同病种、不同环境下的检测表现。随着体外诊断行业的不断发展,试剂评估逐渐引入了更加严谨和科学的评估方法,如室间质评、盲测等手段,以提高评估结果的客观性和准确性。试剂评估的最终目的是保证患者检测结果的准确性,从而提高临床诊断水平,促进医学健康事业的发展。

针对尖锐湿疣相关检测的体外诊断试剂,在上市前的临床评估通常由 STIs 医疗和质量管理的专业机构组织实施,符合国家《医疗器械监督管理条例》《涉及人的生命科学和医学研究伦理审查办法》和《人类遗传资源管理条例实施细则》管理要求。评估的目的是确保试剂在尖锐湿疣诊断中的可靠性和准确性。

一、临床评估医疗机构要求

医疗机构必须登录 NMPA 官网的政务服务门户,进入办事指南的医疗器械临床试验机构备案信息系统申请注册,获取开展临床评估的资格。机构应具备临床评估所需的专业技术水平、组织管理能力和开展伦理审查工作能力。临床试验机构需要具备相应的人员、设施和条件,能够开展相关检测项目和 / 或疾病诊疗,具备临床试验突发事件的应急机制。还应具备符合要求的实验室检测条件,满足相关的检测实验室资质认定要求等。临床试验机构应能够确保临床评估严格按照方案实施,并能够配合产品注册申报过程,包括进行必要的补充试验、配合申办者组织的监查和稽查,以及药品监督管理部门、卫生健康管理部门开展的检查等。

二、人员资质与专业能力要求

参与临床评估的技术人员必须参加 NMPA 开展的医疗器械临床试验质量管理规范的技能培训,并且通过考核,获得资格证书。临床评估主要研究者应具有设计并实施相关临床试验的能力、具有体外诊断试剂临床试验所要求的专业知识和经验,应熟悉相关的临床评估法规要求。

参与人员要接受尖锐湿疣检测技术的培训,掌握尖锐湿疣检测技术的原理、适用范围、操作方法等,并能够正确判读检测结果。

临床评估的统计学负责人应具备相关专业背景和能力。

三、方案设计与多中心协作规范

申办者应根据试验目的,综合考虑体外诊断试剂的预期用途、产品特征和预期风险等,组织制定科学合理的临床评估方案。评估方案应包括选择适当的临床试验设计类型,确定适合的对比方法、受试者入组、排除标准和临床评价指标等,并进行科学的样本量估算。方案的设计应基于扎实的医学知识和检测技术理论,同时结合丰富的实践经验。良好的评估方案是临床试验成功的关键,通常需要三家以上有资质的医疗机构共同参与,确保不同机构执行相同方案。临床试验方案应通过伦理委员会批准,并在临床试验全过程中严格遵循。

临床评估、性能验证方案设计非常重要。设计评估方案需要专业医学和检测技术的专业理论储备，以及丰富实践经验经历。好的设计方案是成功的一半。

四、数据真实和完整性

临床评估数据应确保真实、完整和可追溯，并且能够在最终的产品注册申请中提供有力的证据。临床评估数据应至少包括唯一可追溯的样本编号、人口学信息（如性别、年龄）、受试者临床诊断背景信息、样本类型、检测结果等。必要时，应附上临床试验的原始图谱等资料。

五、科学分析和客观解释

绝大多数情况下，参比试剂与待评估试剂的检测结果一致，关键在于如何科学分析样本差异，并通过第三方检测验证更符合临床诊断要求的试剂。

在统计分析中，不能仅依赖数据作为选择系统的唯一标准，应辩证分析统计结果。数据的质量依赖于检测值，而这些检测值的准确性受病例数和病程阶段等因素的影响。因此，临床评估应涵盖诊疗专业机构参与，考虑样本量、感染部位、标本类型、参比方法、产品品牌和评价指标等因素，并进行性能验证，特别是对极早期病例的检测。如果无法获得此类标本，需要通过实验室专门配制梯度浓度待检标本补充了解检测性能的特性。

此外，HPV-NAAT 试剂盒在检测不同标本时，特别是对 DNA 低拷贝、低流行率的 HPV 亚型和多亚型混合感染的标本中,常出现检测结果差异,甚至在同一个实验室、同一人员的前后两次检测中可能出现相反的定性结果。因此,试剂评估过程中应加强溯源体系的应用,以提高 HPV-NAAT 的标准化检测技术和管理能力,确保检测结果的准确性和一致性。

第二节　室间质量评价

室间质量评价(简称"室间质评")的目的是评估不同实验室检测值的一致性,推进本地区实验室检测水平的提升,确保尖锐湿疣相关检测的准确性与可靠性。通过室间质评,能够了解不同实验室在检测同一批次质控品时的表现,并为实验室的技术改进提供依据。开展HPV 检测的实验室应参加由专业机构组织的室间质评活动。专业机构通过分析检测结果的一致性,识别潜在的技术和管理问题,及时改进检测方法、操作技术和试验流程,确保检测结果的稳定性和准确性。专业机构通过反馈数据,分析系统误差方向和范围,为改进检测质量提供依据。

一、强制性和真实性原则

根据《医疗机构临床基因扩增检验实验室管理办法》的规定,若医疗机构临床基因扩增检验实验室未参加实验室室间质评,将被"责令其停止开展临床基因扩增检验项目,并予以公告"。因此,机构必须参加 HPV 项目室间质评活动。通过参与室间质评,实验室也能够提高自身的检测技术水平。管理机构和管理者不应将评价活动与医院或个人的绩效挂钩,以避免因过度压力导致虚假反馈或伪造结果的行为发生。若出现检测结果差异,应避免反复检测以掩盖潜在的技术和管理问题,防止影响质量评价的有效性。

二、检测系统和仪器

所有仪器设备应由原厂代表或者被原厂授权代表进行安装、调试、校准,确保设备能够稳定运行并满足尖锐湿疣检测的技术要求。实验室技术人员应熟练掌握仪器设备的操作技能,并定期进行设备维护和性能验证,确保检测结果的一致性和准确性。

三、试剂选择

选择 HPV 检测试剂盒等产品时,应检索 NMPA 网站,并结合专业机构的评价报告,优先选择质量合格且服务优质的产品。价格仅作为次要考虑因素,首要目标是确保试剂盒在临床实践中具有良好的检测性能,满足尖锐湿疣的检测需求。

四、样品溯源

应选择具有标准物质认证的样品,如美国菌种保藏中心(ATCC)等权威机构认证的标准物质,确保样品的质量和溯源性。标准物质的使用能够保证检测结果的可靠性。

五、质控品制备原则

制备基因扩增质控品,应使用已知基因背景信息的DNA标准物质、临床皮损组织标本或临床相关基因序列的合成核酸。组织样本可通过匀浆器捣碎组织,添加缓冲液制备成为均质化标本,使用数字PCR标化分子测定单位浓度,分装后低温保存。对于DNA标准物质和合成核酸同样添加缓冲液制备成为质控品,使用数字PCR标化分子测定单位浓度,分装后低温保存。

实验室配制的质控品无法完全反映真实的检测性能,因为临床患者的病症、感染状态、泌尿生殖道菌群、未知干扰等因素存在个体差异。当需要评估特定干扰因素、检测系统或质量水平时,可以在质控品中加入已知干扰物质,模拟临床中可能遇到的复杂情况。干扰物质的设计应基于临床问题的实际需求,确保检测系统能准确识别不同干扰因素对结果的影响。

质控品应依据评估目标和临床检测中的常见问题,设计不同难度的样本靶值和组合。专业机构组织者本着循序渐进原则,针对临床检测中存在的问题,制定规划和计划,制备符合管理目标的室间质评样本。通常质控品包含5支样本。每支样本的靶值、浓度,以及不同靶值组合的差异构成室间质评活动的评估目标。

六、实施技巧

1. **样本量控制** 每支质控品的量应略多于一次检测

所需,实验室技术员只需进行一次检测和结果记录。推荐使用均质化液体样本,以减少样品制备过程中的靶值浓度误差。

2. 随机分组 为避免实验室间相互串通检测值,设置几种不同靶值浓度水平的质控品组合,随机分配给不同的参与机构实验室,避免串通检测值的行为。应采取随机分配的方式,确保每次室间质评活动的真实性。通过调整检测靶值的顺序或靶值组合,能够更好地发现检测中存在的共性技术和管理问题。

3. 限时检测 应设置检测时间限制,确保各实验室在规定时间内完成检测并反馈结果。例如:核酸扩增检测应在接收到标本后的常规检测日进行,并且随常规报告时间反馈质控结果。

七、评价标准

1. **基因扩增定性检测结果** 对于定性检测结果,应确保 100% 一致,Ct 值误差范围应控制在 ≤2 个值。

2. **质控品合格标准** 每组质控品包含 5 个样本,符合 ≥4 支的预期检测结果,视为该实验室在本次室间质评活动中合格。

3. 检验实验室应保留参加能力验证 / 室间质评的结果和证书。实验室负责人或指定人员应监控室间质评活动的结果,并报告签署,确保数据的准确性和可追溯性。

推荐阅读

［1］世界卫生组织. 作为一个公共卫生问题: 加速消除宫颈癌全球战略.[2024-12-26]. https://iris. who. int/handle/10665/359004.

［2］杨晓晶, 陈周, 李文海, 等. 辅助检查在尖锐湿疣诊断和治疗中的价值证据. 皮肤科学通报, 2021, 45 (5): 459-464.

［3］中华人民共和国国家卫生和计划生育委员会. 尖锐湿疣诊断: WS/T 235—2016.[2024-12-26]. https://www. ndcpa. gov. cn/jbkzzx/crb/common/content/content_1656311980944592896. html.

［4］ADVISORY COMMITTEE ON IMMUNIZATION PRAC-TICES. ACIP recommendations: human papillomavirus (HPV) vaccine.[2024-11-04]. https://www. cdc. gov/vaccines/hcp/acip-recs/vacc-specific/hpv. html.

［5］BONI S P, TENET V, HORO A, et al. High-risk human papil-lomavirus distribution according to human immunodeficiency virus status among women with cervical cancer in Abidjan, Côte d'Ivoire, 2018 to 2020. Int J Cancer, 2024, 154 (6): 962-968.

［6］BRAY F, LAVERSANNE M, SUNG H, et al. Global cancer statistics 2022: GLOBOCAN estimates of incidence and mortality worldwide for 36 cancers in 185 countries. CA Cancer J Clin, 2024, 74 (3): 229-263.

［7］BRUNI L, ALBERO G, ROWLEY J, et al. Global and regional estimates of genital human papillomavirus prevalence among men: a systematic review and meta-analysis. Lancet Glob Health, 2023, 11 (9): e1345-e1362.

［8］BRUNO M T, PANELLA M M, VALENTI G, et al. Vaginal

intraepithelial neoplasia (vain) after hysterectomy is strongly associated with persistent HR-HPV infection. Cancers (Basel), 2024, 16 (14): 2524.

［9］ HE J, LI Q, MA S, et al. The polymorphism analysis and epitope predicted of Alpha papilloma virus 9 E6 in Sichuan, China. Virol J, 2022, 19 (1): 14.

［10］ HU J P, WANG J L, LI Y, et al. Prevalence and genotype distribution of human papillomavirus infection among 66000 women from 2014 to 2023 in the plateau region of Southwest China. Virol J, 2024, 21 (1): 176.

［11］ JAIN M, YADAV D, JAROULIYA U, et al. Epidemiology, molecular pathogenesis, immuno-pathogenesis, immune escape mechanisms and vaccine evaluation for HPV-associated carcinogenesis. Pathogens, 2023, 12 (12): 1380.

［12］ LO CIGNO I, CALATI F, GIRONE C, et al. High-risk HPV oncoproteins E6 and E7 and their interplay with the innate immune response: uncovering mechanisms of immune evasion and therapeutic prospects. J Med Virol, 2024, 96 (6): e29685.

［13］ MUKHERJEE A G, WANJARI U R, GOPALAKRISHNAN A V, et al. HPV-associated cancers: insights into the mechanistic scenario and latest updates. Med Oncol, 2023, 40 (8): 212.

［14］ PERKINS R B, GUIDO R L, SARAIYA M, et al. Summary of current guidelines for cervical cancer screening and management of abnormal test results: 2016-2020. J Womens Health (Larchmt), 2021, 30 (1): 5-13.

［15］ TOPÇU E G, UBOM A E, ROY P, et al. A global study on knowledge and perception of HPV and HPV vaccination among young obstetricians and gynecologists. Turk J Obstet Gynecol, 2024, 21 (1): 51-56.

尖锐湿疣分册

[16] ULLAH M I, MIKHAILOVA M V, ALKHATHAMI A G, et al. Molecular pathways in the development of HPV-induced oropharyngeal cancer. Cell Commun Signal, 2023, 21 (1): 351.

[17] WANG R, GUO X L, WISMAN G B, et al. Nationwide prevalence of human papillomavirus infection and viral genotype distribution in 37 cities in China. BMC Infect Dis, 2015, 15: 257.

[18] WANG R, HUANG H, YU C, et al. Current status and future directions for the development of human papillomavirus vaccines. Front Immunol, 2024, 15: 1362770.

[19] WU Q, ZHAO X, FU Y, et al. A cross-sectional study on HPV testing with type 16/18 genotyping for cervical cancer screening in 11 064 Chinese women. Cancer Med, 2017, 6 (5): 1091-1101.

[20] YE J, ZHENG L, HE Y, et al. Human papillomavirus associated cervical lesion: pathogenesis and therapeutic interventions. Med Comm (2020), 2023, 4 (5): e368.

国家性病监测检验技术规范培训教程

——生殖道沙眼衣原体分册

主　审　潘柏申　复旦大学附属中山医院

总主编　杨天赐　厦门大学附属中山医院

　　　　顾伟鸣　上海市皮肤病医院(同济大学附属皮肤病医院)

主　编　林丽蓉

副主编　柯吴坚　钟　娜　薛耀华

编　者(按姓氏笔画排序)

　　　　马小华　长沙市中心医院(南华大学附属长沙中心医院)

　　　　文雅婷　南华大学衡阳医学院

　　　　张振国　大连市皮肤病医院

　　　　林丽蓉　厦门大学附属中山医院

　　　　柯吴坚　中国医学科学院皮肤病研究所

　　　　钟　娜　海南省第五人民医院

　　　　唐玲丽　中南大学湘雅二医院

　　　　雍　刚　四川省人民医院

　　　　薛耀华　南方医科大学皮肤病医院

人民卫生出版社

·北　京·

版权所有，侵权必究！

图书在版编目（CIP）数据

国家性病监测检验技术规范培训教程. 生殖道沙眼衣原体分册 / 林丽蓉主编. -- 北京：人民卫生出版社，2025. 7. -- ISBN 978-7-117-38298-4

Ⅰ. R759-65

中国国家版本馆 CIP 数据核字第 20251EG787 号

人卫智网	www.ipmph.com	医学教育、学术、考试、健康， 购书智慧智能综合服务平台
人卫官网	www.pmph.com	人卫官方资讯发布平台

国家性病监测检验技术规范培训教程——生殖道沙眼衣原体分册

Guojia Xingbing Jiance Jianyan Jishu Guifan
Peixun Jiaocheng——Shengzhidao Shayanyiyuanti Fence

总　主　编：杨天赐　顾伟鸣
主　　　编：林丽蓉
出版发行：人民卫生出版社（中继线 010-59780011）
地　　址：北京市朝阳区潘家园南里 19 号
邮　　编：100021
E - mail：pmph @ pmph.com
购书热线：010-59787592　010-59787584　010-65264830
印　　刷：北京瑞禾彩色印刷有限公司
经　　销：新华书店
开　　本：787 × 1092　1/32　总印张：18.5
总 字 数：355 千字
版　　次：2025 年 7 月第 1 版
印　　次：2025 年 7 月第 1 次印刷
标准书号：ISBN 978-7-117-38298-4
定价（共 5 册）：98.00 元
打击盗版举报电话：010-59787491　E-mail：WQ @ pmph.com
质量问题联系电话：010-59787234　E-mail：zhiliang @ pmph.com
数字融合服务电话：4001118166　E-mail：zengzhi @ pmph.com

序

性传播疾病作为全球重大公共卫生挑战,其防控成效直接关系到一个国家的全民健康水平与社会发展质量。世界卫生组织数据显示,性传播感染(STIs)已构成全球疾病负担的重要组成。中国传染病年报数据显示,梅毒和淋病长期位居法定报告传染病前列。STIs严重威胁"健康中国2030"和"优生优育"的国家健康战略。基于疾病危害程度和流行风险,我国将梅毒、淋病、生殖道沙眼衣原体感染、尖锐湿疣和生殖器疱疹列为重点监测性病。

实验室检测技术是性病防控体系的核心支柱。当前,我国性病检测能力建设面临三重挑战:一是病原体变异导致的诊疗挑战,如淋病奈瑟球菌耐药基因突变;二是检测技术多元化带来的质量控制难题,包括传统血清学检测与核酸扩增技术的标准化衔接;三是基层医疗机构检测能力不均衡问题。这些挑战亟须通过国家级技术规范予以系统解决。

本丛书针对上述五种重点监测性病进行编写,其意义在于:构建了覆盖五种重点监测性病的"检测技术矩阵",创新性地整合了病原体培养、抗原检测、分子诊断和耐药监测等技术模块;建立了贯穿操作流程的质量控制指标体系;特别针对梅毒血清学诊断的"前带现象"、淋

第一章 绪 论

一、概述

生殖道沙眼衣原体（*Chlamydia trachomatis*，CT）感染，是由沙眼衣原体（D~K 血清型）感染引起，以生殖道部位炎症为主要临床表现的性传播疾病。"性传播感染"（sexually transmitted infections，STIs）是指病原体通过性接触导致的感染，但可能尚未引发明显症状或疾病状态。"性传播疾病"（sexually transmitted diseases，STDs）是指一种通过性接触感染病原体导致明显的临床症状或病理改变的疾病状态，该疾病状态是由感染发展而来。需注意的是，所有 STDs 均由 STIs 发展而来，但并非所有 STIs 都会进展为 STDs。

二、流行病学与传播途径

根据世界卫生组织（World Health Organization，WHO）的数据，全球每年约有 1.3 亿新发生殖道沙眼衣原体感染病例，其中年轻人是高发群体。2018—2022 年期间，美国报告的生殖道沙眼衣原体病例数下降 6.2%（从 1 758 668 例减少到 1 649 716 例）。欧洲各国生殖道沙眼衣原体感染病例报告率为 0.1~709 例 /10 万，当 2019 年达到峰值后，2020—2021 年有所下降，然而 2022 年生殖道沙眼衣我国治疗衣原体的首选药物是四环素类和大环内酯类，但是衣原体持续感染和药物抵抗的问题一直是困扰临床的问题。

六、检测与诊断

生殖道沙眼衣原体感染的病原学检测主要有直接涂片法、细胞培养法、抗原检测（免疫层析、酶联免疫、直接免疫荧光等）、分子生物学检测等。分子生物学检测是诊断生殖道沙眼衣原体的"金标准"。检测血清中抗生殖道沙眼衣原体抗体已有数十年的历史，但由于生殖道沙眼衣原体与其他衣原体存在交叉反应性，而限制了该方法的临床应用。近年来国家对预防疾病和保障公共卫生安全做了大量基础投入，这些设施和设备成为可准确诊断性传播感染的工具。WHO呼吁应推进高质量即时检验（point-of-care testing，POCT）（包括免疫学和分子生物学方法）在临床的应用。若要对生殖道沙眼衣原体感染进行准确及时诊断，需要采取综合的技术手段，检测方法需要有高灵敏度与特异度，同时需要快速方便兼顾成本低廉。从灵敏度较低的培养技术发展到生殖道沙眼衣原体抗原和抗体的检测，再到高度精确的分子生物学技术，生殖道沙眼衣原体感染的检测技术已经有了长足的进步。新兴的组学技术（如基因组学、转录组学和蛋白质组学等）是目前非常有发展前景的检测方法。

生殖道沙眼衣原体感染诊断主要结合流行病学史、临床表现和实验室检查结果，综合做出诊断。由于泌尿生殖道沙眼衣原体感染者大多无症状,流行病学史有时也较难溯源。因此,临床诊断生殖道沙眼衣原体感染主要依靠实验室的病原学检测。

七、疾病管理

2013 年 1 月 1 日,我国《性病防治管理办法》明确将生殖道沙眼衣原体感染列入监测病种之一。WHO 支持全球政府响应"2022—2030 年全球卫生部门关于艾滋病、病毒性肝炎和性传播疾病行动计划"。由于现有生殖道沙眼衣原体感染流行基数大,以及无症状感染多等因素,WHO 建议各国逐步开展实验室检测以支持诊断,利用实验室检测结果作为治疗 STIs 的依据。推进先进的检测技术应用,持续加强对 STIs 流行趋势的监测,鼓励向性活跃人群科普 STIs 常识,特别是临床医疗一对一的咨询服务以提高 STIs 暴露前后预防、更新医学常识和提高性伴教育的效率。生殖道沙眼衣原体是可预防和治愈的性传播疾病,正确使用避孕套是预防包括生殖道沙眼衣原体在内的 STIs 最有效的方法之一。对高危人群应进行必要的筛查,建立完善的诊断和监测体系,是减少生殖道沙眼衣原体传播及感染的有效措施,对防治泌尿生殖道慢性持续性感染有重要意义。

八、疫苗与研究

目前尚无预防衣原体感染的特定疫苗。

宏观横断面流行病学研究可分析生殖道沙眼衣原体

在时间、地区及人群中的分布。若想了解生殖道沙眼衣原体血清型别的分布、识别基因序列的变异与进化、传播动力学、鉴别治疗失败与再感染等的微观信息，则需通过分子流行病学的方法进行分析。分子流行病学方法主要包括限制性片段长度多态性（restriction fragment length polymorphism，RFLP）分析、*ompA* 基因测序分型、杂交法、DNA 芯片和全基因组测序等。通过生殖道沙眼衣原体的分子流行病学特征研究，可发现变异菌株、阐明传播动力学、探究菌株型别在不同人群间的分布等，为生殖道沙眼衣原体的防控提供分子生物学方面的依据。

1. RFLP 分析是基于 *ompA* 基因的 PCR-RFLP 分析，是对生殖道沙眼衣原体菌株进行分型的一种方法，其原理是首先用特定的引物扩增 *ompA* 基因，然后用限制性内切酶对聚合酶链式反应（polymerase chain reaction，PCR）扩增的 *ompA* 基因产物进行酶切。PCR-RFLP 既不需要对生殖道沙眼衣原体菌株进行细胞培养，也不需要对生殖道沙眼衣原体的单克隆抗体进行纯化，因而得到了较广泛的应用。然而，RFLP 也有局限性，若多种型别同时感染或多重菌株感染，酶切之后，可产生非典型性的片段。对于这些非典型性条带，需反复酶切鉴定，工作繁重且耗时。

2. *ompA* 基因测序分型和杂交法，是基于对 5 个生殖道沙眼衣原体管家基因（*hctB*、*CT058*、*CT144*、*CT172* 和 *pbpB*）进行巢式扩增，然后测序分析，从而对菌株的等位基因进行多样性分析，具有较高的鉴别能力。但 *ompA*

基因测序分型不能区分混合感染菌株的型别。杂交法对多重感染具有较高的鉴别能力,主要缺点是分辨率低于 *ompA* 分型,且依赖于固定的探针,对于变异的菌株很难鉴别。

3. DNA 芯片技术又称 DNA 微阵列,是一种多位点分型 DNA 芯片技术,多位点的选取与多位点序列分型的靶区域相同。研究显示,多位点分型 DNA 的分辨率是 *ompA* 测序的 2.4 倍,且特异度高达 100%。多位点分型 DNA 结果的分析可在 1 日内完成,耗时远低于多位点序列分型(3~4 日),且数据分析及分型可直接在多位点分型系统中完成。此外,多位点分型 DNA 设备及耗材的费用较全基因组测序低。

4. 全基因组测序,可深入了解生殖道沙眼衣原体的进化、变异、多样性及流行状况。尽管全基因组测序有助于更全面更深入地了解生殖道沙眼衣原体的生物学特性,但费用昂贵,且需要技术精湛的专业人员及特殊设备。

止 3 秒后,拭子旋转数周,取出试子放入套管内。

4. **眼结膜** 轻轻翻开下眼睑或者按压眼角,使用拭子轻缓擦拭眼结膜分泌物后放入套管。必要时使用 10% 利多卡因涂抹结膜局部麻醉后,再进行眼结膜刮片。

5. **淋巴结脓肿** 暴露感染者的淋巴结脓肿部位。局部消毒后,左手绷紧皮肤固定淋巴结,右手将 21 号针头穿刺到肿大或波动性淋巴结中心,抽取脓液,拔出针头,脓肿液备用。若无波动性的淋巴结,可采用注射器吸入 0.5mL 生理盐水,用左手固定淋巴结,并且紧绷皮肤,右手用注射器刺入淋巴结中心脓肿部位,注入生理盐水后,再吸入注射器,如此反复 3 次吸取脓液。

6. **淋巴结脓液** 暴露感染者的淋巴结脓肿部位,用拭子(视脓肿开口大小选择大或小拭子)蘸取脓液,备用。

7. **生殖器溃疡** 暴露感染者的溃疡部位。用拭子擦拭和蘸取溃疡表面分泌物,在 1mL 生理盐水的尖底离心管中洗脱,备用。

8. **感染细胞** 衣原体接种感染后经过 24~72 小时体外培养易感细胞爬片。

(二) 标本处理

1. **人体标本涂片** 采用滚涂方式将拭子在洁净载玻片上涂布(或将注射器内脓液标本滴入载玻片上,涂布均匀)。自然干燥后,甲醇固定 3 分钟后,倾去甲醇后自然挥发,待用。

2. **感染易感细胞** 衣原体培养的细胞,可用带齿镊子取出细胞爬片,自然干燥后,甲醇固定3分钟后,倾去甲醇后自然挥发,待用。

(三) 染色

1. **吉姆萨染色** 在上述制备好的涂片上滴加吉姆萨染色液 A 液,覆盖整个标本涂片。1分钟后,再滴加吉姆萨染色液 B 液进入(A 液∶B 液之比为1∶2),用洗耳球轻轻吹动充分混匀。3~5分钟(视涂片厚薄)后,用 pH 7.2 磷酸盐缓冲液(phosphate buffer solution,PBS)流动冲洗,自然干燥后显微镜检测。

2. **碘染色** 在上述制备好的涂片上滴加5%碘液染色15~20分钟,弃去染色液后显微镜检测(不要干燥)。

四、质量标准和结果判断

(一) 质量标准

1. 采集标本应有上皮细胞或组织细胞。

2. 易感细胞要铺满80%面积的细胞爬片。

3. 阳性对照吉姆萨染色的包涵体原体染成紫红色,始体染成蓝色。碘染色的包涵体呈棕褐色。

(二) 结果判断

1. **吉姆萨染色** 高倍镜下上皮细胞或易感细胞被染成粉红色;衣原体的包涵体原体被染成紫色,始体被染成蓝色,形成明显的颜色反差而容易识别。

2. **碘染色** 高倍镜下上皮细胞或易感细胞被染成黄色;衣原体的包涵体被染成棕褐色,形成明显的颜色反差而容易识别(图2-1)。

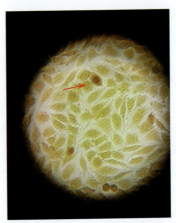

图 2-1　生殖道沙眼衣原体感染宿主细胞包涵体碘染色
阳性结果(红色箭头显示深棕色包涵体;×1 000)

五、临床意义和应用

1. 生殖道沙眼衣原体眼结膜感染一般由间接接触感染或自体接种感染所致。眼结膜刮片染色阳性可以诊断生殖道沙眼衣原体眼炎,同时须关注是否合并泌尿生殖道感染。

2. 吉姆萨染色或碘染色的阳性结果可以作为诊断依据。但是阴性结果不可排除感染。受方法学、感染病程、涂片质量、技术能力等综合因素的影响,泌尿生殖道标本直接吉姆萨染色或碘染色的灵敏度较低。

3. 体外易感细胞衣原体培养的吉姆萨染色或碘染色有较高的灵敏度和特异度,并且染色法操作简单、成本低廉。

六、关键技术

1. 宜使用聚酯纤维杆涤纶头的拭子。避免使用木质杆和棉花头的拭子。同时采集宫颈和尿道标本,可以提高阳性率。

2. 吉姆萨染色液的 pH 对染色有一定影响。细胞里各种蛋白质等电点不同,所带电荷随溶液 pH 而改变,在偏酸性环境下正电荷增多,易与伊红结合,染色偏红;在偏碱性环境里负电荷增多,易与亚甲蓝或天青结合,染色偏蓝。所以细胞染色对氢离子浓度十分敏感,染色用的载玻片一定要清洁,要无酸碱污染。配制染色液要用优质甲醇,稀释染色要用缓冲液,冲洗用水的 pH 要近中性,否则可能导致各种细胞异常染色反应,增加识别困难,甚至造成错误的识别。

3. 染色时间要视标本类型、涂片厚薄、有核细胞覆盖比例、易感细胞类型等因素而优化调整。染液覆盖量要充足,勿使染液蒸发干燥,防止染料沉着于涂片上。

4. 吉姆萨染色阳性的上皮细胞和细胞质内包涵体着色清晰,染色片可以长期保存。

七、局限性

1. 有经验的技术人员采用吉姆萨染色检查衣原体眼炎,可以达到 50% 的灵敏度。其他部位灵敏度较低。

2. 碘染色对检测生殖道沙眼衣原体引起泌尿生殖道感染的灵敏度低于 50%。

第二节 生殖道沙眼衣原体直接免疫荧光检测

直接免疫荧光染色是采用荧光素标记的抗生殖道沙眼衣原体抗体直接检测标本中的衣原体。现在已有用异硫氰酸荧光素标记 15 种衣原体血清型的主要外膜蛋白的单克隆抗体,可用于检测标本中的生殖道沙眼衣原体。

一、实验准备

1. **设备** 荧光显微镜、生物安全柜、超低温冰箱、恒温高速离心机及多种离心转头、恒温箱等。

2. **器材和试剂** 带护套尿道拭子(纤细)、带护套宫颈拭子(粗大)、阴道扩张器、微量移液器、一次性移液器吸头、载玻片、盖玻片、非荧光物镜油、无水乙醇、纯丙酮、衣原体免疫荧光抗体试剂等。

3. **对照品、质控品和可溯源标准物质** 试剂盒配套的阴性质控品(ATCC CCL-2 上皮细胞预制涂片)、试剂盒配套的阳性质质控品[ATCC LGV434(L2)生殖道沙眼衣原体标准株预制涂片][美国菌种保藏中心(American type culture collection,ATCC)]。

二、实验原理

异硫氰酸荧光素标记的抗生殖道沙眼衣原体单克隆

抗体,可以与生殖道沙眼衣原体表面抗原发生特异性结合,形成抗原-抗体-荧光素的复合物,在495nm波长激发光照射下发出苹果绿荧光。

三、实验步骤

(一) 采集标本

同本章第一节"生殖道沙眼衣原体形态学检测"。

(二) 标本处理

1. 人体标本 采集标本后放入护套管中立刻送检。实验室收到新鲜采集的标本后,应立刻在洁净的载玻片上用滚涂的方式进行涂片(或将注射器内的脓液标本滴入载玻片上,涂布均匀),自然干燥,备用。

2. 感染易感细胞 从培养板取出衣原体感染易感细胞爬片,自然干燥,备用。

(三) 免疫荧光检测

自然干燥的涂片或细胞爬片,用无水乙醇或纯丙酮固定10分钟。待固定液自然挥发后,用微量移液器吸取5μL生殖道沙眼衣原体免疫荧光试剂,均匀涂在玻片标本上,载玻片放入湿盒中,置于37℃恒温箱中30分钟。取出后用去离子水/蒸馏水缓慢地冲洗3次,每次5~10秒,载玻片自然晾干。滴加无荧光镜油,加盖玻片,荧光显微镜495nm紫外激发光下观察。先用40倍的物镜调节焦距和寻找细胞,再转换至100倍的油镜观察细胞内衣原体特征。

四、质量标准和结果判断

(一) 质量控制

1. 阳性质控片应见到完整上皮细胞,在细胞质内找到苹果绿荧光颗粒和包涵体。

2. 阴性质控片应见到完整上皮细胞,细胞呈现暗红色,细胞内未找到苹果绿荧光颗粒。

3. 若阳性质控片未见苹果绿荧光颗粒和包涵体,或阴性质控片细胞内可见苹果绿荧光颗粒,则需查找原因,重新染色。

(二) 结果判断

1. 临床标本/易感细胞见到暗红色上皮细胞/易感细胞,找到典型的苹果绿荧光颗粒,每片可见 ≥ 10 个单一针尖样苹果绿荧光颗粒,即为阳性。

2. 临床标本/易感细胞仅见到暗红色上皮细胞/易感细胞,未找到典型的特异性荧光显色,即为阴性。

3. 细胞外背景可见散在的杂质(泌尿生殖道标本定植细菌等),上皮细胞形态完整,细胞核周围见到苹果绿荧光颗粒或包涵体。包涵体可以呈现各种形态。临床标本/易感细胞发现非典型的荧光颗粒,或者颗粒数量 ≤ 10 个,应重新检测,并在报告中备注。有条件的实验室可使用显微摄影或者手机拍照记录结果。

(三) 体外培养

1. **阳性** 细胞外背景清晰,易感细胞形态完整,细胞质内见到苹果绿包涵体,包涵体呈现各种形态(图 2-2)。

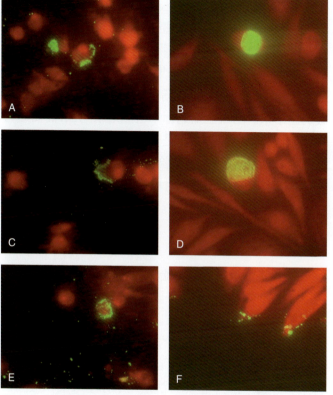

图 2-2　生殖道沙眼衣原体感染易感细胞免疫荧光阳性反应结果
（苹果绿荧光的包涵体或颗粒；×1 000）

2. **阴性**　细胞外背景清晰，易感细胞形态完整，细胞质内未找到苹果绿荧光颗粒。

五、临床意义和应用

1. 大部分衣原体感染者的症状轻微、临床表现不典

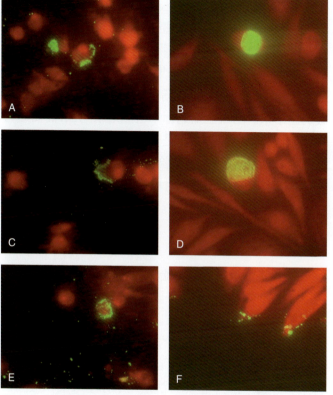

型,衣原体感染主要依靠实验室检测结果。免疫荧光检测阳性可以判断为衣原体感染。临床根据阳性报告,结合临床表现给予患者抗菌药物治疗。

2. 受不同病程、标本采集、标本固定、荧光抗体反应后流水冲洗、阅片技术能力等综合因素的影响,可能导致假阴性结果。泌尿生殖道标本检测结果阴性,需要结合临床症状和体征综合判断是否为衣原体感染,必要时重复检测 / 或者采用其他方法验证。

3. 直接免疫荧光检测对培养后的标本鉴定衣原体感染有较高的灵敏度和特异度。

六、关键技术

1. 采集试子宜使用聚酯纤维杆涤纶头的拭子,避免使用木质杆和棉花头的拭子。采用护套拭子并尽快涂片是提高制片质量的重要环节。拭子标本应立即插入护套管中,长时间储存后拭子端的水分会蒸发,引起上皮细胞皱缩而影响显微镜下观察。由于长距离的运送过程会影响标本质量,因此本检测方法适用于标本采集和检测在同一个医疗机构的情况。

2. 建议使用带黏性附着剂的商品化载玻片。标本涂片固定不牢或流水冲洗方法不妥都可能导致标本脱片。

3. 制备涂片时应用拭子滚动方式进行均匀涂片。标本自然干燥后,用固定液至少固定 10 分钟,待固定液彻底挥发后进行再加荧光抗体。冲洗过程中载玻片倾斜角

度应 <20°, 水流速度宜缓慢细小。

4. 涂片边缘浓集染色可能是免疫反应过程中荧光试剂干涸所致, 可导致假阳性结果。

5. 仔细观察边缘区域的细胞和包涵体形态。荧光显微镜下观察免疫荧光反应结果时, 使用放大 100 倍的物镜观察细胞外背景, 可见散在的杂质 (泌尿生殖道标本定植细菌等), 上皮细胞形态完整, 细胞核周围苹果绿荧光颗粒或包涵体; 在组织细胞培养的易感细胞质内的包涵体 (易感细胞) 发出的苹果绿荧光, 且有包涵体的上皮细胞数量 >10 个 (图 2-2B、图 2-2D)。仅看到散在的荧光颗粒浮在易感细胞表面, 无法区分是传代细胞还是感染后的脱颗粒 (图 2-2A、图 2-2C、图 2-2E、图 2-2F)。

七、局限性

1. 女性阴道含有 20 多种定植菌和衰老细胞等, 即使非常谨慎采集宫颈标本, 也有可能产生非典型的荧光显色而误判为阳性。因此, 直接免疫荧光抗体检测不适合对女性泌尿生殖道标本的检测。

2. 无论生殖道沙眼衣原体是否具有生物活性, 都可以产生免疫荧光反应。当长期储存的标本失去生物活性, 加入细胞培养板后, 在易感细胞表面形成沉积, 也可形成荧光免疫反应。因此, 要仔细观察易感细胞质内各种类型的包涵体形成的荧光免疫反应, 并且细胞数量要 >10 个。

第三节 生殖道沙眼衣原体抗原检测

生殖道沙眼衣原体抗原检测是基于抗原抗体特异性结合,识别样本中衣原体抗原。常用的衣原体抗原主要是外膜蛋白和脂多糖,检测方法包括免疫层析法、酶联免疫测定和直接免疫荧光检测。最常用的是免疫层析法,本节介绍双抗体夹心免疫层析法。

一、实验准备

1. **设备** 生物安全柜、普通冰箱、超低温冰箱等。

2. **器材和试剂** 带护套尿道拭子(纤细)、带护套宫颈拭子(粗大)、阴道扩张器、微量移液器、定时钟、衣原体免疫层析试剂等。

3. **阳性质控品** 生殖道沙眼衣原体 E 型标准菌株培养物(浓度 4×10^3 IFU/mL)(ATCC VR-348B)[包涵体形成单位,(inclution forming unit, IFU)]。

二、实验原理

基本原理是胶体金颗粒在特定电解质条件下,与抗原抗体复合物相互作用而产生肉眼可见的光学变化。试剂中的鼠抗生殖道沙眼衣原体脂多糖单克隆抗体和羊抗鼠免疫球蛋白(immunoglobulin, Ig)G 多克隆抗体分别被固定在多孔的固相硝酸纤维膜上,另外一个液相的鼠抗衣原体脂多糖单克隆抗体被标记胶体金作为示踪物。当标本中衣原体脂多糖抗原被释放后,与液相中标记胶体金的脂多糖单克隆抗体形成抗原-抗体-胶体金免疫复合物,随着毛细作用扩散,被固定在硝酸纤维膜上的脂多糖单克隆抗体捕获,聚集在特定固相位置而显示红棕色改变,颜色深浅与抗原含量成正比。剩余的液相胶体金脂多糖单克隆抗体继续扩散,被固定在硝酸纤维膜上羊抗鼠 IgG 多克隆抗体所捕获,聚集后显示红棕色。

三、实验步骤

(一) 采集标本

同本章第一节"生殖道沙眼衣原体形态学检测"。

(二) 标本处理

1. **临床标本** 标本采集后的拭子放进护套管中,备用。

2. **体外培养易感细胞** 吸出培养孔中的培养液,用拭子在细胞爬片上反复涂擦,使拭子浸满感染细胞,取出后放进护套管中,备用。

(三) 检测

根据试剂的说明书要求操作。取出试剂盒中带滤芯盖的反应管和免疫反应板,标记标本的唯一标识。反应管中插入样本拭子,滴加数滴 A 裂解液(氢氧化钠溶液),反复按捏反应管挤压内部拭子头部位,反复搅拌拭子,确保拭子上的细胞均相分散在溶液中,丢弃挤掉液体的拭子。放置 2 分钟后,待衣原体包涵体充分裂解释放脂多糖抗原后,再滴加同 A 液等量的 B 液(盐酸溶液),混匀后,加 3 滴到免疫层析反应板上的加样窗里。待 15~30 分钟,观察免疫层析板的反应窗里的检测带和质控带显色情况,根据说明书要求判断检测结果。

四、质量标准和结果判断

1. 检测窗内不出现质控红线(标记 C)为检测无效,应分析原因后重新检测。

2. 阳性质控品检测结果呈现一条质控红线(标记 C)和一条检测红线(标记 T)。

3. **阳性** 检测窗内有一条质控红线(标记 C)和一条检测红线(标记 T),提示标本中衣原体含量 $\geqslant 4 \times 10^3$ IFU/mL 浓度。

4. **阴性** 检测窗内仅有一条质控红线(标记 C),提示标本中没有衣原体或衣原体含量 $< 4 \times 10^3$ IFU/mL 浓度。临床医生根据患者病史、症状和体征进行综合判断。必要时重新采集标本检测,或更换更灵敏的检测方法,如核酸检测。

五、临床意义和应用

1. 衣原体免疫层析法检测阳性结果,提示患者衣原体感染。临床医生根据阳性报告对患者进行治疗。

2. 由于病程、标本采集、试剂灵敏度等因素的差异,即使衣原体免疫层析法检测阴性结果,也不能排除衣原体感染。需要临床医生根据病史、症状和体征综合判断,决定是否重复采集标本检测,或者采用灵敏度更高的检测方法。

3. 综合研究报道,衣原体免疫层析法检测的特异度超过 98%,具有检测时间短的优势,适合急诊患者,或尚无核酸检测技术能力的医疗机构,尤其在基层医疗机构,或流行病学现场的衣原体筛查。

4. 临床评估提示,采集不同病例的泌尿生殖道标本,PCR 检测每一支拭子衣原体浓度覆盖范围是 1×10^2 IFU/mL 至 1×10^8 IFU/mL,其中浓度 $<4 \times 10^3$ IFU/mL 的检出率不足 10%。而国内高质量衣原体免疫层析法试剂的最低检出限达到 4×10^3 IFU/mL。因此,与较高灵敏度的核酸检测比较,国产高质量免疫层析法试剂对泌尿生殖道标本检测的阳性漏检率 <10%。

六、关键技术

(一) 采集要点

采集拭子标本中衣原体含量是影响阳性率的重要因素。应规范采集泌尿生殖道标本,增加上皮细胞的采集量。

1. 衣原体严格寄生柱状上皮细胞内,具有生物活性的衣原体是富集在与组织贴近的上皮细胞中,采集到更多的上皮细胞也就意味着阳性率也会升高。分泌物中凋亡脱落上皮细胞无法提供营养物质,衣原体含量较少。

2. 女性宫颈外溢的分泌物擦去后,再用一根新的拭子插入宫颈直至看不到棉头,停留 3 秒后,旋转一周取出,可以提高上皮细胞量。

3. 男性拭子深入尿道口直至看不到棉头,拭子在尿道内等待 3 秒后,再旋转一周取出,可以提高上皮细胞量。

(二) 检测要点

上皮细胞内包涵体和衣原体脂多糖抗原的释放是影响检测准确性的重要因素。采用酸碱裂解法的免疫层析试剂,在加入 A 液后应等待数分钟(具体参考试剂盒说明书) 充分释放脂多糖。切忌在滴加 A 液后马上滴加 B 液,液体酸碱中和造成无法充分释放脂多糖,导致假阴性结果。

1. 女性宫颈采样后,拭子不要碰到阴道壁。阴道中 pH<4.5,若酸性的分泌物与碱性 A 液形成酸碱中和,而无法充分释放脂多糖,会导致假阴性。

2. 个别衣原体免疫层析法试剂可能与生理盐水发生假阳性反应,应避免采样时使用生理盐水浸润拭子后再采集泌尿生殖道标本。

3. 个别衣原体免疫层析法的试剂可能受到木质杆、竹质杆、棉花、粘棉头的胶水等因素干扰,而产生假阴性和 / 或假阳性结果。应使用金属或塑料棍的聚酯纤维面头的拭子采集标本。特别需要注意的是,应与临床医生沟通采用试剂盒配套的拭子采集上皮细胞标本。实验室窗口标本签收环节要认真核查送检标本是否为配套拭子,对不符合要求的退回重新采集,确保质量。

七、局限性

1. 衣原体免疫层析法的检测灵敏度低于核酸检测。

2. 衣原体脂多糖具有属特异性,对应的单克隆抗体也具有属特异性。因此采用衣原体免疫层析法检测时,理论上衣原体同属的生殖道沙眼衣原体、鼠衣原体、猪衣原体都存在交叉反应。但是,引起人类致病的仅有生殖道沙眼衣原体。

第四节 生殖道沙眼衣原体组织细胞培养

衣原体不能在人工培养基上生长,只能寄生在活细胞内。细胞培养除用作衣原体的分离外,还可研究其繁殖过程及其对细胞的敏感性和传染性。

一、实验准备

1. **设备** 倒置显微镜、荧光显微镜、普通光学显微镜、CO_2 培养箱、生物安全柜、超低温冰箱、液氮罐、恒温高速离心机及多种离心转头、水浴锅、超声波粉碎机等。

2. **器材和试剂** 带护套尿道拭子(纤细)、带护套宫颈拭子(粗大)、阴道扩张器、20mL 细胞培养瓶、24 孔细胞培养板、细胞爬片、细胞刮刀、带齿镊子、一次性吸管、0.22μm 的一次性滤器、细胞培养液、Hank 平衡液、DEME 接种培养液、胰酶 -EDTA 消化液、蔗糖 - 磷酸盐 - 谷氨酸(SPG)或二蔗糖磷酸盐(2SP)样品保存液、抗菌药物(链霉素、庆大霉素、卡娜霉素、两性霉素)、碘染色液、吉姆萨染色液、衣原体荧光单克隆抗体试剂等。

3. **溯源标准物质** 生殖道沙眼衣原体 D 血清型标

准菌株(VR-885)。

4. **易感细胞株** McCoy 细胞(ATCC CRL-1696)、HeLa229(ATCC CCL-2.1)、BHK-21 细胞。

二、实验原理

生殖道沙眼衣原体因不能产生三磷酸腺苷而严格细胞内寄生,具有嗜敏感细胞(McCoy、HeLa229、BHK-21细胞)的特性。在合适的环境和条件下,易感细胞经化学物质处理或物理离心沉降,促进生殖道沙眼衣原体的原体(EB)吸附于易感细胞并且感染细胞后,在细胞内增殖完成由原体(EB)到网状体/始体(RB),最后到子代原体(EB)的生活周期,最终细胞破裂释放原体再感染下一个易感细胞。生殖道沙眼衣原体以 EB 的形式侵入易感细胞,在易感细胞内被细胞膜包裹形成包涵体,并且不断增大体积。衣原体的 EB 能够合成糖原,富集在包涵体内,容易被碘液染色,在普通显微镜下观察到易感细胞内形态特殊的棕色包涵体。

三、实验步骤

1. **采集标本** 同本章第一节"生殖道沙眼衣原体形态学检测"。

2. **标本处理** 采样拭子插入 SPG 或 2SP 运输保存液中(注射器采集的脓液可直接滴入),充分洗涮后拧紧管盖,先置于 4~8℃中 30 分钟,再置于 -80℃冻存。新鲜标本可以立刻接种易感细胞。考虑成本、工作量等因素,实验室可以根据实际需求,集中一批次接种易感细胞。

3. 易感细胞复苏和传代

(1)在实验室环境温度 26~28℃下,提前打开生物安全柜紫外线灯照射 30 分钟。

(2)将 DEME 培养液、消化液等从冰箱中取出,避光恢复至室温。

(3)从超低温环境中将易感细胞(如 McCoy、HeLa229、BHK-21 细胞)冻存管置于 37℃复融(应确保使用耐超低温冻存细胞容器的品质,避免温度剧烈变化引起"炸管"风险)。

(4)将刚刚复融的细胞在 30℃恒温条件下 2 500g 离心 3 分钟,尽可能吸掉上清液,减少冻存液对细胞生长的影响。

(5)用新鲜细胞培养液悬浮易感细胞,倒入细胞培养瓶中,加入培养液至瓶底高度 5mm,拧紧瓶盖后回退半圈螺旋,置于 37℃、5% CO_2 环境培养 24 小时。

(6)次日,取出易感细胞培养瓶在倒置显微镜下观察贴壁细胞的生长密度和形态(复苏首代往往生长比较缓慢)。

(7)弃去培养瓶中的陈旧培养液,滴入少量消化液(含胰酶细胞培养液),倾斜瓶身使消化液覆盖瓶底的易感细胞。数分钟后,在倒置显微镜下观察到原来贴壁的易感细胞伪足收缩、呈现球形状态、细胞趋于圆形、细胞间隙增大等(或者肉眼观察培养瓶底部呈现毛玻璃状)。

(8)弃去瓶内消化液,注入 2mL 新的培养液,用一次性吸管吹瓶底的易感细胞,使其悬浮于培养液中,再补充适量新培养液至细胞浓度为 1×10^5/mL 左右,放置在 37℃ 5% CO_2 环境下培养过夜。

(9) 在倒置显微镜下观察生长良好的贴壁易感细胞,弃去旧的细胞培养液,加入少量含胰酶培养液,轻轻摇动培养瓶使所有细胞被胰酶培养液覆盖。当显微镜下观察到贴壁细胞附着力减低(或者肉眼看到细胞层浑浊呈现毛玻璃状)时,倾去胰酶培养液。

(10) 用少量细胞培养液吹吸贴壁细胞,使其脱落到培养液中,用细胞培养液调整细胞浓度至 1×10^6/mL 左右。

(11) 取出少量细胞悬液制备单层易感细胞,剩余细胞悬液用于易感细胞的冻存,或继续传代培养。

4. 易感细胞冻存

(1) 倒置显微镜下观察生长良好的贴壁易感细胞后,用胰酶细胞培养液消化细胞。

(2) 弃去胰酶培养液,加入少量细胞培养液轻轻晃动培养瓶,倾去细胞培养液,减少消化液影响,用少量细胞培养液将贴壁细胞吹落制备成为悬液。

(3) 加入等体积 30% 甘油细胞培养液(V/V)冻存管中,控制冻存管中甘油最终浓度 15%~20% 细胞培养液(V/V),拧紧冻存管螺口盖,在涡旋振荡器上轻轻混悬易感细胞,置于 4℃ 放置 20 分钟后,再置于 −30℃ 冰箱 1 小时,最后转移到 −80℃ 或者液氮中长期保存。

5. 制备单层易感细胞 取 24 孔细胞培养板,每孔底部放入直径 14mm 的细胞爬片,加入 2mL 浓度 1×10^6/mL

易感细胞悬液,37℃ 5% CO_2 环境下培养 24 小时。显微镜下观察细胞爬片上细胞生长密度达 80%,形态良好的单层易感细胞可用于后续临床菌株感染。

6. **标本和标准菌株复融** 取出 -80℃ 保存的临床标本和 ATCC 衣原体 E 标准菌株,立刻置于 37℃ 水浴锅内复融,待用。

7. **接种衣原体**

(1)从培养箱中取出含易感细胞株贴壁生长的细胞爬片的 24 孔培养板,用吸管吸掉陈旧培养液,加入含 30μg/mL 二乙胺乙基葡聚糖的 PBS 溶液 0.5mL,置于培养箱 10~15 分钟。

(2)在盖板上标注标本唯一标识,每个标本接种 2~3 孔(一孔用于次日染色观察结果,如果为阴性,则另外一孔继续培养。每批临床标本检测设阳性和阴性对照孔)。

(3)将复融样本在涡旋振荡器混匀 1 分钟,取出拭子头丢弃;同时将 ATCC 衣原体 E 标准菌株管震荡混悬。

(4)吸掉上述 24 孔培养板中的含二乙胺乙基葡聚糖的 PBS 溶液,将复融标本平均分配加入标记孔,在天平上平衡对称板的重量。

(5)将接种板和平衡板平稳地放置在酶标板离心转头中,扣好限位卡扣,在 30℃ 恒温环境下 2 500g 离心 60 分钟。

(6)取出培养板,在培养箱中静置 60 分钟后,用吸管洗掉标本保存液,加入 1mL 的 DEME 培养液[含 10% 胎牛血清(FBS)和 1μg/mL 放线菌酮衣原体培养基 1mL],

置于36.5℃5% CO_2 培养24小时。

（7）取出24孔接种培养板，吸掉每例标本第一孔的上清液，用带齿镊子取出细胞爬片，在倒置显微镜下观察感染细胞的病理生长状态。如观察到疑似感染，进行生殖道沙眼衣原体鉴定：姬姆萨染色（包涵体紫色）、碘染色（包涵体棕褐色）或免疫荧光反应（包涵体苹果绿荧光）。如未见典型感染易感细胞，对剩余的接种标本更换新的培养液继续培养24小时，直至培养72小时仍然未见感染细胞的证据，发出阴性报告。

8. 菌株保存

（1）将经过鉴定的生殖道沙眼衣原体感染的平行感染孔中旧的培养液洗去，加入少量胰酶消化液，观察细胞呈球形或者贴壁细胞呈毛玻璃状后，吸掉消化液。

（2）加入适量新的培养液，轻轻晃动后，吸掉培养液，再次将1mL新的培养液加入孔中，吹吸底部细胞爬片混悬感染细胞。

（3）等体积加入30%甘油细胞培养液（V/V）冻存管，拧紧冻存管螺口盖，在涡旋振荡器上轻轻混悬易感细胞，置于4℃20分钟后，置于-30℃冰箱1小时，最后转移到-80℃或者液氮中长期保存。

四、质量标准和结果判断

1. 易感细胞贴壁生长　易感细胞呈现贴壁生长，单个易感细胞有伪足延伸，细胞为单层，细胞之间成片融合，密度70%~80%。

2. **衣原体感染易感细胞株**　在倒置显微镜下,见未经染色的易感细胞从培养瓶底部脱离增多,易感细胞胞质内可见折光性强的空泡。衣原体呈现两种不同形态:一种是小而致密的颗粒结构,被称为原体(EB),呈现球形、椭圆形或梨形,直径 0.2~0.4μm,是发育成熟的衣原体,具有强烈的传染性;另外一种是大而疏松的结构,被称为始体(RB),呈现圆形或椭圆形,直径 0.6~1.0μm,是衣原体在易感细胞内发育周期的幼稚阶段,属于复制型,不具有传染性。空泡内 RB 以二分裂方式增殖子代 EB。

3. 如果次日易感细胞株经过碘染色或荧光抗体反应未见包涵体(图 2-1、图 2-2),则继续培养,每隔 24 小时取出一张细胞爬片染色观察是否有衣原体感染,直至 72 小时观察仍然没有包涵体,可判断为阴性结果。

4. 生殖道沙眼衣原体包涵体形态比较规则,呈现圆形、椭圆形或梨形,靠近易感细胞的细胞核,体积较大,接近易感细胞核大小,包涵体为颗粒致密团块样结构(图 2-1、图 2-2)。

5. **阳性**　易感细胞内见到包涵体、吉姆萨染色或碘染色阳性、直接免疫荧光反应阳性等(图 2-1、图 2-2),提示标本中有生物活性生殖道沙眼衣原体,可以向临床出具生殖道沙眼衣原体阳性报告。

6. **阴性**　易感细胞内未见到包涵体,并且化学染色和直接免疫荧光反应都是阴性,说明标本中不含衣原体,或无生物活性的衣原体,可以出具阴性报告。

五、临床意义和应用

1. 检测报告阳性提示患者感染生殖道沙眼衣原体，临床医生根据阳性报告对患者进行治疗。

2. 检测报告阴性提示患者没有感染生殖道沙眼衣原体或为无生物活性的衣原体。若属于不能排除衣原体感染的患者，临床医生应根据患者病史、症状和体征进行综合判断，必要时重新采集标本进行检测，或采用核酸检测。

3. 细胞培养可以用来诊断病例是否感染衣原体，同时也是保存流行菌株和深入机制研究的重要技术途径。目前国内对生殖道沙眼衣原体无论在临床应用还是基础研究水平与国际同行相比都还有差距，并且研究团队也相对较少，需加强标准化的衣原体培养技术和质量管理能力。

六、关键技术

(一) 制备单层细胞

1. 单层细胞生长过密，包涵体染色过暗。单层易感细胞密度过大可能造成营养物质竞争性抑制，而密度太低则降低衣原体感染率。根据生长环境、培养液、易感细胞、技术操作、实验经验等差异，可优化用于感染的易感细胞生长密度 70%~80%。例如：预估次日或第三日感染易感细胞，而亲代易感细胞生长接近完全覆盖细胞爬片，胰酶消化和洗脱易感细胞成为悬液，取少量细胞悬液(1 滴或数滴)加入 24 孔细胞培养板(底部已经放置细胞爬片),再加入 0.5~2.0mL 新培养液与细胞混匀,调控易感细胞株生长面积覆盖密度浓度。确保次日或第三日易感细胞贴壁生长且在爬片上的面积为 70% 左右。

2. 胎牛血清质量对细胞生长效率影响很大,应选择高质量胎牛血清。

3. 用于衣原体感染的易感细胞传代次数应在五代之内。但无论是否到达第五代,当细胞生长稀疏、条束化、不能成片或者被污染时,应复苏新的细胞。

4. 组织细胞培养主要发生支原体污染,可用直接培养法、荧光染色或 PCR 方法进行监测。要消除污染的支原体,过程耗时耗力,还要考验个人操作能力。非必要情况下,建议发现污染后立刻弃去,重新培养。

5. 实验操作由一个人独立完成,可适当配备一名助手做辅助工作。开展衣原体细胞培养实验全程使用带滤芯移液头、商品化培养液、其他一次性培养瓶和器具,降低污染风险。目前国产的商品化细胞培养液可根据衣原体培养的特点添加抗菌药物等。

(二) 感染

1. 宜使用聚酯纤维杆涤纶头的拭子。避免使用木质杆和棉花头的拭子,因其可能导致降解或抑制衣原体生长。取材后立即将标本洗脱到运输培养基中,弃去拭子。拭子上的衣原体在室温下迅速失活,如果当日不能培养的标本,应立刻置于 −80℃环境保存。室温下 24 小时后99% 的传染性会消失,4℃下 24 小时传染性降低 30%。

当标本先置于 4℃ 保存 30 分钟，再置于 –80℃ 保存，其传染性只降低 23%。而标本直接置于 –80℃ 保存传染性会降低 61%。这表明阶梯式比急速冻存更能维持衣原体活性。

2. 放线菌酮是一种抗代谢药物，可以抑制真核细胞代谢而不抑制原核细胞生长繁殖，从而使细胞生长代谢缓慢，优化衣原体代谢环境。在衣原体培养基中添加 1~2μg/mL 放线菌酮，可以增加易感细胞的感染率，但是放线菌酮浓度对于衣原体生长影响较大。

3. 衣原体缺乏主动穿透组织细胞的能力，可以采用离心沉淀法增加衣原体与易感细胞的接触以利于吸附，或者加入代谢抑制物二乙氨乙基葡聚糖、细胞松弛剂 B 等，抑制易感细胞分裂增殖，以利于衣原体寄生生长。

4. 性病淋巴肉芽肿血清型沙眼衣原体具有强烈的侵袭性，不需要化学方法或者物理辅助来增加感染率，培养过程中不需要添加放线菌酮。

5. 衣原体最适宜生长温度为 35~37℃，超过温度范围会影响衣原体正常代谢，甚至死亡。考虑到培养箱温控精度误差，建议将温度设置在 36.5℃ 为宜。

6. 衣原体培养环境一旦污染或者自身代谢产物积聚，将导致衣原体和易感细胞死亡。衣原体培养过程中应定期更换新的培养液维持衣原体和易感细胞生存的基本条件。

7. 如果第一代细胞培养衣原体包涵体数量 ≤ 5 个，应使用少量 SPG 标本保养液收集衣原体感染易感细胞，在冰浴下超声波裂解细胞后,恒温30℃环境下2 500g离心30分钟,弃上清液。用衣原体培养液0.5mL悬浮细胞裂解物,加入新的单层易感细胞爬片的培养孔中,继续盲传培养,提高阳性率。

(三) 冻存和复苏易感细胞和菌株

1. 冻存易感细胞/病原体时添加5%二甲基亚砜+20%胎牛血清+培养液,能提高易感细胞存活率。二甲基亚砜可渗透到细胞内的冷冻保护剂,保护细胞免受高浓度电解质冰晶的损伤,避免细胞过分脱水皱缩。常温下二甲基亚砜毒性作用较大,低温环境下毒性作用大大减弱。

2. 易感细胞调整浓度至$(5 \times 10^6) \sim (1 \times 10^7)$个/mL,按照1.5mL/管分装于高品质带胶圈螺口冻存管中。

3. 为降低细胞内形成冰晶导致细胞死亡的风险,应采用阶梯降温程序进行冻存。细胞与冻存液混匀后置于4℃放置10~20分钟,然后直接低温冷冻,再液氮冷冻。

4. 复苏时建议使用超低温冷冻金属模块,将细胞冻存管插入操作台上的低温冷冻金属模块中,打开冻存管盖用接种环挖出少量细胞放入培养液中,立刻盖好冻存管并重新插入低温冷冻金属模块,返回超低温环境中。

七、局限性

1. 衣原体细胞培养的技术能力和实验室环境要求比较高,需要受过良好培训和熟练操作的技术人员,且存在实验成本较大、检测周期较长等问题,不利于在普通实验室开展检测。

2. 即使掌握了衣原体细胞培养的技术和有较好的实验室条件,但由于受到感染病程、标本采集、标本转运和保存等因素的影响,衣原体培养的阳性率仍然低于核酸检测,甚至还低于高质量的免疫层析法检测。

3. 尿液标本培养的阳性率比宫颈标本和尿道标本低。精液标本、服用过抗菌药物和使用阴道制剂的患者标本不宜做衣原体培养。

第五节　生殖道沙眼衣原体分子生物学检测

分子生物学检测是通过对衣原体特定基因的分析实现定性或定量分析的一种检测方法。核酸扩增试验(nucleic acid amplification test,NAAT)可以检测衣原体的 DNA 或 RNA,基本已经替代细胞培养的方法,现在已经被国际公认为"金标准"。生殖道沙眼衣原体分子生物学检测方法较多,本文仅介绍 2 种易于普及的检测方法,实时荧光 PCR 探针法和 RNA 恒温扩增金探针层析法。

一、实验准备

1. **设备**　实时荧光 PCR、核酸扩增仪、核酸检测仪、核酸抽提仪、全自动核酸恒温扩增分析系统、生物安全柜、超低温冰箱、恒温高速离心机及多种离心转头、加热模块、超声波粉碎机、普通冰箱、低温冰箱、高压灭菌器、涡轮混匀仪等。

2. 器材和试剂 带护套尿道拭子(纤细)、带护套宫颈拭子(粗大)、阴道扩张器、一次性针具、尿杯、各种规格带盖尖底离心管、微量移液器、滤芯移液头、乳胶手套、专用工作服和工作鞋、生理盐水、生殖道沙眼衣原体核酸检测试剂盒、阴性和阳性质控品等。

3. 对照品、质控品和可溯源标准物质 试剂盒配套的核酸检测阳性对照品和阴性对照品、生殖道沙眼衣原体 12 种血清型标准菌株盘(ATCC MP-25)、生殖道沙眼衣原体定量基因组 DNA(ATCC VR-880DQ)等。

二、实验原理

1. 实时荧光 PCR 探针法 PCR 是一种能够将特定的 DNA 片段快速扩增的技术,它利用耐热性 DNA 聚合酶和一对引物,通过反复的变性、退火和延伸步骤,使目标 DNA 呈指数级增长,检测和记录 DNA 拷贝数量的变化。实时荧光 PCR 探针法采用 PCR 结合 Taqman 荧光探针技术。试剂盒中与生殖道沙眼衣原体特异性碱基序列片段互补的引物被标记荧光基团(文中以 FAM 荧光标记为例描述),当仪器检测到 FAM 发光信号后,自动判断生殖道沙眼衣原体阳性。

2. RNA 恒温扩增金探针层析法 采用核酸恒温扩增,结合金标记核酸探针和侧向层析技术。层析检测卡硝酸纤维素膜上不同位置包被着三种不同探针分别标识 CT-T(衣原体检测)、N(人源基因内部质控标准)和 C(试剂质控)。样本经过处理后释放生殖道沙眼衣原体 RNA，在恒定温度，逆转录酶和 T7RNA 聚合酶作用下经过逆转录和转录过程，完成靶标基因的恒温扩增。扩增得到的 RNA 产物，在预杂交的液相中被金标记探针所识别，形成 RNA 扩增产物——金标记探针复合物。当该复合物进行侧向层析时，衣原体 RNA 扩增产物和内标扩增产物被硝酸纤维素膜上包被的探针捕获，复合物在 CT-T 和 N 位置聚集形成可见的条带，提示检测到生殖道沙眼衣原体和人源基因。液相中剩余的金标记探针被 C 位探针捕获形成有色条带。从而实现 RNA 靶标等温扩增 POCT 方式的核酸快速检测。

三、实验步骤

(一) 采集标本

1. **尿液标本** 男性、女性晨尿或者憋尿 2 小时后的首段尿液 10mL。

2. **阴道拭子** 由医护人员 / 或女性自采阴道后穹隆标本后，拭子插入护套管中。

3. **外阴标本** 对尚无性生活的女性不可使用阴道扩张器。应将宫颈拭子放置阴道后穹隆 10~15 秒吸取阴道分泌物后放入套管。对幼女应使用尿道拭子在外阴擦拭分泌物后放入套管。

4. **直肠组织** 对男性同性恋者，用拭子深入肛门隐窝有分泌物的部位，轻轻擦拭后取出，在 1mL 生理盐水的尖底离心管中洗脱，备用。

---

5. **其余标本** 同本章第一节"生殖道沙眼衣原体形态学检测"。

（二）标本处理

1. **拭子** 根据试剂盒说明书要求操作。将采集标本的拭子插入尖底离心管溶液中,贴着管壁搅拌拭子,充分洗脱标本。丢弃拭子,扣紧尖底离心管盖子,–30℃环境下保存,备用。

2. **尿液** 在15~30℃环境下8 000g离心30分钟,弃上清液,取沉淀物注入试剂盒配套的核酸保存液中,备用。

（三）仪器设备安装和调试

根据实验室技术和管理能力、临床服务需求、学科发展方向等综合要素,选择拟开展核酸检测的方法和仪器试剂品牌,进行设备安装和调试,并编写程序文件和标准操作手册。实验室技术人员和供应商共同参与制定仪器校准方案,由实验室技术人员主导制定性能验证方案和检测系统的性能验证。分析检测性能指标至少满足区域质量管理体系的基本要求,判断检测系统适用性。

（四）检测

1. **实时荧光PCR探针法** 分别在Ⅰ区配制反应试剂,在Ⅱ区处理标本和抽提核酸,在Ⅲ区核酸扩增和检测。根据试剂说明书要求分析检测数据和结果判定。

2. **RNA恒温扩增金探针层析法** 分别将扩增反应液、扩增酶、液相标记探针试剂、免疫层析卡,以及标本和/或质控物裂解物加入全自动核酸恒温扩增分析系统,按

39

照仪器说明书启动检测程序。反应程序运行结束后,直接显示检测结果。

四、质量标准和结果判断

(一) 实时荧光 PCR 探针法

1. 出现质控线,若 FAM 通道有扩增曲线且 Ct 值 ≤ 38,可判标本为生殖道沙眼衣原体阳性。

2. 出现质控线,若检测样品 FAM 通道无扩增曲线,可判标本为生殖道沙眼衣原体阴性。

3. 出现质控线,若检测样品的 FAM 通道扩增曲线 38 < Ct 值 < 40,应进行复检。

4. 若不出现质控线,无论 FAM 检测通道的 Ct 值高低,都是无效检测。

(二) RNA 恒温扩增金探针层析法

1. 出现 C 和 N 条带,同时又出现 CT-T 条带,可判断生殖道沙眼衣原体阳性。

2. 出现 C 和 CT-T 条带,但不出现 N 条带,可判断体生殖道沙眼衣原体阳性。提示非人源细胞培养标本中检测到生殖道沙眼衣原体;或者极端情况下,人源标本中存在高浓度生殖道沙眼衣原体,核酸反应体系竞争抑制导致无 N 线,可通过稀释标本重复检测排除影响。

3. 出现 C 和 / 或 N 条带,但是无 CT-T 条带,可判断生殖道沙眼衣原体阴性。

4. 不出现 C 条带,无论是否出现 N 条带和 / 或

CT-T 条带,提示检测无效。

五、临床意义和应用

(一) 结果阳性

提示患者感染生殖道沙眼衣原体,临床医生根据阳性报告做出诊疗决策。

(二) 结果阴性

提示患者没有感染生殖道沙眼衣原体,就诊者不需要治疗。另外,标本中生殖道沙眼衣原体浓度低于检出限也会出现阴性结果,临床医生根据就诊者的病史、症状和体征进行综合判断,确定是否需要重新采集标本进行检测。

(三) 结果无效

提示应排除试剂失效、标本采集不规范、实验操作误差等影响因素后重新检测。

(四) 菌株基因组分析的应用

生殖道沙眼衣原体遗传变异主要有抗原性、耐药性、毒力、温度敏感性变异等。通过流行菌株基因组水平的研究,对阐明生殖道沙眼衣原体不同基因型的侵袭力、致病机制、抗原抗体药物设计与研发、检测技术发展、疫苗研究等工作具有重要意义。由于衣原体培养技术的限制,对衣原体的临床和基础研究尚需进一步研究。

(五) 核酸检测技术的应用

由于泌尿生殖道沙眼衣原体感染者症状轻微或仅有

亚临床表现,临床诊断主要依靠实验室检测结果。目前国内有数十种生殖道沙眼衣原体商品化分子检测试剂,检测方法多样。开展 STIs 检测的实验室应结合临床服务需求、实验室技术和管理能力、检测方法优势、检测机构在性病防治工作中承担任务等因素进行综合评估。除非科研任务需要,否则建议首选全自动核酸检测系统用于临床服务工作。

1. **多病原体靶标** 采用一种荧光基团标记与病原体特异性碱基序列互补的引物,用不同波长荧光基团分别标记的病原体特异性碱基序列互补的引物。在同一个反应体系中设计 2 种以上病原体的引物探针,实现一次检测发现包括生殖道沙眼衣原体在内的多种病原体。对患者开展多种病原体靶标检测,可以提高精准诊断率、监测地区传染病变化趋势。

2. **不同碱基靶标** 根据引物探针互补的核苷酸上碱基分子是 T(胸腺嘧啶)还是 U(尿嘧啶),区分检测病原体DNA 或 RNA 碱基靶标。理论上,一个细胞内 RNA 数量远远超过 DNA,检测 RNA 的灵敏度高;病原体中 RNA具有生物活性,检测阳性提示患者正在感染中;生物标本中 RNA 容易降解,实验室内常规处理后就可以消除污染;治疗后患者上皮细胞内 RNA 失去生物活性而无法检测到,提示治疗有效。

3. **扩增温度** 根据病原体分子模板的变性、退火和延伸过程的反应程序是否改变温度,分为变温和等温方式。

4. POCT 模式 将配制试剂、标本处理、核酸扩增和标本分析4个区间实验室的功能压缩在一个模块试剂包中。标本加入加样窗口后,全自动完成标本处理、核酸抽提和检测的整个过程。这样不仅能降低建设实验室的成本、简化实验操作流程、降低室内污染,而且可实现个性化快速检测。国际和国内产品都有在一个仪器设备上配制检测不同病原体的试剂包。

六、关键技术

(一)生物标本的采集和处理

生物标本的核酸富集质量会影响阳性检出率。应规范采集泌尿生殖道标本,严格按照试剂说明书要求转运和处理标本。有些商品化试剂盒配备专用的标本保存液管,或者检测尿液标本专用管。应尽快将标本洗脱到该保存管中,并按照说明书要求,在规定时限以内保存标本。实验室应配备恒温离心机处理各类标本,因为即使低速情况下长时间离心,也会产生高温导致生物标本变质。

(二)靶基因的选择

根据细胞壁成分不同,将生殖道沙眼衣原体抗原分为属、种、型特异性抗原。大部分抗原位于外膜蛋白(outer membrane protein,OMP)上。OMP由5个稳定区(consistent domain,CD)和相互间隔的4个可变区(variable domain,VD)组成。CD氨基酸序列保守,VD核苷酸替换导致氨基酸序列改变而产生生殖道沙眼衣原体型别的差异。根据 OMP 抗原表位氨基酸序列的差异,可以将生殖道沙眼衣原体分为 19 个血清学类别。质粒是染色体外的遗传物质。生殖道沙眼衣原体含有 7~10 拷贝的隐蔽性质粒。不同血清型隐蔽性质粒的核苷酸序列高度保守,核苷酸差异<1%。通常根据保守性和多拷贝原理设计 NAAT 的首选靶基因,衣原体核酸扩增的靶基因有 OMP、隐蔽性质粒、rRNA 等。

为了减少对同属病原体的交叉反应,应设计生殖道沙眼衣原体种特异性的引物序列。引物针对的生殖道沙眼衣原体基因编码的高度保守区为靶区域,有的试剂盒还同时设计 2 条不同靶区域的引物序列以提高特异性。提示在对检测性能验证时,选择标本不仅要涵盖泌尿生殖道常见的感染病原体,还应包含生殖道沙眼衣原体同属不同种病原体。

(三) 产品性能的评估

选择产品时,应全面了解其性能指标,包括但不限于最低检出限、参考品符合率、精密度、分析特异性、干扰因素等。尤其要仔细了解临床评价的实质性内容,包括评价机构、病例构成、参比方法、差异结果分析等。推荐使用试剂盒说明书建议的核酸抽提和检测的仪器。如果使用其他品牌或型号仪器,应提前做好非配套仪器检测性能的等效性评估。

(四) 扩增参数设置

每个产品的试剂对检测值、熔解曲线、基线调整、终点值、内部参比、阴性质控品、阳性质控品的解读有特定的含义。尤其是弱检测值对判断结果有严格的限定,应与供应商技术人员充分沟通,掌握判断结果要领。严格执行复测、重测的技术标准和质量管理规范。核酸扩增要关注扩增曲线、基线、阈值和循环阈值。

1. **扩增曲线** 是以循环数为 x 轴,以荧光增加量为 y 轴,呈现整个扩增过程。

2. **基线** 是背景荧光的平均值,是最初几个 PCR 循环所产生的,没有增加荧光的"噪声"。手动设置基线,应确保选择的循环没有增加荧光信号。

3. **阈值** 是高于基线的荧光水平,通常设定在基线荧光信号 10 倍标准差。

4. **循环阈值** 是每个反应管内 PCR 扩增荧光信号达到设定阈值过程的循环数。

(五) 核酸扩增试验需要关注的问题

1. **PCR 抑制** 与标本中抑制物的构成和浓度有关,如高浓度的血红蛋白对 PCR 有抑制作用。此外还与标本处理和保存有关,如尿液标本应置于专用保存管。及时抽提核酸,可减少抑制现象,标本反复冻融可释放更多的脱氧核糖核酸酶降解衣原体靶基因。

2. **核酸抽提效率** 应使用试剂盒配套的方法和试剂来抽提核酸;或者使用与适合标本的商品化试剂盒抽提核酸。不推荐实验室自建核酸抽提方法。

3. **基因突变** 核酸检测基础是针对特定的核酸序列。国际上曾经报道发生过某种试剂盒的引物序列,凑巧覆盖了生殖道沙眼衣原体的碱基突变点而漏检,导致携带碱基突变的菌株更广泛流行的事件。若流行病学分析发现某个地区的生殖道沙眼衣原体感染率显著降低,则需要更换不同靶基因引物的试剂,对样品库保存的标本进行复测,排除由于病原体发生新的碱基突变所致漏检。这提示在选择试剂时,应要求供应商提供引物序列,并关注分子流行病学的更新数据。

4. 核酸检测阳性与治疗转归 衣原体需要在上皮细胞中才能维持生存,当感染者经过治疗后,随着上皮细胞自然脱落,无生物活性的衣原体或核酸排出体外需要一个过程。有国外报道:195 例女性生殖道沙眼衣原体感染者经过治疗后采集阴道标本进行核酸检测,最早转为阴性的为 9 日,在 21 日后仍然有 11% 的阳性率。因此,如果为核酸检测阳性的患者,治疗后复查须延后至少3 周。

5. 内参照设立 选择从提取核酸开始的内部参照,可以全流程监控检测质量。试剂盒中使用脱氧尿苷三磷酸(deoxyuridine triphosphate,dUTP) 和尿嘧啶 -DNA 糖基化酶(uracil-DNA glycocasylase,UNG)防止扩增产物的污染。使用外源性内部参照与待测标本在同一个反应管内同步检测,做到全程质量监控,还可以提示标本中未知 PCR 抑制物所导致的"假阴性"结果。宜使用多波长荧光通道的 NAAT 仪器。

(六) 防污染处理

分子生物实验操作要有严格的生物安全责任心和预

防意识。实验室环境表面污染现象具有显著风险特征，某实验室曾通过环境监测发现实验室内器具表面、移液器及水龙头等高频接触区域存在与检测项目同源的核酸污染。目前医学检测实验室规范化建设质量水平已经满足临床服务需求，但是防污染措施应该作为日常工作的重点。在临床部门的卫星实验室仍然存在较大的室内污染风险。

七、局限性

1. 某些高浓度的内源性和外源性物质可能干扰检测结果，导致实验结果假阳性或假阴性。采集女性宫颈标本时要询问是否使用了栓剂药物，并在送检单上标注使用的物品。必要时待消除干扰物质后重新采集标本检测。

2. 宫颈标本中的血液>1%（V/V）或黏蛋白>0.8%（W/V）可能干扰检测结果。采集标本时避开生理周期，擦掉宫颈口外溢分泌物后再采集标本。

3. 尿液标本中的血液>0.3%（V/V）、黏蛋白>0.2%（W/V）、胆红素（>0.2mg/mL）可能干扰检测结果。

4. 某些女性卫生用品、阴道栓剂、阴道润滑剂、阴道避孕药等可能干扰检测结果。

5. 核酸检测提供定性结果。生殖道沙眼衣原体核酸检测 Ct 值（扩增循环数）的大小与患者症状严重程度无相关性，仅提示被采集拭子标本上的病原体浓度。

6. 核酸检测具有很高的灵敏度,即使没有生物活性残留物也可以被检测到。生殖道沙眼衣原体感染患者治疗后需要 21 日才能从机体清除,这个阶段可被检出阳性结果。因此,对明确治疗史患者的随访需要谨慎选择检测方法和评估阳性结果。

第三章　生殖道沙眼衣原体血清学检测

血清学检测主要可协助诊断慢性和侵袭性感染,如盆腔炎、性病淋巴肉芽肿等,不适用于下生殖道和肛管的急性衣原体感染。本章主要介绍免疫层析胶体金检测样本中的抗生殖道沙眼衣原体抗体。

一、实验准备

1. **设备**　生物安全柜、普通冰箱、超低温冰箱等。

2. **器材和试剂**　一次性针具、真空采血管、微量移液器、衣原体抗体检测试剂(IgG/IgM)等。

3. **对照品**　试剂盒配套的生殖道沙眼衣原体抗体检测阳性和阴性对照品、专业机构认可的生殖道沙眼衣原体抗体检测质控品等。

二、实验原理

胶体金颗粒在特定电解质条件下,与抗原抗体复合物相互作用而产生肉眼可见的光学变化。试剂中的 MOMP 和羊抗人 IgM(或 IgG)单克隆抗体分别被固定在多孔的固相微孔滤膜上,另外一个液相的羊抗人 IgM(或 IgG)抗体被标记胶体金作为示踪物。当血清标本中衣原体 IgM(或 IgG)抗体渗滤后,与固相上 MOMP 捕获形成抗原 - 抗体复合物,液相中羊抗人 IgM(或 IgG)胶体金标记物再与上述复合物结合,聚集后形成肉眼可见的红色圆形斑点。而血清中剩余的非特异性 IgM(或 IgG)抗体被固相上另一个位置的羊抗人 IgM(或 IgG)抗体结合形成免疫复合物,液相中羊抗人 IgM(或 IgG)与该复合物结合形成红色圆形斑点(质控)。颜色深浅与抗体含量有关。

三、实验步骤

1. **采集标本** 按照常规采集人体静脉血。

2. **标本处理** 采用真空采血管采集血液,放置室温 1 小时自然凝固后,恒温 15~30℃环境下 1 200~1 700g 离心 15 分钟,析出血清,备用。

3. **检测** 根据试剂说明书操作。取出试剂盒和待检血清恢复室温,将 2 滴 A 试剂(PBS 溶液)滴入反应板检测窗孔。待完全渗滤后,用微量移液器吸取 100μL 血清并将其加入检测窗孔。待血清渗滤后,将 3 滴 B 试剂(胶体金标记的羊抗人 IgM/ 或 IgG)滴入检测窗孔。待 B 试剂渗滤后,再滴入 A 试剂,待完全渗滤后,5 分钟内观察结果。根据说明书要求判断结果。

四、质量标准和结果判断

(一)质量控制

质控线呈现条带提示检测有效,否则应分析原因后重新检测。

(二)结果判断

1. **阳性结果** 检测窗孔内,有一条质控红线(标记

C)和一条检测红线(标记 T),说明标本中含衣原体抗体。

2. **阴性结果** 检测窗孔内,仅有一条质控红线(标记 C),说明标本中无衣原体抗体,或者衣原体抗体浓度低于试剂检测限。临床医生应根据患者病史、症状和体征进行综合判断。必要时重新采集标本检测,或进行病原体核酸检测。

五、临床意义和应用

1. 理论上感染衣原体后,机体免疫产生 IgM 和 IgG 抗体。患者血清中衣原体抗体阳性,提示患者曾经感染或正在感染衣原体。

2. 由于病程、标本采集、试剂敏感性等因素的差异,衣原体抗体检测为阴性结果,不能排除衣原体感染。需要临床医生根据病史、症状和体征综合判断,决定是否重复采集血清检测,还是检测病原体。

六、关键技术

1. **溶血** 血红蛋白>2.0g/L 时,对结果判断有影响。

2. **高血脂** 甘油三酯>6.76mmol/L 时,对结果判断有影响,应空腹抽血检测。

七、局限性

1. 衣原体血清学检测在临床的应用价值有限。应慎重选择衣原体抗体检测来诊断泌尿生殖道沙眼衣原体感染。

2. 血清学检测基于比较前后两次抗体浓度水平来判断感染状态。泌尿生殖道沙眼衣原体感染除了性病淋巴肉芽肿外多为慢性或重复感染,患者的血清抗体本底较高,首诊后在没有诊断和治疗的情况下,要求数周甚至数月后进行血清学检测复诊,在临床实践上有一定难度。

3. 已有的商品化试剂尚缺乏定量检测的判断和结果解读,不同血清学方法间的比对等效性尚未完善。

4. 衣原体科属中有多种衣原体可以引起患者产生交叉抗体。例如:个别生殖道沙眼衣原体抗体(IgM)检测试剂盒对肺炎衣原体和鹦鹉热衣原体感染有交叉反应,可能造成误诊。

5. 目前尚无生殖道沙眼衣原体 IgM 或 IgG 抗体质控品,部分试剂盒缺乏配套的生殖道沙眼衣原体 IgM 或 IgG 抗体对照品。

第四章 生殖道沙眼衣原体对抗菌药物敏感性表观检测

抗菌药物敏感试验是一种体外测定抗菌药物抑制微生物生长繁殖水平的方法，在预防和治疗微生物感染中具有重要的意义。衣原体药物敏感试验方法的研究最早开始于 20 世纪 50 年代，最初采用的是鸡胚法。近年来，衣原体常用的药物敏感试验得到了进一步完善，目前常用的方法是微量稀释碘染色和免疫荧光反应检测。

一、实验准备

1. **设备** 倒置显微镜、荧光显微镜、普通光学显微镜、CO_2 培养箱、生物安全柜、超低温冰箱、液氮罐、恒温高速离心机及多种离心转头、水浴锅、超声波粉碎机等。

2. **器材和试剂** 20mL 细胞培养瓶、24 孔 /96 孔细胞培养板、细胞爬片、细胞刮刀、带齿镊子、一次性吸管、0.22μm 一次性滤器、1.8mL 密封胶圈螺口冻存管、15mL/50mL 带盖离心管、库存临床菌株、细胞培养液、Hank 平衡液、DEME 接种培养液、胰酶 -EDTA 消化液、样品保存液（SPG/2SP）、培养基添加抗菌药物（庆大霉素、卡那霉素、两性霉素）、体外抗菌药物敏感性检测抗菌药物［青霉素类（阿莫西林）、头孢菌素类（头孢曲松）、大环内酯类（阿奇霉素）、四环素类（四环素）、喹诺酮类（环丙沙星）

53

等］、碘染色液、衣原体荧光单克隆抗体试剂等。

3. 溯源标准物质　生殖道沙眼衣原体 D 血清型标准菌株（VR-885）。

4. 易感细胞株　McCoy 细胞（ATCC CRL-1696）、HeLa229（ATCC CCL-2.1）。

二、实验原理

生殖道沙眼衣原体因为不能产生三磷酸腺苷而严格细胞内寄生，具有嗜易感细胞的特性。在合适的环境和条件下，生殖道沙眼衣原体在易感细胞内增殖完成从原体（EB）到网状体 / 始体（RB）最后到子代的原体（EB）的生活周期。在培养液中添加梯度浓度抗菌药物后，在抗菌药物某浓度环境中的生殖道沙眼衣原体被抑制增殖。而相同环境和条件下，低浓度抗菌药物中仍然可以不同程度地感染易感细胞，通过碘染色或免疫荧光检测，观察梯度浓度抗菌药物培养后的差异结果。将抗菌药物能够抑制衣原体生长的浓度称为最小抑菌浓度（minimal inhibitory concentration，MIC）。

三、实验步骤

1. 配制抗菌药物储存液　按照不同抗菌药物和溶剂的配伍将抗菌药物粉剂溶解，具体参考美国临床和实验室标准协会（Clinical and Laboratory Standards Institute，CLSI）的药物敏感试验指导性文件，然后用重蒸水配制成浓度为 2 048μg/mL 的溶液，置于带密封胶圈螺口的冷冻管中,–80℃长期保存。

2. 配制培养液 配制 10%FBS 的 DMEM 培养液（含 1~2μg/mL 放线菌酮、10μg/mL 庆大霉素）。

3. 配制梯度浓度抗菌药物培养液

（1）根据衣原体对抗菌药物敏感性的范围确定检测区间,从 –80℃保存环境中取出抗菌药物储存液融化后,用涡旋振荡器混匀抗菌药物储存液。

（2）用培养液将抗菌药物储存液配制成梯度浓度,每个浓度抗菌药物体积 = 选用培养板每孔加样量 × 全部检测菌株数量。梯度浓度抗菌药物培养液置于 4~8℃储存,限 48 小时内使用。

4. 制备感染用单层易感细胞 选择 24 孔或 96 孔细胞培养板,放入细胞爬片,按照第二章第四节生殖道沙眼衣原体细胞培养的方法,制备单层细胞,待用。

5. 调整感染菌株浓度 将 –80℃保存的临床菌株和 ATCC 衣原体标准菌株取出,立刻置于 37℃水浴锅内复融,用细胞培养液调整接种浓度为 10^3~10^4IFU/mL,待用。

6. 接种感染

（1）吸掉单层易感细胞培养板中的培养液,加入 1mL 感染菌株液。

（2）在天平上平衡对称板的重量,将接种板和平衡板平稳地放置在酶标板离心转头中,扣好限位卡扣,在 30℃恒温环境下 2 500g 离心 60 分钟。

（3）取出培养板在培养箱中静置 60 分钟后,用吸管洗掉上清液,按照顺序加入 1mL 梯度浓度抗菌药物培养液。

(4)设立阴性对照(不接种衣原体+常规细胞培养液)、阳性对照(接种衣原体+常规细胞培养液)、抗菌药物毒性对照(不接种衣原体+最高抗菌药物浓度培养液),置于 36.5℃、5%CO$_2$ 培养 48 小时,在倒置显微镜下观察易感细胞感染状况。

7. 衣原体鉴定 取出细胞爬片,按照第二章第一节中的生殖道沙眼衣原体染色流程进行碘染色(包涵体棕褐色)和免疫荧光反应(包涵体苹果绿荧光)(参考第二章第二节"生殖道沙眼衣原体直接免疫荧光检测"流程),根据显微镜下观察到形态特征进行判断结果。

四、质量标准和结果判断

(一)观察对照和标准菌株感染情况

1. **阴性对照** 易感细胞呈现贴壁生长、单个易感细胞有伪足延伸、细胞为单层、细胞之间成片融合密度为 70%~80%。如果出现易感细胞生长不良、死亡、脱壁、污染等,需要重新检测。

2. **阳性对照** 生殖道沙眼衣原体包涵体形态比较规则,呈圆形、椭圆形或梨形,位置靠近易感细胞的细胞核,体积较大,接近易感细胞核的大小,包涵体颗粒呈致密团块样结构,包涵体数量每 400 倍视野 ≥ 20 个 / 易感细胞。碘染色和 / 或免疫荧光反应显示典型特征。如果未见包涵体,或者其数量每 400 倍视野<20 个 / 易感细胞,需要重新检测。

3. **毒性对照** 易感细胞呈现贴壁生长、单个易感细胞有伪足延伸、细胞为单层、细胞之间成片融合密度为 70%~80%。如果部分易感细胞受到最高浓度抗菌药物的影响而脱壁或死亡,需要检查原因,调整梯度浓度范围后重新检测。

(二) 结果判断

1. **阳性结果** 易感细胞质内见到棕褐色的衣原体包涵体(碘染色),或者苹果绿荧光的衣原体包涵体(免疫荧光反应)。

2. **阴性结果** 易感细胞内未见包涵体。

3. **待检标本**

(1)取碘染色或荧光抗体反应的梯度浓度抗菌药物孔中的细胞爬片在显微镜下观察。根据阴性、阳性判断标准,用符号 "+" 或 "−" 分别记录生长或不生长衣原体。能够抑制衣原体生长的最低药物浓度即是该抗菌药物的 MIC。

(2)如果最低浓度抗菌药物孔未检测到衣原体,说明对该菌株药物浓度范围太高,应在本次浓度下限的基础上继续稀释抗菌药物后重新检测。

(3)如果最高浓度抗菌药物孔都有衣原体生长,说明对该菌株使用的药物浓度水平太低,将当次最高浓度作为下次的最低浓度边界,提高抗菌药物浓度后重新检测。

五、临床意义和应用

(一) 抗菌药物的选择

生殖道沙眼衣原体对抗菌药物存在不同的耐药机制,涉及基因转移和基因突变两种方式。以上两种耐药机制导致衣原体对药物主动外排能力提升、渗透性降低、细胞主动吸收功能下降,介导生殖道沙眼衣原体持续感染。

1. 大环内酯类中的阿奇霉素是治疗衣原体感染的首选药物,该药口服后血液浓度较低,但是组织中的浓度却很高,释放缓慢,组织内半衰期长达 60 小时。单剂量 1g 治疗无并发症的衣原体感染有良好效果。

2. 氨基糖苷类中的大观霉素对哺乳动物细胞渗透能力较差,对衣原体的 MIC 为 $1\mu g/mL$。

3. β- 内酰胺类中的阿莫西林对衣原体的 MIC 可达 $128\mu g/mL$ 以上,但是毒副作用较小,常被用于孕妇泌尿生殖道沙眼衣原体治疗,治愈率可达 85%~99%。

4. 四环素类中的四环素、多西环素是治疗衣原体的一线药物。100mg/ 次,3 次 /d 多西环素连续治疗 7 日,生物学治愈率超过 95%。该药比红霉素副作用轻。

5. 喹诺酮类中的莫昔沙星治疗衣原体盆腔炎的生物学治愈率超过 85%。左氧氟沙星的抗菌活性是氧氟沙星的 2 倍,且不良反应少。

(二) 抗菌药物联合使用

生殖道沙眼衣原体常与淋病奈瑟球菌混合感染。不同作用机制的抗菌药物联合使用可以提高治疗效果。

六、关键技术

1. 用于药物敏感试验的抗菌药物应是标准品,明确纯度和有效成分。切忌使用医药企业提供的商品抗菌药物进行药物敏感性试验。

2. 体外抗菌药物敏感性表型实验分析受易感细胞系、衣原体接种量、传代次数、基础培养液配方、接种感染易感细胞时的添加物质、实验技术能力等综合因素的影响。需要不断地完善标准化技术方案提高衣原体药物敏感表型检测质量。

七、局限性

(一)碘染色敏感性低

碘染色具有选择性,糖原仅存在于衣原体发育的特定阶段(原体形成和成熟),因此敏感性相对较低(图 2-1)。

(二)荧光染色无法区分生物活性

无论是否具有生物活性,衣原体抗原都可以与荧光抗体反应。可能导致"假阳性"结果。因此荧光抗体反应的时候,必须仔细辨别易感细胞质中的衣原体包涵体,以及包涵体数量,并且要与阳性对照进行比较(图 2-2)。

(三)PCR 方法鉴定药物敏感性有待完善

有学者设计了 PCR 方法鉴定药物敏感性:提取易感细胞中衣原体总 RNA,逆转录 PCR 扩增,用阳性对照进行标化相对定量浓度,比较梯度浓度抗菌药物的 Ct 值,判断检测结果,分析药物敏感特征,有待在技术上和实践中完善。

(四)影响体外药物敏感性的主要因素

随着技术进步和商品供应链的完善,开展衣原体细胞培养可以普及到常规实验室。但是,衣原体体外药物敏感性检测尚有许多技术环节需要解决,不同实验室间衣原体药物敏感试验结果的可比性较差。以下因素可影响结果,但不限于此:

1. **易感细胞** 选择易感细胞类型和单层细胞密度。

2. **衣原体** 涉及标准菌株选择、如何标化具有生物活性衣原体浓度、稀释和浓缩衣原体悬液、接种衣原体的浓度和体积等。

3. **抗菌药物** 涉及所推荐抗菌药物种类和药品名称、抗菌药物标准品溯源、选择配制梯度浓度抗菌药物稀释剂的种类、抗菌药物梯度浓度范围、抗菌药物与衣原体作用的时间限制。

4. **培养环境和条件** 涉及细胞培养液选择、细胞培养液添加剂限制、共孵育超过 24 小时是否需要更换培养液、是否更换梯度浓度抗菌药物培养液等。

5. **结果判读** 质控对照的评判原则和标准、阴性和阳性判断、灰区处理流程等。

(五)结果解释

衣原体对抗菌药物敏感性试验的耐药表观特征与临床病例治疗转归或衣原体耐药基因的相互关系,有待进一步大数据验证。

第五章　临床检测应用策略

　　医疗技术服务是以临床实践为基础的。因此要提高医技人员 STIs 专业技能培训和考核的实效,将脱离临床和实验室实践的管理人员主导的"PPT 理论培训模式",改为由技术专家主导的对专业技术人员的操作和演练的培训。提供多途径健康教育和医疗咨询,加强公众对性病的认知。

　　生殖道沙眼衣原体感染的诊断主要结合流行病学史、临床表现和实验室检查结果。由于生殖道沙眼衣原体引起的泌尿生殖道感染大部分没有症状,有时接触史没有指向性,因此实验室检测结果对精准诊断衣原体感染有重要支持作用。临床上淋病患者的 STIs 筛查常发现衣原体混合感染。医务人员首先应对衣原体染病程自然发生与发展规律要有充分的理论基础;其次,要有丰富的临床实践经验,能够辨别患者典型和不典型的症状和体征,判断患者病程,以及对性伴进行随访和提供医疗咨询服务等;最后,要掌握和明确实验室检测方法、检测性能的特性、临床意义和局限性。

　　生殖道沙眼衣原体是可预防和可治愈的性传播疾病。正确使用避孕套是预防包括 HIV 在内 STIs 非常有效的方法之一。我国首选治疗衣原体的药物是四环素类和大环内酯类,但是存在衣原体持续感染和治疗抵抗的问题。因此,关于衣原体药物敏感性检测方法和判断折点有待完善,耐药机制存在未知因素,病原体隐匿以及在抗菌药物不容易穿透的组织中是否会导致持续性感染等问题有待解答。另外,在治疗后三周内的疗效检测随访,如果采用核酸扩增试验(NAAT)检测,即使没有生物活性的残余核酸片段仍然可以被检出。

第一节 疾病症状与检测方法选择

大部分情况下患者的医学常识背景和表述能力可能干扰临床医生的判断。生殖道沙眼衣原体感染可以是无症状的,STIs 的筛查是确诊感染的重要环节。依靠就诊者的性行为方式、评估 STIs 的风险、注意临床表现和询问症状可做出 STIs 筛查的决策。STIs 诊断通常可以作为 HIV 感染的风险标志,又可以促进交叉感染的发生和发展,因此对高危人群的 STIs 与 HIV 伴随检测对精准诊疗具有重要意义。

一、炎症特征表现与检测方法选择

尿道炎症状包括排尿困难、尿道瘙痒和黏液、黏液脓性或脓性分泌物。宫颈炎脓性或黏液脓性分泌物,采集标本的过程中容易诱发持续的宫颈内膜出血。衣原体感染会对女性的生殖系统造成永久性损害。

由衣原体引起的感染大部分症状不明显,少数男性尿道和女性阴道有异常分泌物,排尿时有烧灼感,可有直肠疼痛或出血,极少数有单侧或双侧睾丸疼痛。

衣原体性结膜炎典型的临床表现为仅有少量的黏性分泌物,重度结膜炎则有眼睑水肿脓性分泌物及假膜形成,无滤泡存在。成人结膜炎感染主要是泌尿生殖道感染者的自体接种,婴儿主要是孕妇衣原体感染者产道传播。

除了就诊者年龄因素外,性行为对象(异性、同性、双性)、性活跃程度(多性伴、新性伴、性伴健康状况)、有无保护措施(避孕套)和性行为方式(阴道、肛交、口交)是评估STIs风险程度的重要指标。衣原体感染潜伏期可达数周,如果就诊者表述模糊,或隐瞒,或抵触描述传染史,将会增加临床医生的预判难度。为了预防并发症、再感染和传播,必须检测病因。精准诊断可以提高治疗依从性,降低干预措施的风险。

尽管生殖道沙眼衣原体和淋病奈瑟球菌是尿道炎的重要感染原因,但生殖道支原体等其他病原体也可以引起感染或机会感染。由于宫颈炎可能逆行发生上生殖道感染,应评估女性的盆腔炎性疾病体征。

二、性活跃人群与检测方法选择

由于缺乏社会经验和医学常识,在激素的作用下,青春期性行为人群患STIs的风险更高。兼顾有效性、成本效益和后遗症风险等综合因素,建议所有<25岁的性活跃女性每年进行一次生殖道沙眼衣原体感染常规筛查。同时应加强STIs门诊衣原体筛查,根据性行为和解剖暴

露部位,采集尿道、咽部、直肠部位标本分别检测生殖道沙眼衣原体。

三、男性同性恋者与检测方法选择

男性同性者应采集尿道、直肠和咽部标本,采用 NAAT 筛查衣原体和淋病奈瑟球菌被认为是男性同性恋健康状况的重要技术手段。直肠衣原体和淋病促进 HIV 的发生和发展,直肠反复感染的男性同性恋者有很高的 HIV 感染风险。咽部感染是生殖道沙眼衣原体感染的主要传染源。有研究表明,不同男性同性恋人群直肠衣原体和淋病的患病率分别为 2.1%~23.0% 和 0.2%~24.0%,咽部生殖道沙眼衣原体和淋病的患病率分别为 0~3.6% 和 0.5%~16.5%。大部分咽部和直肠感染没有症状,若男性同性恋者仅仅筛查泌尿生殖道,则可能漏检 70% 生殖道沙眼衣原体和淋病。

四、孕妇和新生儿

具有衣原体感染风险的(年龄 ≥ 25 岁药物滥用者,以及有新性伴、多性伴或性伴有 STIs 者)孕妇,应在首次产检时筛查生殖道沙眼衣原体。对妊娠过程中仍然有高暴露风险的孕妇,在分娩前再次筛查生殖道沙眼衣原体,以预防产妇并发症和新生儿衣原体感染。

五、病因的筛查流程

WHO 为了提高 STIs 防治效果,强调在就诊者离开医院前明确诊断并治疗。特别是衣原体感染大部分没有临床表现,首诊时检测结果可提供精准的诊断依据,医生应选择最有效的抗菌药物治疗病原体而不是推定治疗,应使患者及时获知病因并协助通知性伴随访。

生殖道沙眼衣原体感染具有嗜柱状上皮细胞的特性。要求采集紧贴组织的上皮细胞,而不是脱离组织的黏液状物质。各种生殖道沙眼衣原体检测方法的适用标本类型见表5-1。

表5-1 各种生殖道沙眼衣原体检测方法的适用标本类型

检测方法	标本类型						
	宫颈	阴道	尿道	直肠	结膜	咽部	首段尿沉渣
涂片革兰氏染色显微镜检测	–	–	–	–	√	–	–
抗原检测							
免疫层析法	√	√	√	–	√	–	–
直接免疫荧光法	–	–	√	–	√	–	–
组织细胞培养法	√	–	√	–	√	–	–
基因扩增检测	√	√	√	√	√	√	√

注:"√"表示标本可以进行该方法检测;"–"表示该标本不在检测方法许可范围内。

NAAT 是首诊筛查生殖道沙眼衣原体的推荐技术方法。对尿道(男性和女性)和宫颈分泌物、尿液标本中的衣原体有非常高的灵敏度和特异度,大部分试剂可以对咽部和/或直肠标本的衣原体检测。咽部生殖道沙眼衣原体可通过性接触传播至生殖器部位,必要时可以对咽部黏膜分泌物进行筛查。采用不同病原体靶标的多重NAAT试剂盒,可对同一份标本分别检测衣原体、淋病奈瑟球菌或其他病原体,减少就诊者被多次采集标本的痛苦和采集标本的工作压力。尿液标本没有侵入性困扰,采集尿液的就诊者依从性比较好,但不是所有的NAAT试剂盒都适合进行尿液标本检测。如果实验室提供STIs即时检测(无论是免疫层析法,还是POCT-NAAT),则可有效提升诊疗效率。

衣原体抗原免疫层析法属于即时检测,具有不需要设备等优点,适合多种分泌物标本的检测,有较广泛的应用场景,包括尚无配备POCT-NAAT检测系统的医疗机构、未开展NAAT检测的初级医疗机构,以及流行病学调研现场等。综合临床数据显示,与参比方法培养或NAAT比较,衣原体抗原免疫层析法检测特异度超过98%,但是灵敏度比NAAT低。最新一项临床比对研究显示,国产高质量的衣原体抗原免疫层析法的灵敏度比NAAT低9.8%。如果临床提高采集标本质量,增加分泌物上皮细胞含量,则可改善衣原体抗原免疫层析法的检测灵敏度。

分泌物涂片革兰氏染色显微镜检测是一种初筛炎症或感染的即时检测,若显微镜下>10 WBC/HPF多型核细胞,提示有病原体感染。但是,分泌物涂片染色显微镜检测没有特征性,对疑似衣原体感染者的泌尿生殖道分泌物涂片革兰氏染色临床价值有限。

第二节　检测结果与医疗决策

对就诊者进行生殖道沙眼衣原体检测可以明确诊断病因,对其性伴随访检测衣原体可以追溯传染源或传播状况,并且根据检测结果做出医疗决策。无论有没有炎症表现,应通过实验室检测以明确病因。NAAT 是首选检测方法,标本可以是分泌物和尿液。由于生殖道沙眼衣原体和淋病奈瑟球菌混合感染非常普遍,应同时评估淋病感染情况。

对生殖道沙眼衣原体患者进行有效治疗可以阻断传播,预防并发症;对患者性伴的治疗可以预防再次交叉感染和传播给其他性伴;对孕妇感染者治疗可以预防分娩时传播给新生儿。衣原体表观耐药检测目前尚未在临床实验室开展。对衣原体感染者的治疗,可采用经验性用药策略。如果合并有淋病奈瑟球菌感染或者其他病原体,应同步选择有效的药物治疗。

衣原体感染者接受治疗后无论症状是否消退,应在90 日内接受疗效检测随访。抗菌药物治疗后仍持续或复发宫颈炎的女性,应重新评估是否为再暴露或治疗失败。若要判断是否复发,首先评估治疗的依从性,其次评估与未经治疗性伴的再暴露情况。必要时,增加对其他感染病因的检测,同时根据新的检测结果选择有效的抗菌药物治疗感染病原体。

对高危人群的健康筛查,NAAT 是首选的方法。不要使用 NAAT 对治疗后 3 周以内的感染者进行疗效复检。上皮细胞中没有生物活性残余的核酸片段仍然会被检测到,可能误导临床医生对治疗效果的评判。

衣原体交叉感染和重复感染情况比较普遍。大部分治疗后感染不是由治疗失败引起的,而是由于性伴未接受检测和治疗,再次性接触后引起的感染,这提示对性伴检测和治疗的重要性。对在 60 日内无保护性行为的疑似传播者,或者被传播的性伴,都应接受衣原体检测和评估。根据性行为方式对尿道分泌物(男女性)、宫颈、咽部、直肠等部位采集标本进行衣原体检测、治疗或推定治疗。

性伴还应接受淋病、梅毒、HIV 等检测和评估。衣原体和 HIV 混合感染者应接受与未感染 HIV 相同的治疗方案。

第三节　技术应用

《艾滋病毒、病毒性肝炎和性传播感染 2022—2030 年全球卫生部门战略》旨在到 2030 年将衣原体新发病例减少 50%。发现患者、有效治疗和加强随访(包括疗效检测和性伴随访)三大措施都与实验室有关。专业技术人员需要提高准确发现生物标志物和质量管理的能力。

生殖道沙眼衣原体感染诊断主要结合流行病学史、

临床表现和实验室检查结果。由于衣原体感染患者大部分没有临床症状，并且病史表述模糊，因此，判断衣原体感染主要依靠实验室衣原体检测结果。医务人员首先需要对衣原体感染发生与发展规律有充分的理论基础认识，掌握自然病程中生物标志物时相变化的特征，了解针对疑似患者、性伴随访、流行病学调查等不同人群的检测策略。其次要有丰富的临床实践经验，要熟知实验室检测方法和检测性能的特性、临床意义和局限性。

技术人员应重点关注检测技能水平和质量标准，准确发现生物标志物，为临床提供优质的服务。这里涉及人员技能培训、仪器设备校准、试剂检测性能、标准操作程序和检测结果判断等要素。因此，技术人员上岗前要参加专业机构组织的技能培训和考核；全程深度参与对仪器设备的调试校准，这是熟悉和掌握操作特性的必要步骤；技术人员还应阅读专业机构历年颁布的试剂评价报告，遴选优质品牌试剂，切忌将成本作为唯一评估的依据。

一、人员技能培训和资质

1. 根据工作岗位要求，技术人员应接受生物安全防护、医学伦理、临床分子检测等技能培训，考核后获得上岗资格，并参与日常实践和熟练技能操作，持续对技术人员进行能力评估。切忌放任仅参加了理论学习并且拿到所谓"上岗证"的技术员立刻独立操作。

2. 根据工作岗位要求，技术人员应接受 STIs 知识和技能的专业培训,掌握性传播疾病自然发生发展、生物标志物变化和检测方法,并且获得上岗资格。

3. 兼顾参与临床和基础科研的技术人员,应接受包括提取、量化、纯化核酸的基本技能培训,接受包括文库构建、测序平台操作和数据初步处理的高通量测序技能的培训,接受应用软件分析测序数据和生物信息学解释的培训,经过能力评估后,才可参与工作。

二、实验室设置和管理

(一) 实验室标准

实验室应符合《实验室生物安全通用要求》(GB 19489—2008)、生物安全二级实验室标准和/或《医疗机构临床基因扩增检验实验室管理办法》(卫办医政发〔2010〕194 号)的设置和管理要求。

(二) 制定流程

制定质量管理体系文件,执行标准化操作程序,并记录实验流程。

(三) 如实记录

遵守 ISO 15189 质量管理的基本准则:"做所写的,记录所做的"。实验记录和报告要根据检测数据事实为依据。

(四) 检测性能验证

截至 2024 年 11 月 4 日,国家药品监督管理局(national medical products administration,NMPA)已经发布了 152 款衣原体检测试剂盒,其中有 61 款 NAAT 试剂

盒、75 款抗原检测试剂盒、11 款抗体检测试剂盒、2 款酶法试剂盒、1 款免疫荧光试剂盒。这些试剂盒包含不同检测方法、不同的测定靶标和组分，以及不同包装规格。

检验科技术人员要培养仔细研读说明书和技术资料的习惯和意识，充分理解所开展检查项目的指标性能和临床价值。应由实验室核心的质量和技术主管、技术人员、产品技术支持人员共同制定性能验证方案，并且由检验科技术人员全程主导新项目检测系统的性能验证工作。制定方案和实施验证是了解检测系统特性的必要环节，是熟悉检测系统、设备操作、检测特性，以及发现问题和优化方案的过程。技术人员要确保正式开展项目时已经熟练掌握操作技术要领和质量要求。检测性能验证至少包含但不限于符合率、准确度、重复性、线性、最低检出限等。标本涵盖各部位分泌物、体液等，除了生殖道沙眼衣原体以外，需纳入同属病原体（如肺炎衣原体、鹦鹉热衣原体等）进行抗干扰能力验证。

三、生殖道沙眼衣原体病原体检测

（一）病理、标本类型与检测方法

1. 离体的标本在干燥或低温环境下很快会失去生物活性。若是进行组织细胞培养检测，应立刻洗脱在 2SP 保养液中并且阶梯式降温冻存，或在 60 分钟内感染细胞爬片的单层易感细胞。

2. 涂片革兰氏染色是初筛临床感染、执行病症处理的即时检验。涂片染色显微镜检测没有特异性。要完整

71

地记录所观察到的多型核细胞数量(高倍镜),以及其他革兰氏阴性双球菌、线索细胞、滴虫等。可以用手机记录影像。切记,必须出具描述性的报告,不得仅以"阳性"或"阴性"报告。对感染微生物还需要进行后续鉴定。

3. 送检标本可以是各类分泌物,用于涂片、培养、核酸检测等。尿液需要浓缩沉淀进行 NAAT 检测。尿液可能含未知干扰物,应将尿液加入试剂配套的核酸保存液。

4. 同一个患者不同部位的标本应独立检测流程,分别出具报告。衣原体可以引起泌尿生殖道以外的感染,而抗菌药物对不同解剖组织穿透性有差异。不同部位标本独立提供检测报告有利于临床医生做出正确的医疗决策。另外衣原体咽炎也是泌尿生殖道感染的主要来源,可以评估性伴的健康状况。

(二) 组织细胞和培养鉴定

1. 组织细胞培养是唯一获得具有生物活性生殖道沙眼衣原体的方法。但由于技术条件和检测周期限制,很少用于临床常规检测,主要是专业机构或者研究所用于基础研究和应用研究。随着商品化的器材和培养基日趋完善,为广大技术人员开展衣原体培养提供了保障。

2. 感染的易感细胞需要通过碘染色或免疫荧光反应进行鉴定。注意要找到易感细胞内典型的包涵体,而不是悬浮在易感细胞表面的颗粒。

(三) 免疫荧光检测

1. 对组织细胞培养是否感染衣原体具有非常高的灵敏度和特异度。

2. 分泌物涂片直接免疫荧光检测需要注意免疫反应过程中容易脱片导致假阴性,分泌物中干扰物质也可导致假阳性。

(四)基因扩增检测

1. 分子检测是诊断生殖道沙眼衣原体的"金标准"。应根据临床需求配置 NAAT 检测系统和技能储备。必要时,提供 POCT-NAAT 和常规 NAAT 技术服务。所有检测系统均要进行性能验证和一致性比对。性病淋巴肉芽肿的诊断需要进行特异性分子检测。由于衣原体和淋病混合感染情况比较普遍,推荐对一份标本进行多病原体靶标的检测。

2. 慎重选择疗效复检者的 NAAT 检测。治疗后 3 周内分泌物中没有生物活性的残余核酸仍然可以被检出阳性。尤其是"痕量"检测值的标本,需要与临床医生沟通。

(五)抗原免疫层析法

1. 免疫层析法检测生殖道沙眼衣原体有广阔的应用场景,对各类分泌物衣原体检测具有等效于 NAAT 的特异度,问题的焦点在于如何看待灵敏度低的问题。首先,灵敏度低是与 NAAT 方法相比,一项 STIs 门诊比对研究显示,免疫层析法检出限 $\geqslant 8 \times 10^3$ CFU/mL,NAAT 检出限为 1.0×10^2 CFU/mL;对 123 例女性宫颈拭子标本检测数值分析发现,其中 28 例 NAAT 和免疫层析法都是阳性,仅有 3 例 NAAT 检测 1.0×10^2 CFU/mL、5×10^3 CFU/mL、2.5×10^3 CFU/mL 的标本免疫层析法检测结果为阴性,可换算出 90% 拭子标本中衣原体载量 $\geq 8 \times 10^3$ CFU/mL。另外一项研究中,患者自己采集阴道分泌物的标本,每个拭子衣原体载量为 $(5.97 \times 10^2) \sim (1.09 \times 10^9)$。其次,低危人群的衣原体筛查可能降低免疫层析法的阳性预测值,一项比对研究显示,对健康人群筛查衣原体时,免疫层析法阳性率明显低于 NAAT。这些结果提示,针对高危人群,增加上皮细胞采集量的情况下,免疫层析法衣原体检测仍然有临床应用价值。

2. 免疫层析法试剂盒主要通过酸碱裂解细胞,释放衣原体抗原。注意要在加入 A 试剂后反复揉捏拭子洗脱上皮细胞,确保等待数分钟后上皮细胞中衣原体包涵体充分裂解后,再加入 B 试剂。不能将两种试剂同时加入,否则会导致假阴性。

(六) 耐药检测

1. 微量稀释法耐药检测标准方法目前还有待完善。特别是衣原体持续性感染和抗菌药物抵抗性的临床现象,产生对体外耐药检测结果的疑虑。需要引入衣原体标准菌株耐药检测溯源体系、衣原体 MIC 值与折点判断标准方案。

2. 临床菌株耐药检测抗菌药物谱应由临床医生、抗菌药物管理成员、检测技术专家依据以下要素共同协商确定,包括国家衣原体治疗相关指南、实际治疗效果、地区流行菌株耐药背景、实验室技术人员耐药检测技术熟练掌握程度和合理应用经验。

3. 一个地区突然出现对一线抗菌药物耐药的菌株流

行,是耐药监测中要重点关注的问题。此时需要严格把控分离菌株的纯度、冻存和复苏技术水平,确保待检菌株是具有生物活性的衣原体。

(七) 关于衣原体抗体检测试剂盒

1. 近源衣原体感染产生的抗体具有交叉反应,因此血清学检测生殖道沙眼衣原体没有特异性。

2. 通常需要比较患者抗体浓度水平来评估疾病进展,而目前抗体检测溯源体系尚未建立,甚至相同系统对同一份血清的先后 2 次检测值存在较大差异。检测结果对临床价值不大。

(八) 溯源体系

ATCC 提供了 38 种不同的衣原体参考菌株或核酸物质,还有多种易感细胞和上皮细胞。例如:生殖道沙眼衣原体 12 种血清型标准菌株盘(ATCC MP-25)、D 血清型标准菌株、E 血清型标准菌株、ATCC LGV434(L2)等;为了减少核酸抽提成本、提高核酸质量,ATCC 还提供生殖道沙眼衣原体定量基因组 DNA(ATCC VR-880DQ);为组织细胞培养提供的 McCoy 细胞(ATCC CRL-1696)、HeLa229(ATCC CCL-2.1)易感细胞;荧光免疫反应阴性参考的 ATCC CCL-2 上皮细胞。

第六章　质量管理

第一节　试剂评估

试剂上市前的临床评估通常由 STIs 医疗和质量管理的专业机构组织实施,应符合《涉及人的生命科学和医学研究伦理审查办法》和《人类遗传资源管理条例实施细则》管理要求。

一、临床评估医疗机构要求

医疗机构必须登录 NMPA 官网的政务服务门户,进入办事指南的医疗器械临床试验机构备案信息系统申请注册,获取开展临床评估资格。具备临床评估所需的专业技术水平、组织管理能力,开展伦理审查工作,以及配备与所开展临床试验相适应的人员、设施和条件等。常规开展相关检测项目和/或疾病诊疗项目,具有相关诊断结果解读和疾病处置的能力,具有防范和处理临床试验中突发事件和严重不良事件的应急机制和处置能力;具有能够满足临床评估需要的受试人群;具有必备的实验室检测条件,满足相关的检测实验室资质认定要求(如有)等。

临床试验机构应能够确保临床评估严格按照方案

实施,并能够配合产品注册申报过程,包括进行必要的补充试验、申办者组织的监查和稽查,以及药品监督管理部门、卫生健康管理部门开展的检查等。

二、人员资质与专业能力要求

技术人员必须参加国家药品监督管理局的医疗器械临床试验质量管理规范的技能培训,并且考核通过获得资格证书。临床评估主要研究者应具有设计并实施相关临床试验的能力、具有试验体外诊断试剂临床试验所要求的专业知识和经验,应熟悉相关的临床评估法规要求。参与人员经培训后应熟悉相关检测技术的原理、适用范围、操作方法等,并能够对检测结果进行正确判读。临床评估统计学负责人应为具有相关专业背景、专业能力的人员。

三、方案设计与多中心协作规范

申办者应根据试验目的,综合考虑体外诊断试剂的预期用途、产品特征和预期风险等,组织制定科学、合理的临床评估方案。根据产品特点和产品性能评价需要,且有必要针对各个临床试验目的,分别进行科学的临床试验设计,包括选择适当的临床试验设计类型,确定适合的对比方法、受试者入组/排除标准和临床评价指标等,并进行科学的样本量估算。临床试验方案经伦理委员会批准后,应在临床试验全过程中得到严格遵守。通常一个评估项目需要3家及以上有资质的医疗机构共同参与,各个临床试验机构应执行同一临床试验方案,方案中对试验设计类型、对比方法选择、受试者选择、评价指标、统计分析方法、样本量估算和质量控制要求等应做出明确的规定,并根据各机构情况合理确定样本量分配计划。

四、数据真实性和完整性

特别强调资料的真实性和完整性。临床评估数据表内容至少包括唯一可追溯的样本编号、人口学信息(性别、年龄)、受试者临床诊断背景信息、样本类型、检测结果等。需要时附临床试验原始图谱等。

五、科学分析和客观解释

绝大多数情况下,参比试剂和待评估试剂的检测结果是一致的,关键问题是如果分析标本差异结果,要有第三方检测来验证更加符合临床诊断的试剂,并且需要有科学、合理的解释。

要辩证地分析统计学结果,不能仅仅将统计学数据作为选择系统的唯一标准。统计学解决的是概率问题,统计结果源自数据,而数据来源是检测值。如果没有纳入充足的病例数和不同病程,通过这些检测值所得到的统计结果是不可信的。即使是 99% 的大概率事件,如果一位患者正好落在 1% 的小概率中,则他的一次检测就是100% 的结果。

六、临床试验核心要素

临床评估是否有性病诊疗专业机构参与、涵盖病例数量和感染部位、标本类型、参比方法和产品品牌、评价指标等。性能验证是否涵盖极端病例病程(极早期)、病例数。有时无法获得极早期病程的病例标本,需要实验室专门配制梯度浓度待检标本补充了解检测性能的特性。

第二节 室间质量评价

室间质量评价(简称"室间质评")的目的是了解各实验室检测值的一致性。开展衣原体检测的各类实验室应参加由专业机构组织的室间质评。所有实验室对同一个批次的质控品进行检测。如果质控品具有溯源性,则所得检测值具有准确性。专业机构通过分析反馈数据了解本地区该检测项目的检测特征、系统误差方向和范围、发现个别检测系统误差问题等,为改进检测质量提供基础依据。各实验室通过实验室之间、人员之间和不同设备的检测,比较检测靶值的差异和评价,及时改善检测的质量。

一、强制性和真实性原则

各实验室应本着提高技能水平的原则参加室间质评活动,管理者不应将评价活动与医院和个人的绩效挂钩,增加试剂供应商和实验室技术人员负担,导致技术人员填报不真实的反馈数据;还可能出现私下相互比对结果,在发现与兄弟单位的检测结果有差异时,反复检测,从而掩盖可能真实存在的技术和管理问题,也会助长不良风气的蔓延,失去了质量评价的意义,违背了质控目的的初衷。室内质控和室间质评是质量保证的重要环节,是为质量目标服务的体现。

二、检测系统和仪器

应由原厂代表或者被原厂授权的代表进行安装、调试、校准。实验室技术人员应能够熟练操作,同时高水平掌握检测技能。

三、试剂选择

检索 NMPA 网站,把获得的众多产品与专业机构正在应用或评价报告过的产品进行比对。遴选产品首先满足质量水平,其次是服务质量,最后是价格。

四、样品溯源

使用美国菌种保藏中心(ATCC)标准物质。

五、质控品制备原则

1. 评估基因扩增质控水平的标本应是标准菌株,或为已知基因背景信息的菌株。一种是菌体悬液为质控品,菌株通过组织细胞培养增菌,再配制梯度浓度菌悬液,用数字 PCR 标化分子测定单位浓度,分装后低温保存。另外一种是将菌体标本使用优质商品试剂盒抽提核酸,用微量分光光度计测定 DNA 浓度,通过缓冲液稀释和调整发放管 DNA 的终浓度,用数字 PCR 标化单位浓度,分装后低温保存。

2. 评估衣原体抗原检测的标本应是标准菌株,或为已知耐药表型信息的分离菌株。菌株通过组织细胞培养增菌,在冰浴环境下超声波破碎细胞释放包涵体,用细胞培养基稀释配制适当浓度(以微弱反应为主),数字 PCR 标化单位浓度,分装后低温保存。

3. 实验室配制标本无法反映真实的检测性能。临床就诊者的病症、感染状态、泌尿生殖道菌群、未知干扰等因素存在个体差异。当需要了解某种单一干扰因素,或检测系统,或质量水平时,可以将疑似干扰效应物质混合在质控品中。例如:在异常白带(但是无衣原体感染)中添加低浓度的衣原体培养物,质控品中添加一种或数种低浓度泌尿生殖道定植菌,质控品中混入近源同属其他衣原体,甚至加入避孕药、栓剂化学物质等。要以临床发现问题为导向,设计混入的干扰物质。

4. 根据考核目标设计单个标本靶值的高低,以及质控品标本的组合。专业机构组织者本着循序渐进原则,针对临床检测中存在的问题,制定规划和计划制备符合管理目标的室间质评标本。通常质控品由 5 支组成。单支标本中物质的构成和浓度、多支质控品靶值谱的差异等为每次质控目标管理的要求。

六、实施技巧

1. 控制每支标本量　质量评价应该持以平常心态度。每支质控品仅提供略多于一次检测所需标本量,模拟对患者标本检测的场景。技术员应对标本进行一次检测并记录数值。所有试剂盒都要求配套的采集拭子。不要使用拭子作为载体来制备质控品标本,非配套拭子干扰会对部分实验室产生影响。建议发放液体标本。

2. 随机分组　为了杜绝私下相互串通检测值的行为,真实反映临床实践中存在的质量问题,每次室间质评活动的质控品组合应随机分组。可以是相同靶值的质控品编排顺序不同,还可以是超过 5 种靶值质控品的不同组合(每组 5 种质控品)等。有时需要将一个靶值的标本重复放在同一个质控品组合中,可以及时发现检测中存在的共性技术和管理问题。

3. 限时检测　应根据考核目标设置检测时间限制。抗原检测:收到标本即刻进行处理,并且在检测后 1 小时内反馈结果。核酸扩增:收到标本的下一个常规检测日进行处理,并且随常规报告时间即刻反馈质控检测值和结果。

4. 图像上传　拍摄抗原检测等肉眼判断的结果,上传组织机构。

七、评价

1. 核酸扩增　定性检测结果与预期结果一致。Ct

值误差范围≤2个值为符合。

2. **抗原检测** 定性检测结果与预期结果一致为符合。

3. 每组质控品由5个标本构成,检测符合≥4支为本次质评活动合格。

推荐阅读

［1］简慧, 陈泽伟, 岳晓丽, 等. 2018—2023 年中国生殖道沙眼衣原体感染流行趋势及时空分布特征. 中华皮肤科杂志, 2024, 57 (5): 450-454.

［2］世界卫生组织. 性传播感染.[2024-12-26]. https://www.who.int/zh/news-room/fact-sheets/detail/sexually-transmitted-infections-(stis).

［3］世界卫生组织. 艾滋病毒、病毒性肝炎和性传播感染 2022—2030 年全球卫生部门战略.[2024-12-26]. https://www.who.int/zh/publications/i/item/9789240053779.

［4］吴移谋. 衣原体. 北京: 人民卫生出版社, 2012.

［5］中华人民共和国国家卫生和计划生育委员会. 生殖道沙眼衣原体感染诊断: WS/T 513—2016.[2024-12-26]. https://www.ndcpa.gov.cn/jbkzzx/crb/common/content/content_1656316729823662080.html.

［6］中华人民共和国卫生部. 性病防治管理办法.[2024-12-26]. https://www.gov.cn/gongbao/content/2013/content_2344553.htm.

［7］BAMBERGER D M, GRAHAM G, DENNIS L, et al. Extragenital gonorrhea and chlamydia among men and women according to type of sexual exposure. Sex Transm Dis, 2019, 46 (5): 329-334.

［8］CDC. Sexually transmitted disease surveillance 2019. Atlanta GA: US Department of Health and Human Services, CDC, 2021.

［9］EUROPEAN CENTRE FOR DISEASE PREVENTION AND CONTROL. Chlamydia: annual epidemiological report for 2022.

[2024-12-26]. https://www.ecdc.europa.eu/en/publications-data/chlamydia-annual-epidemiological-report-2022.

[10] EUROPEAN CENTRE FOR DISEASE PREVENTION AND CONTROL. STI cases on the rise across Europe.[2024-12-26]. https://www.ecdc.europa.eu/en/news-events/sti-cases-rise-across-europe.

[11] HUPPERT J, HESSE E, GAYDOS C A. What's the point？How point-of-care STI tests can impact infected patients. Point care, 2010, 9 (1): 36-46.

[12] LEFEVRE M L, US Preventive Services Task Force. Screening for chlamydia and gonorrhea: U. S. preventive services task force recommendation statement. Ann Intern Med, 2014, 161 (12): 902-910.

[13] LI S L, LIN H L, MI H F, et al. Evaluation of the diagnostic performance of an immunochromatographic test for Chlamydia trachomatis. Pract Lab Med, 2024, 40: e00412.

[14] MAHILUM-TAPAY L, LAITILA V, WAWRZYNIAK J J, et al. New point of care Chlamydia rapid test-bridging the gap between diagnosis and treatment: performance evaluation study. BMJ, 2007, 335 (7631): 1190-1194.

[15] PATHELA P, BRAUNSTEIN S L, BLANK S, et al. The high risk of an HIV diagnosis following a diagnosis of syphilis: a population-level analysis of New York City men. Clin Infect Dis, 2015, 61 (2): 281-287.

[16] WILLIAMS J A, OFNER S, BATTEIGER B E, et al. Duration of polymerase chain reaction-detectable DNA after treatment of Chlamydia trachomatis, Neisseria gonorrhoeae, and Trichomonas vaginalis infections in women. Sex Transm Dis, 2014, 41 (3): 215-219.

推
荐
阅
读

图书在版编目（CIP）数据

国家性病监测检验技术规范培训教程.生殖器疱疹分册 / 陶传敏主编. -- 北京：人民卫生出版社，2025.7. -- ISBN 978-7-117-38298-4

Ⅰ. R759-65

中国国家版本馆 CIP 数据核字第 20251NK409 号

人卫智网	**www.ipmph.com**	医学教育、学术、考试、健康，购书智慧智能综合服务平台
人卫官网	**www.pmph.com**	人卫官方资讯发布平台

国家性病监测检验技术规范培训教程——生殖器疱疹分册

Guojia Xingbing Jiance Jianyan Jishu Guifan
Peixun Jiaocheng——Shengzhiqi Paozhen Fence

总 主 编：杨天赐　顾伟鸣
主 　 编：陶传敏
出版发行：人民卫生出版社（中继线 010-59780011）
地 　 址：北京市朝阳区潘家园南里 19 号
邮 　 编：100021
E - mail：pmph @ pmph.com
购书热线：010-59787592　010-59787584　010-65264830
印 　 刷：北京瑞禾彩色印刷有限公司
经 　 销：新华书店
开 　 本：787×1092　1/32　总印张：18.5
总 字 数：355 千字
版 　 次：2025 年 7 月第 1 版
印 　 次：2025 年 7 月第 1 次印刷
标准书号：ISBN 978-7-117-38298-4
定价（共 5 册）：98.00 元

打击盗版举报电话：010-59787491　E-mail：WQ @ pmph.com
质量问题联系电话：010-59787234　E-mail：zhiliang @ pmph.com
数字融合服务电话：4001118166　E-mail：zengzhi @ pmph.com

序

性传播疾病作为全球重大公共卫生挑战,其防控成效直接关系到一个国家的全民健康水平与社会发展质量。世界卫生组织数据显示,性传播感染(STIs)已构成全球疾病负担的重要组成。中国传染病年报数据显示,梅毒和淋病长期位居法定报告传染病前列。STIs 严重威胁"健康中国 2030"和"优生优育"的国家健康战略。基于疾病危害程度和流行风险,我国将梅毒、淋病、生殖道沙眼衣原体感染、尖锐湿疣和生殖器疱疹列为重点监测性病。

实验室检测技术是性病防控体系的核心支柱。当前,我国性病检测能力建设面临三重挑战:一是病原体变异导致的诊疗挑战,如淋病奈瑟球菌耐药基因突变;二是检测技术多元化带来的质量控制难题,包括传统血清学检测与核酸扩增技术的标准化衔接;三是基层医疗机构检测能力不均衡问题。这些挑战亟须通过国家级技术规范予以系统解决。

本丛书针对上述五种重点监测性病进行编写,其意义在于:构建了覆盖五种重点监测性病的"检测技术矩阵",创新性地整合了病原体培养、抗原检测、分子诊断和耐药监测等技术模块;建立了贯穿操作流程的质量控制指标体系;特别针对梅毒血清学诊断的"前带现象"、淋

本丛书共分五册,分别涵盖梅毒、淋病、尖锐湿疣、生殖道沙眼衣原体感染和生殖器疱疹。丛书以疾病诊疗需求为导向,系统整合了病原生物学、免疫学、分子生物学等多学科检测技术,以基础理论、基本实践、基层应用、前沿科研为导向,重点突出操作流程、质量控制、技术应用和管理能力的解决方案。本丛书为临床医生、医学检验人员和卫生管理者提供了专业化技能提升和管理水平优化的权威指导。

本丛书汇聚了全国具有丰富临床实践、基础科研和技能培训经验的一线专家,是理论与实践紧密结合的成果。丛书聚焦于国家监测的五种性病,从精准诊疗的角度,系统规范了检验技术的核心要领和质量要求,深入解析了基础理论与实践技能。书中列举了大量检测系统和应用策略的实践经验,并针对常见问题提供了切实可行的解决方案。无论是主题选择、核心体裁还是表述形式,均体现了创新性和实用性。

值得一提的是,本丛书开创性地解析了梅毒螺旋体动物模型建立、病原体组织细胞培养、耐药表型和基因分析等前沿技术方法,并详细介绍了病原体菌株保存和复苏的实验流程。此外,丛书还紧密结合国家卫生行业标准《梅毒非特异性抗体检测指南》,以及世界卫生组织倡导的梅毒螺旋体形态学检测,专门拍摄了技术操作视频,为读者提供更直观的学习资源。

本丛书的编写得到了社会各界的大力支持,特别是资深专家的悉心指导。在此,编委会对所有支持者和编

写团队的辛勤付出表示由衷的感谢！尽管我们力求尽善尽美，但限于时间和能力，书中难免存在疏漏与不足，恳请广大读者和专家不吝指正。

杨天赐　顾伟鸣
2025 年 6 月

目 录

第一章 绪 论

一、概述

生殖器疱疹是由单纯疱疹病毒(*herpes simplex virus*, HSV)感染生殖器、肛门及其周围部位皮肤黏膜,以疼痛性水疱及浅表溃疡为主要特征的一种慢性复发性性传播疾病。"性传播感染"(sexually transmitted infections, STIs)是指病原体通过性接触导致的感染,但可能尚未引发明显症状或疾病状态。"性传播疾病"(sexually transmitted diseases, STDs)是指一种通过性接触感染病原体导致明显的临床症状或病理改变的疾病状态,该疾病状态是由感染发展而来。需注意的是,所有 STDs 均由 STIs 发展而来,但并非所有 STIs 都会进展为 STDs。

二、流行病学与传播途径

据估算,全球约有 8.46 亿 15~49 岁人口感染生殖器疱疹,在该年龄段中超过 1/5 的人口受到影响。大多数复发性生殖器疱疹病例由 HSV-2 引起,美国估计仅 HSV-2 已引起 1 860 万例生殖感染,1.9% 的 14~49 岁人群被感染,在 STIs 中位居第二位。一项流行病学模型拟合了 1976—2016 年 HSV 感染者的年龄结构、传播方式的数据,通过分析和推测发现:美国在 1970 年有 25.2 万

(2)初次感染:病毒在初次感染时,通常会在局部皮肤或黏膜细胞中复制,导致急性炎症反应,患者可能出现水疱、溃疡及疼痛等症状。

(3)神经节潜伏:病毒随后通过感觉神经纤维上行至神经节(如三叉神经或骶神经节),并在此处进入潜伏状态,在潜伏期内病毒基因组存在于神经细胞中,但不产生新的病毒颗粒,因此通常不出现临床症状。

(4)周期性再激活:当机体免疫力下降或受到其他刺激(如压力、外伤、紫外线照射等)时,潜伏病毒可以被激活,再次沿着神经纤维下行至皮肤或黏膜,引起局部的复发性病变,复发时症状通常较轻,但仍然可能出现疼痛和水疱。

(5)免疫反应:机体的免疫系统对病毒感染作出反应,通过细胞免疫和体液免疫共同控制病毒的扩散。由于病毒能够潜伏在神经节内,完全清除病毒非常困难。

大多数患者会经历反复发作的过程。

五、临床表现与治疗

人类是 HSV 唯一的天然宿主,HSV 可以存在于有症状患者的皮损部位,如疱液和溃疡面分泌物中,也可以存在于无症状携带者的唾液、精液、尿道分泌物、阴道及宫颈分泌物或粪便中。HSV-1 通常潜伏在三叉神经节(耳朵附近的神经细胞集合),HSV-2 通常潜伏在脊柱底部的骶神经节,其感染随着时间的推移可能复发,抗病毒治疗只能缩短病程和减轻疼痛症状,不能治愈。HSV 感染可导致疼痛合并水疱或溃疡症状,HSV-1 主要引起上半身皮肤和黏膜疱疹,包括口唇、咽和眼部等,少数可侵犯生殖器部位;HSV-2 主要引起生殖器及肛门周围疱疹,也可发生口腔及其周围感染;在生殖器疱疹中 HSV-2 占 80%,HSV-1 型占 10%~40%(源自不同综述报道)。

  HSV 感染后引起的皮肤黏膜损害会增加 HSV 传播和被其他疾病感染的风险,全球近 30% 的获得性人类免疫缺陷病毒(human immunodeficiency virus,HIV)感染可能归因于 HSV-2 感染。与未感染者相比,HSV-2 感染者 HIV 感染的风险可能增加 3 倍,且 HIV 混合感染可加重 HSV 感染的症状。单纯疱疹病毒感染的典型病变见图 1-1~ 图 1-6。

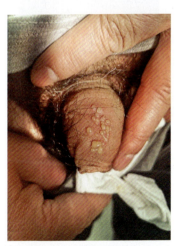

图 1-1　男性包皮水疱型单纯疱疹病毒感染

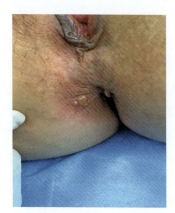

图 1-2 女性肛周水疱型单纯疱疹病毒感染

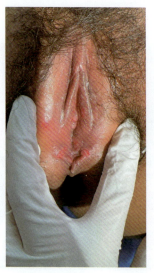

图 1-3 女性外阴糜烂型单纯疱疹病毒感染
（HSV-1 和 HSV-2 混合感染）

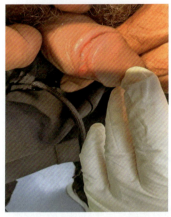

图 1-4 冠状沟糜烂型单纯疱疹病毒感染

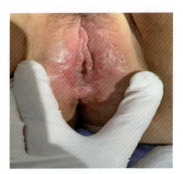

图 1-5 女性会阴部融合、
糜烂型单纯疱疹病毒感染

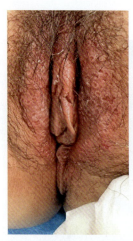

图 1-6　女性外阴糜烂型单纯疱疹病毒感染（艾滋病患者）

阿昔洛韦（acyclovir, ACV）是治疗 HSV 感染的一线药物。免疫功能低下 HSV 感染者有严重的持续性症状，长期治疗可导致对阿昔洛韦耐药。在 HSV 临床分离株中，95% 对阿昔洛韦的耐药性是由病毒 *UL23* 基因（编码胸苷酶）突变所致，而其余的是由 *UL30* 基因（编码 DNA 聚合酶）突变导致的。耐药可以是鸟苷（guanosine）和胞苷（cytidine）均聚物重复序列（homopolymer repeats）中的插入或缺失导致 *UL23* 读框架变化所致，也可以是错义点突变所致，HSV-1 和 HSV-2 耐药毒株的 *UL23* 和 *UL30* 突变位点见表 1-1。目前已经开发出用于生成重组病毒的基于分子生物学的系统，将未知突变与其药物表型联系起来。基于下一代测序的快速灵敏方法，将改善抗病毒治疗期间对耐药病毒异质病毒种群及其时间变化的检测,从而可以更好地管理患者。作用于不同病毒 DNA 聚合酶的靶标的新型化合物正在研发中。

表 1-1　HSV-1 和 HSV-2 耐药毒株的 *UL23* 和 *UL30* 突变位点

	UL23	*UL30*
HSV-1	Y53D	L1188F
	L170P	H98Y
	R176W	R1229I
	A207P	A870G
	C336Y	S724N
	−1C 553=frameshift	V117L
	−1G 856=frameshift	L267M
	+1G 437-438=Stop 225	
	+1C 464-465=Stop 228	
HSV-2	S66P	A724V
	A72S	Y823C
	S29A	I291V
	M183I	H837R
	R221H	V544A
	I1101S	D785N
	D137Stop	
	Q222Stop	
	−1C 556=Stop 263	
	+2G 439-440 =Stop 184	
	−1C 467=Stop 183	
	−1C 452=Stop 183	
	+1G 439-440 =Stop 229	
	−1G 440 = Stop 229	

六、检测与诊断

生殖器疱疹实验室检测主要有病原学检测和血清学检测。近年来国家对预防疾病和保障公共卫生安全做了大量基础投入。这些设施和设备成为可准确诊断 STIs 的工具。对无症状 HSV 感染的患者和诊疗不完整的患者,推荐高质量的即时检验(point-of-care testing,POCT)(包括免疫学和分子生物学方法)在临床的广泛应用,有助于生殖器疱疹的快速准确诊断。

生殖器溃疡性疾病的标准诊断方法是 HSV-DNA 的分子生物学检测,且 DNA 检测可以区分 HSV-1、HSV-2 的混合或独立感染。但是由于 HSV 具有间歇性排毒的特点,其阳性率随着溃疡病程进展呈现急剧下降趋势,因此对单次核酸检测阴性结果与临床症状和体征不一致的患者,应及时重新采集标本复检 HSV-DNA 或补充血清抗体检测。

血清学抗体检测试剂盒可以区分 HSV-1 和 / 或 HSV-2 的 IgG 和 IgM 抗体。无论有无溃疡和疼痛,在感染后 7~30 日检测到 IgM 抗体,或 14~40 日检测到 IgG 抗体,均可确诊 HSV 感染。血清学阳性反应相对患者溃疡表现和疼痛症状常延迟出现,且大部分感染者没有临床表现或轻微疼痛,因此血清学转化和转归往往与医生或患者的肉眼判断相悖,这加剧了临床对血清学检测价值的误解。

七、疾病管理

2012 年 11 月 23 日中华人民共和国卫生部颁布的《性病防治管理办法》(卫生部令第 89 号)明确将生殖器疱疹作为性病监测病种之一。2022 年世界卫生组织(World Health Organization,WHO)颁布的《艾滋病、病毒性肝炎和性传播感染 2022—2030 年全球卫生部门战略》呼吁加强对 STIs 的管理。WHO 建议正确使用避孕套,这是预防包括艾滋病在内 STIs 的非常有效的方法之一,鼓励向性活跃人群提供 STIs 常识和正确使用避孕套的教育,并提供预防疫苗接种等措施来降低感染风险。特别是临床医疗一对一的咨询服务可以提高 STIs 暴露前后预防、更新医学常识和提高性伴教育的效率。WHO 和联合国艾滋病规划署建议扩大男性包皮环切术的规模,以降低 STIs 传播风险。

由于现有生殖器疱疹流行基数大、无症状感染者多等情况,WHO 建议各国逐步开展实验室检测以支持诊断,并加强病征管理的科学性。例如:提供质量有保证的分子检测手段,利用实验室检测结果作为诊疗 STIs 的依据,并持续地加强对 STIs 流行趋势的监测能力。

大多数 HSV 感染是无症状或未被发现的,症状典型的患者可通过疼痛、水疱或溃疡表现做出临床诊断,非典型症状或需要进行血清亚型鉴别的患者则需要实验室技术支持。由于异位(如口部)性行为导致的生殖器疱疹中 HSV-1 型逐渐增多,仅凭肉眼观察和病变部位无法区分

HSV 亚型，因此首次发现生殖器溃疡者需进行 HSV-1 和 HSV-2 检测，并且做好咨询和管理。

八、疫苗与研究

预防性疫苗可减少新的生殖器疱疹感染。最佳的疫苗应该能同时预防 HSV-1 和 HSV-2 感染。mRNA- 脂质纳米颗粒疫苗及减毒疫苗目前均在临床前或临床试验阶段，未来有望开发出能够预防 HSV 感染的疫苗。由 HSV 表面糖蛋白 B 和 D 组成的重组亚单位疫苗在动物模型中表现出保护作用，但在临床试验中疗效有限。三价 HSV gC2、gD2、gE2 核苷修饰的 mRNA LNP 疫苗在小鼠中对生殖器和非生殖器 HSV-1 感染提供出色的保护。糖蛋白 E(gE) 和糖蛋白 I(gI) 在 HSV 表面表达为异二聚体。gE 结合免疫球蛋白 G(immunoglobulin G, IgG) 的 Fc 结构域，并抑制由 IgG Fc 结构域介导的活性，有助于 HSV 的免疫逃避，这些结构域可以成为疫苗的候选靶点。

在南非针对 HSV-2 预防疫苗和治疗疫苗的数学建模研究显示，如果预防疫苗在人群中达到 80% 的有效终身保护，则在 40 年后 HSV-2 和 HIV 感染在该人群中的发病率分别降低 84.1%(95% 置信区间 81.2%~86.0%) 和 65.4%(95% 置信区间 56.5%~71.6%)；如果有效终身保护率降低为 50%，则发病率降低程度降至 57.4% (95% 置信区间 53.6%~60.7%) 和 42.1%(95% 置信区间 34.1%~48.1%)。如果治疗性疫苗在人群中能达到 80% 的有效终身保护，并在有症状个体中覆盖率达到

40%,则在40年后HSV-2和HIV感染发病率分别降低29.6%(95%置信区间21.8%~40.9%)和26.4%(95%置信区间18.5%~23.2%);如果治疗性疫苗在人群中能达到50%的有效终身保护,则发病率降低程度降至18.8%(95%置信区间13.7%~26.4%)和16.9%(95%置信区间11.7%~25.3%)。

疫苗是应对HSV高感染率最有效的方法,预防性和治疗性疫苗为减轻HSV-2感染负担提供了展望空间,并可能对高流行地区的HIV感染情况产生重要影响。

第二章　生殖器疱疹病原学检测

HSV 感染可以引起皮肤黏膜损害,病毒还可以侵入各类组织。病原学检测是诊断 HSV 感染的直接证据。需要注意的是,有皮肤黏膜损害症状的标本阳性率比较高。本章介绍的方法包括抗原检测(直接免疫荧光检测、免疫层析法检测)、组织细胞培养检测和核酸检测。抗原检测中,直接免疫荧光检测是高灵敏度的传统方法,免疫层析法检测为快速、简便的即时筛查方法,均很重要,故下文将进行单独介绍。

第一节　单纯疱疹病毒抗原直接免疫荧光检测

HSV 直接免疫荧光检测是一种传统的检测手段,在生殖器疱疹的病原学诊断中具有重要地位。

一、实验准备

1. **设备**　荧光显微镜、生物安全柜、超低温冰箱、恒温高速离心机及多种离心转头、恒温箱、阴道扩张器、微量移液器等。

2. **耗材和试剂**　带护套尿道拭子(纤细)、带护套宫颈拭子(粗大)、一次性移液头、一次性注射器、防脱载玻片(或称黏附载玻片)、盖玻片、非荧光物镜油、HSV荧光抗体试剂、无水乙醇、分析纯丙酮等。

3. 对照品、质控品和可溯源标准物质 试剂盒内配套的HSV亚型免疫荧光检测阴性和阳性对照品、质控品(商品化或自配)、HSV-1(ATCC-VR-260)和HSV-2(ATCC-VR-540)溯源标准物质。

二、实验原理

异硫氰酸荧光黄(fluorescein isothiocyanate,FITC)标记的HSV单克隆抗体,可以与标本中HSV表面抗原发生特异性结合,形成抗原-抗体-荧光素的复合物,在495nm波长激发光照射下发出亮绿色荧光。

三、实验步骤

(一) 标本采集

1. 水疱标本 在水疱形成早期,选择新鲜、未破裂且疱液充盈的水疱,用一次性注射器针头刺入水疱抽取疱液,将疱液滴在防脱载玻片上;或一次性注射器针头刺破疱壁后用防脱载玻片压印疱液。

2. 溃疡组织液 用洁净拭子以滚动方式吸取溃疡基底部或疑似皮损部位的组织液,然后拭子滚涂在防脱载玻片上,或直接用防脱载玻片压印溃疡表面。备用。

3. 泌尿生殖道分泌物 用洁净纤细的尿道涤纶拭子插入男性尿道0.5~1.0cm,或用洁净粗大的宫颈涤纶拭子插入女性宫颈管1.0~1.5cm,拭子插入后缓慢旋转一周,停留片刻,然后以旋转方式取出,将拭子涂在防脱载玻片上。

4. 培养标本 组织细胞培养呈现细胞病变效应(细胞变圆、肿胀和气球样变、融合细胞和多核巨细胞)的细胞爬片。

(二) 标本固定

在室温下将上述标本载玻片自然干燥后,标本载玻片置于 –20℃丙酮或甲醇中 5 分钟,用冰浴磷酸盐缓冲液(phosphate buffered saline,PBS)洗涤 3 次,自然干燥。

(三) 荧光抗体反应

在双份标本中分别滴加 HSV-1 和 HSV-2 荧光抗体工作液,将标本置于 37℃湿盒中 30 分钟后,用 PBS 洗涤 3 次,再用双蒸水洗涤 1 次,自然干燥。用适量封片液(90% 甘油 +10% PBS)滴在标本上,加盖玻片,再用指甲油快速封固盖玻片,在荧光显微镜下观察结果。免疫反应载玻片须在 –20℃避光保存。

四、质量标准和结果判断

(一) 质量标准

每一批次实验,观察阴性对照和阳性对照结果是否正常,判读结果有效性。若对照结果不符合以下标准,则本次实验结果无效,须重新检测。

(二) 结果判断

1. HSV 阳性 上皮细胞 / 宿主细胞的细胞质和细

胞核内可见亮绿荧光。根据免疫荧光抗体的型别,做出HSV-1 和 / 或 HSV-2 的报告。

2. **HSV 阴性** 上皮细胞 / 宿主细胞复染呈橙红色或暗红色,无亮绿色荧光,且细胞形态完整,无异常荧光背景干扰。应至少观察 10 个显微镜高倍视野后,才可以做出阴性报告。

五、临床意义和应用

1. 直接免疫荧光检测对疱液具有很高的灵敏度,但随着病程进展,其阳性率急剧下降。临床标本 HSV 直接免疫荧光阳性,提示患者感染 HSV。

2. 直接免疫荧光检测对 HSV 组织细胞培养的灵敏度达 70%~90%,是临床病例确诊的依据。对生殖器部位皮肤黏膜异常的孕妇,HSV 直接免疫荧光检测可作为快速筛查手段,若阳性,需进一步进行精确分型检测及风险评估,以指导妊娠期管理和垂直传播预防措施的规划。HSV 直接免疫荧光阴性不能排除感染 HSV,应结合病史、临床症状和体征进行综合判断。必要时进行分子生物学检测。

3. 直接免疫荧光检测流程通常可以在 1 小时内完成,及时发现和诊断 HSV 感染病例。

六、关键技术

1. 选择水疱症状典型的病程阶段采集标本,可显著提高阳性率。

2. 推荐使用特殊涂层处理的防脱载玻片,生物标本涂布后牢固地附着载玻片。免疫反应过程中,应温和地用流水冲洗以防止靶标脱片。

3. 遇到靶标少的标本时,仔细辨别亮绿色荧光是生长在细胞内,还是附着在细胞表面的干扰物质。切记:具有生物活性的 HSV 生长在上皮细胞 / 宿主细胞内,形状规则;干扰物质往往是附着在上皮细胞 / 宿主细胞表面,并且不规则。若仅观察到细胞外荧光亮点,为阴性结果。

七、局限性

1. 技术人员要有丰富实践经验。谨慎操作免疫荧光反应实验、仔细地辨别。

2. 实验过程中经常发生脱片现象,最后显微镜镜检时没有观察到标本的痕迹。

3. 临床终末期的水疱皮损,免疫荧光反应阳性率急剧下降。

4. 无论病原体是否具有生物活性,免疫荧光反应都可以显示荧光亮点。

5. 鉴于 HSV 间歇性排毒的特殊性,HSV 免疫荧光反应阴性,不能排除感染。需要结合病史、临床症状和体征综合判断,必要时补充组织细胞培养或分子生物学检测。

第二节 单纯疱疹病毒抗原免疫层析法检测

免疫层析法属于即时检测方法之一,用于临床快速筛查 HSV 感染者,尤其适用于初级医疗机构、流行病学现场调研等,甚至居家自检。

一、实验准备

1. **设备** 生物安全柜、普通冰箱、超低温冰箱、阴道扩张器、微量移液器、计时器等。

2. **耗材和试剂** 带护套尿道拭子(纤细)、带护套宫颈拭子(粗大)、HSV 抗原层析试剂(包含标本处理管、标本处理液、HSV 试剂条等)等。

3. **对照品、质控品和可溯源标准物质** 试剂盒配套的阴性和阳性对照品、质控品(商品化或自配)、HSV-1(ATCC-VR-260)和 HSV-2(ATCC-VR-540)溯源标准物质。

二、实验原理

采用特异性的抗原抗体反应及免疫层析技术来定性检测临床标本中是否含有 HSV-1 及 HSV-2 抗原。将标本液体滴入标本窗的乳胶结合垫中,与预先包被的红色乳胶颗粒标记的 HSV 特异性抗体混合。

　　如果是阳性标本,红色乳胶标记的 HSV 抗体与标本中的 HSV-1 和 / 或 HSV-2 抗原结合形成红色乳胶 - 抗体 - 抗原复合物,复合物随着毛细作用的层析过程经过测试窗时,被固定在硝酸纤维膜上的 HSV 抗体(标识为 T,检测线)捕获,形成红色乳胶 - 抗体 - 抗原 - 固相抗体的肉眼可见夹心复合物红色条带。

　　如果是阴性标本,就不会形成抗原抗体复合物。硝酸纤维膜上还固定有生物素 - 牛血清白蛋白联结物(标识为 C,质控线),可捕获混合液体层析过来的蓝(绿)色乳胶颗粒标记的亲和素,在质控区(C)形成蓝(绿)色乳胶 - 亲和素 - 生物素 - 牛血清白蛋白(固定于膜上)的肉眼可见复合物蓝(绿)色条带。

　　单纯疱疹病毒抗原免疫层析法检测与结果判读示意图见图 2-1。

三、实验步骤

(一) 采集标本

　　1. **临床标本**　采集方法同本章第一节"单纯疱疹病毒抗原直接免疫荧光检测",含疱液或组织液的拭子,备用。

　　2. **体外培养标本**　感染 HSV 的宿主细胞爬片用胰蛋白酶消化液处理,直至毛玻璃状时候,倾弃消化液,用拭子涂擦细胞爬片,采集感染宿主细胞,备用。

(二) 标本处理

　　1. **疱液**　将针筒里的疱液直接滴入试剂盒提供的标本处理管中。

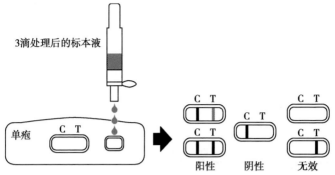

3滴处理后的标本液

单疱　C T

C T
阳性

C T
阴性

C T
无效

图 2-1　单纯疱疹病毒抗原免疫层析法检测与结果判读示意图

试剂条/卡在质控区(C)处有一条内部质控线,作为试剂卡有效及操作正确的标志,该条带未出现表明操作过程不正确或检测条/卡已变质损坏,应使用新的检测条/卡重新测试。阳性:在检测窗中出现两条条带,一条红色条带位于测试区(T),另一条蓝(绿)色条带位于质控区(C)。阴性:仅质控区(C)出现一条蓝(绿)色条带,在测试区(T)无红色条带出现。阴性结果提示标本中不含 HSV-1和/或 HIS-2 抗原,或者含量低于可检测范围。

2. **拭子**　将拭子直接放入标本处理管中;如当日不能进行检测,应置于 2~8℃冷藏,最多保存 72 小时,否则应置于 -20℃或者更低温度长期保存。

(三) 检测流程

1. **试验准备**　提前将试剂和标本恢复至室温。

2. **抗原释放**　在标本处理管中竖直滴入标本处理液10 滴,挤压标本处理管壁拭子头部位 2 分钟,其间用涡旋振荡器点振数次,充分释放标本中的抗原。

3. **检测**　沿管壁挤压拭子后取出拭子,丢弃;打开铝箔袋,取出试剂条标记唯一标本号,握住试剂条的手柄区,将试剂条插入上述标本处理液中,插入液体深度不可超过"Max"标志线,约 30 秒后取出试剂条,置于水平桌面上(若为板式检测卡,可直接盖上标本处理管的滴头,向检测卡加样窗中滴入 3 滴处理过的标本液)。

4. **观察结果** 在 15 分钟内观察检测窗中显色条线变化结果判读。

四、质量标准和结果判断

(一) 质量标准

1. **内部质控** 试剂条/卡在质控区(C)处有一条内部质控线,作为试剂卡有效及操作正确的标志,该条带未出现表明操作过程不正确或检测条/卡已变质损坏,应使用新的检测条/卡重新测试。如果问题仍然存在,应立即停止使用此批号检测条/卡,并与供应商联系处理。

2. **外部质控** 试剂盒中不含外部质控品。推荐购买商品化的外部质控品,定期进行质控,要求阴性和阳性结果符合预期。

(二) 结果判断

1. **阳性结果** 在检测窗中出现两条条带。一条红色条带位于测试区(T)内,另一条蓝/绿色条带位于质控区(C)。阳性结果提示标本中含有 HSV-1 和/或 HSV-2 抗原,可以出具阳性报告。临床医生根据实验报告以及临床症状和体征做出诊疗决策。

2. **阴性结果** 仅质控区(C)出现一条蓝/绿色条带,在测试区(T)内无红色条带。阴性结果提示标本中不含 HSV-1 和 / 或 HIS-2 抗原,或者含量低于可检测范围。

3. HSV-I 和 HSV-2 阳性判断值>1×10^5IFU/mL。

五、临床意义

1. 对有流行病学史、临床症状和体征的感染者,HSV 抗原检测阳性可以确诊 HSV 感染。部分无症状排毒者的分泌物(如尿道、宫颈分泌物)拭子,也可以检测出 HSV 抗原。无论是否有临床症状和体征,HSV 抗原检测阳性,提示有传染性。

2. HSV 抗原检测对疱液具有很高的灵敏度,但随着病程进展阳性率急剧下降。

3. HSV 抗原检测对 HSV 组织细胞培养的灵敏度超过 90%,是临床病例确诊的依据之一。

4. HSV 抗原检测流程通常可以在 30 分钟内完成,操作简单,基层实验室可对患者标本即时检测,甚至流行病学调查现场就可以开展检测,及时发现和诊断 HSV 感染病例。

5. HSV 抗原检测阴性不能排除感染 HSV,应结合病史、临床症状和体征进行综合判断,必要时进行分子生物学检测。

六、关键技术

1. 标本的取材质量至关重要,应保证拭子中含有足够量的待检微生物。

2. 由于 HSV 典型的症状是疼痛,而且水疱和溃疡基底细胞层容易出血。因此,一定要在采集标本时遵循轻缓避免出血的原则。

3. 切忌用拭子在溃疡面反复擦涂。

4. 切忌对有痂皮的溃疡采集标本,这不会增加阳性率,反而增加患者疼痛和继发感染的风险。

5. 对水疱或脓疱,用一次性注射器针头刺破疱壁,再用拭子吸取疱液,并且以滚动方式用拭子碾压溃疡面尽可能吸取疱液。

6. 为提高阳性率,可以同时对多个水疱和 / 或溃疡标本用一根拭子采集。

7. 正常试剂加样量为 3 滴,过多或过少均可能干扰检测结果。

七、局限性

1. 该检测试剂不能区分 HSV-1 或 HSV-2。

2. 由于 HSV 感染存在间歇性排毒现象,尽管患者有临床症状和体征,少数患者仍然可能 HSV 抗原检测阴性。

3. 由于感染病程的不同阶段 HSV 排毒状态差异非常大,水疱、溃疡有很高的阳性率,而结痂性皮损阳性率急剧下降为 27%。

4. 人体其他部位的 HSV 感染,如脑脊液、眼睛、肠道、呼吸道等标本的检测效果尚无足够的临床试验资料支持。

第三节 单纯疱疹病毒组织细胞培养检测

组织细胞培养是唯一能获得生物活性 HSV 的方法。组织细胞培养也是 HSV 医学研究的基础。专业机构技术人员和科研人员需要掌握这项基本技能。

一、实验准备

1. **设备** 倒置显微镜、荧光显微镜、普通光学显微镜、CO_2 培养箱、生物安全柜、超低温冰箱、阴道扩张器、液氮罐、恒温高速离心机及多种离心转头、水浴锅、超声波粉碎机等。

2. **耗材和试剂** 带护套尿道拭子(纤细)、带护套宫颈拭子(粗大)、一次性注射器、标本运送保存液、20mL 细胞培养瓶、24 孔细胞培养板、细胞爬片、细胞刮刀、带齿镊子、一次性吸管、0.22μm 一次性滤器、细胞培养液、RPMI 1640 培养液、Hank 平衡液、DMEM 接种培养液、胰蛋白酶消化液、样本保存液(蔗糖 - 磷酸 - 谷氨酸盐 / 二蔗糖磷酸盐,sucrose phosphate glutamate/2-sucrose phosphate,SPG/2SP)、抗菌药物(链霉素、庆大霉素、卡那霉素、两性霉素)、荧光单克隆抗体试剂等。

3. **HSV 病毒株** HSV-1 病毒株(VR-260)、HSV-2 病毒株(VR-540)。

4. **宿主细胞(易感细胞株)** Vero 宿主细胞(ATCC CCL-81)。

二、实验原理

HSV 能在活的宿主细胞(易感细胞株)内寄生,同时也对细胞产生毒副作用,导致宿主细胞变圆、肿胀和气球样变,以及融合细胞和多核巨细胞等细胞病变效应。根据 HSV 宿主细胞产生的特征性细胞病变,经免疫荧光反应或核酸检测,鉴定 HSV 及其亚型。

三、实验步骤

(一)标本采集

1. 水泡和溃疡组织液标本 采集方法同本章第一节"单纯疱疹病毒抗原直接免疫荧光检测"。疱液或组织液置于标本运送保养液中,备用。

2. 培养标本 组织细胞培养呈现细胞病变效应,用胰蛋白酶消化处理后,倾弃消化液,用适量新鲜细胞培养液吹吸宿主细胞至细胞悬液状态,备用。

(二)标本处理

标本采集后采用运送保存液运送,充分洗涮后拧紧管盖,先置于 4~8℃ 30 分钟,再置于 -80℃ 环境中冻存。新鲜标本也可以立刻接种宿主细胞。由于成本、工作量等原因,通常在集中 22 个临床标本后进行组织细胞培养,再同一批接种宿主细胞。

(三)宿主细胞复苏和传代

1. 实验前准备 实验室温度控制在 26~28℃,提前打开生物安全柜紫外线灯照射 30 分钟。从冰箱中取出 RPMI 1640 培养液、消化液等,避光恢复至室温。从超低温环境中取出宿主细胞冻存管,置于 37℃水浴复融(注意:使用耐超低温冻存容器,避免温度剧烈变化导致"炸管")。

2. **细胞离心与悬浮** 将复融的细胞在 30℃恒温条件下,2 500g 离心 20 分钟,沉淀宿主细胞。吸弃上清液(减少冻存液对细胞的影响),加入新鲜培养液重悬细胞。

3. **细胞初代培养** 将细胞悬液倾入培养瓶,加入培养液至瓶底高度约 5mm。拧紧瓶盖后回退半圈(确保气体交换),置于 37℃、5% CO_2 培养箱中培养 24 小时。次日取出培养瓶,在倒置显微镜下观察贴壁细胞的密度和形态(注意:复苏首代细胞生长较慢)。弃去陈旧培养液,加入少量含胰酶消化液,倾斜瓶身使消化液覆盖细胞层。数分钟后,显微镜下观察细胞状态(伪足收缩、细胞变圆、间隙增大)或肉眼观察瓶底呈毛玻璃状。

4. **细胞传代培养** 弃去消化液,加入 2mL 新鲜培养液,轻柔吹打瓶底使细胞脱落并悬浮。用培养液调整细胞浓度为 1×10^5/mL 左右,置于 37℃、5% CO_2 培养箱中过夜培养。

5. **细胞接种或冻存** 观察生长良好的细胞,弃去旧培养液,加入含胰酶培养液覆盖细胞层。待细胞脱落后,用少量培养液吹吸制成悬液,调整浓度至 1×10^6/mL。取部分细胞悬液注入到铺设细胞爬片的 24 孔培养板,继续培养制备单层宿主细胞。剩余细胞可用于冻存或继续传代培养。

(四) 宿主细胞冻存

1. **细胞形态观察与消化**　使用倒置显微镜确认贴壁宿主细胞生长状态良好后,加入胰酶细胞培养液消化,完成后弃去消化液。加入少量新鲜细胞培养液轻轻晃动培养瓶,中和残留胰酶。弃去培养液后,用少量新鲜培养液吹落贴壁细胞,制备均匀悬液。

2. **冻存液配制**　按等体积比例将细胞悬液与30%甘油细胞培养液(V/V)加入冻存管,使最终甘油浓度约为15%。拧紧冻存管螺口盖,于涡旋振荡器上轻柔混悬细胞。

3. **保存**　将冻存管置于4℃冰箱静置30分钟后,转移至 −80℃冰箱或液氮中长期保存。

(五) 感染用单层宿主细胞

选择24孔细胞培养板,每孔底部放入直径14mm的细胞爬片,加入2mL浓度为 1×10^6 个/mL的宿主细胞悬液后37℃、5% CO_2 环境下培养24小时。次日镜下观察细胞爬片上80%生长密度,获得形态良好的单层宿主细胞,待用。

(六) 标本和标准 HSV 病毒株

将 −80℃保存的临床标本和标准 HSV 病毒株取出,立刻置于37℃水浴锅内复融,待用。

(七) 接种感染

1. **标本前处理**　取出24孔培养板(宿主细胞贴壁生长于细胞爬片上),吸弃陈旧培养液,每孔加入0.5mL含30μg/mL DEAE-dextran 的 PBS 溶液,置于培养箱孵育

10~15分钟。在盖板上标注标本唯一标识,每份标本接种2~3孔,第一孔用于次日观察细胞病变效应(CPE),第二孔若CPE阴性,则继续传代培养。每批检测需设阳性和阴性对照孔。

2. **标本接种**　复融标本涡旋振荡混匀1分钟,弃去拭子头;标准HSV病毒株点振混悬。吸弃培养板中DEAE-dextran的PBS溶液,将复融标本平均分配至标记孔中。

3. **离心与孵育**　天平平衡对称板重量,将接种板与平衡板置于酶标板离心转头,扣紧限位卡扣,在30℃恒温条件下,2 500g离心60分钟。取出培养板,置培养箱静置60分钟。

4. **培养与观察**　吸弃标本保存液,每孔加入1mLDMEM培养液(含10%胎牛血清和1μg/mL放线菌酮)。在36.5℃、5% CO_2培养箱中培养24小时。次日吸弃第一孔上清液,取出细胞爬片,倒置显微镜下观察CPE。若疑似感染,进行HSV鉴定(免疫荧光或PCR)。若未见CPE,更换新鲜培养液,继续培养24小时。

5. **结果判定与报告**

(1)阳性结果:观察到典型CPE并经鉴定确认。

(2)阴性结果:连续培养72小时仍无CPE,发出阴性报告。

(八) 菌株保存

经过鉴定已经感染HSV的平行感染孔,吸掉旧的培养液,加入少量胰酶消化液。观察细胞呈球形或者贴壁细胞呈现毛玻璃状后,吸掉消化液,加入适量新的培养液。轻轻晃动后吸掉培养液,再次用 1mL 新的培养液加入孔中,吹吸底部细胞爬片混悬感染细胞,按照等体积比例加入 30% 甘油细胞培养液(V/V)冻存管中,拧紧冻存管螺口盖,在涡旋振荡器上轻轻混悬宿主细胞,置于 4℃冰箱 30 分钟后,转移到 −80℃ 冰箱或者在液氮中长期保存。

四、质量标准和结果判断

(一) 质量标准

1. 宿主细胞贴壁生长　宿主细胞呈现贴壁生长,单个宿主细胞有伪足延伸,细胞为单层,细胞之间成片融合密度占瓶底面积 70%~80%。

2. HSV 感染宿主细胞　在倒置显微镜下,没有经过染色的宿主细胞变圆、脱落、聚集,甚至出现死亡等细胞病变效应。

(二) 结果判断

1. 每隔 24 小时取出一张细胞爬片染色观察是否有细胞病变效应,直至 72 小时观察仍然没有细胞病变效应,可得出阴性结果。

2. 取出有细胞病变效应的细胞爬片,进行 HSV 免疫荧光反应或 PCR 检测。根据检测结果报告 HSV 阳性和亚型。

五、临床意义

1. 阳性　宿主细胞内出现病变效应和直接免疫荧光

反应 /PCR 阳性,说明标本中有生物活性的 HSV,可以出具 HSV 阳性报告。临床医生根据阳性报告给予患者适当的治疗。

2. **阴性** 宿主细胞无病变效应,说明标本中不含 HSV,或没有生物活性的 HSV,可以出具阴性报告。对不能排除 HSV 感染的患者,临床医生根据患者病史、症状和体征进行综合判断,必要时重新采集标本进行检测,或替换分子生物学检测。

3. HSV 培养可以用来诊断病例是否感染,同时也是保存流行毒株和深入研究的重要途径。目前国内无论在临床应用还是基础研究水平,与国际同行相比还存在一定的差距,研究团队也相对较少。很重要的一个原因就是实验室尚未具备标准化的 HSV 培养技术和质量管理能力。随着商品化培养试剂和实验室基础条件改善,实验室开展 HSV 培养已经不再是遥不可及。

六、关键技术

1. HSV 最适宜生长温度 35~37℃,超过此温度范围会影响 HSV 的正常代谢,甚至使其死亡。考虑到培养箱温控精度误差,建议将温度设置在 36.5℃为宜。

2. 胎牛血清质量对细胞生长效率影响很大,应选择高质量胎牛血清。单层宿主细胞密度过大可能造成营养物质竞争性抑制,而密度太低则会降低 HSV 感染率。以亲代宿主细胞生长密度占培养瓶底面积 70%~80% 为宜,避免接种感染后竞争营养导致宿主细胞生长不利,调节细胞浓度时补充 3~4 倍的新培养液，确保次日宿主细胞贴壁生长在爬片上面积 70% 左右。

3. 应使用铝棍或塑料棍聚酯纤维头的拭子采集标本。取材后立即将标本洗脱到标本运送保存液中，弃去拭子。如果当日不进行组织细胞培养，应尽快置于 4℃保存 30 分钟，再置于 −80℃保存。

4. 培养环境一旦污染或者自身代谢产物积聚，将导致 HSV 和宿主细胞死亡。HSV 培养过程中应定期更换新的培养液维持细胞生存基本条件。

5. 支原体污染是最常见的培养环境污染。购买商品化通用支原体 PCR 检测试剂盒，可以快速特异性筛查数十种支原体。已有专业机构提供支原体污染筛查服务，只要将疑似污染标本滴入 Whatman FTA（一种专门用于常温下维持生物标本稳定性的滤纸卡片），寄往检测服务机构，5 个工作日内可反馈检测结果。组织细胞培养发生支原体污染，也可用直接培养法、荧光染色或 PCR 方法进行监测。消除污染的支原体过程耗时耗力。非必要情况下，建议发现支原体污染后立刻弃掉，重新进行培养。

6. 宿主细胞调整浓度 $(5 \times 10^6) \sim (1 \times 10^7)$ 个 /mL，按照 1.5mL/ 管分装冻存。冻存宿主细胞 / 病原体时增加 5% 二甲基亚砜 +20% 胎牛血清 + 培养液，提高宿主细胞存活率。二甲基亚砜是可渗透到细胞内的冷冻保护剂，可保护细胞免受高浓度电解质冰晶的损伤，避免细胞过分脱水皱缩。常温下二甲基亚砜毒性作用较大，低温环境下毒性作用大大减弱。提前将冻存液插入低温模块并置于 4℃至少 30 分钟。冻存宿主细胞 / 病原体时,要将低温模块放在实验台里维持冻存液低温状态。用于 HSV 感染的宿主细胞传代次数应 ≤ 5 代。无论是否到达第 5 代,当细胞生长稀疏、条束化,不能成片或者被污染时,应复苏新的细胞。

7. 放线菌酮是一种抗代谢药物,可以抑制真核细胞代谢而不抑制原核细胞生长繁殖,从而使宿主细胞生长代谢变慢,改善 HSV 代谢环境。通常在培养基中添加 1~5μg/mL 放线菌酮。

8. 如果培养 72 小时后,少于 10% 宿主细胞出现病变效应,应使用少量胰蛋白酶消化处理细胞爬片后,更换新鲜细胞培养液,冰浴下超声波破碎细胞,随后在恒温 30℃环境下 2 500g 离心 30 分钟,弃上清液,用 0.5mL 培养液悬浮沉淀的细胞裂解物,并将其加入新的单层宿主细胞爬片的培养孔中,继续盲传培养,提高阳性率。

9. 实验操作由一个人独立完成,可适当配备一名助手做辅助工作。开展细胞培养应尽量使用商品化培养液、一次性培养瓶和器具。切记: 实验全程使用带滤芯移液头,减少不必要的简单劳动,降低污染风险。目前国产商品化细胞培养液仅需要根据 HSV 培养的特点添加抗菌药物等操作。

七、局限性

1. 组织细胞培养对技术能力和实验室环境要求比较高,检测周期长,成本高,不利于在普通实验室开展检测。

2. 尽管掌握了 HSV 细胞培养的技术和有较好的实验室条件,由于受到感染病程、标本采集、标本转运和保存等因素的干扰,HSV 培养的阳性率仍然低于核酸检测,甚至还低于高质量的免疫荧光反应检测。现在国际主流将 HSV 核酸检测作为"金标准"。

3. 其他疱疹病毒(如水痘 - 带状疱疹病毒)感染等也可引起类似的细胞病变效应,因此组织细胞培养需要用免疫荧光反应或核酸检测进行鉴定。

第四节 单纯疱疹病毒核酸检测

HSV 核酸检测在临床诊疗中具有重要意义,随着医疗机构分子生物学检测能力的提高,为其开展 HSV 核酸检测相关诊疗服务奠定了基础。

一、实验准备

1. **设备** 实时荧光 PCR 仪、核酸扩增仪、核酸检测仪、核酸杂交仪、核酸抽提仪、全自动核酸恒温扩增分析系统、生物安全柜、超低温冰箱、恒温高速离心机及多种离心转头、加热模块、超声波粉碎机、普通冰箱、低温冰箱、高压灭菌器、涡轮混匀仪、阴道扩张器、微量移液器等。

2. **耗材和试剂** 带护套尿道拭子(纤细)、带护套宫颈拭子(粗大)、一次性注射器、各种规格带盖尖底离心管、滤芯移液头、乳胶手套、专用工作服和工作鞋、HSV

（HSV-1 和 HSV-2）核酸检测试剂盒、生理盐水等。

3. **对照品、质控品和可溯源标准物质**　试剂盒配套阴性和阳性对照品、专业机构认可的质控品、单纯疱疹病毒 1+2 型核酸检测试剂国家参考品（370 084）、人单纯疱疹 1 型定量基因组 DNA（VR-539DQ）、人单纯疱疹 2 型 G 定量基因组 DNA（VR-3393DQ）、WHO 单纯疱疹病毒 1 型（HSV-1）的 DNA（NIBSC：16/368）、WHO 单纯疱疹病毒 2 型（HSV-2）DNA（NIBSC：17/122）。

二、实验原理

应用 PCR 结合 Taqman 技术，针对 HSV 的特定基因序列进行检测。采用 HSV 特异性引物和探针，扩增 HSV 的 DNA 片段，根据扩增产物的有无、数量或荧光信号的变化来判断样本中是否存在 HSV、病毒载量，以及进行 HSV-1 和 HSV-2 的分型检测。

三、实验步骤

（一）标本采集

1. **水泡、溃疡组织液和泌尿生殖道分泌物标本**　采集方法同本章第一节"单纯疱疹病毒抗原直接免疫荧光检测"。疱液或组织液的拭子标本置于护套管中，备用。

2. **培养标本**　采集方法同本章第三节"单纯疱疹病毒组织细胞培养检测"。

（二）标本处理

将拭子插入含 1mL 生理盐水的尖底离心管中，在涡旋振荡器上以点振方式充分洗脱生物标本,弃拭子,压紧管盖,5 日内检测。短期内可置于普通冰箱冷藏,否则置于 –20℃或更低温度环境下冻存。

(三) 配制核酸抽提液

提前 30 分钟将试剂恢复室温。按照标本数量 × 50μL 配置核酸抽提试剂,核酸抽提液与标本数量 ×1μL 内标混匀。

(四) 标本核酸抽提

将标本管恢复室温,吸取 200μL 置于 1.5mL 尖底离心管中,压紧管盖,30℃ 18 000g 离心 5 分钟,弃上清液。加生理盐水 1mL,上述条件下重复离心洗涤一次,吸尽上清液,直接加入 50μL 核酸抽提液至沉淀中,压紧管盖,至99℃裂解 10 分钟。上述条件重复离心 10 分钟,取上清液 4μL 作为 PCR 反应模板。

(五) 对照品核酸抽提

取阳性、阴性对照品各 50μL 置于 1.5mL 尖底离心管,分别加入核酸抽提液 50μL,压紧管盖,至 99℃裂解 10 分钟,在 30℃环境下 18 000g 离心 10 分钟,取上清液 4μL 作为 PCR 对照反应模板。

(六) PCR 扩增试剂配制

按照标本数量 ×36μL HSV 分型核酸试剂 ×0.4μL 酶(Taq+UNG)配制扩增试剂,涡旋振荡器点振数次混匀,最后在 1 000g 离心数秒。

(七) 加样

反应体系为 40μL。取上述 PCR 扩增试剂 36μL 置于 PCR 反应管中,分别加入 4μL 标本、阳性对照品、阴性对照品的核酸抽提上清液,压紧管盖,放入 PCR 扩增仪中。

(八) PCR 扩增

在实时荧光 PCR 仪上设置反应程序,按照 37℃、2 分钟,94℃、2 分钟;再按照 93℃、10 秒,60℃、60 秒,循环 40 次;单点荧光检测在 60℃进行,通道 1 为 FAM、通道 2 为 VIC、通道 3 为 610 TEXAS RED,同时仪器上"passive reference"和"quencher"均选择"none"。

(九) 基线和阈值设定

基线调整取 6~15 个循环的荧光信号,以阈值线刚好超过阴性对照品检测荧光曲线的最高点。

四、质量标准和结果判断

(一) 质量标准

1. **阴性对照品检测结果** FAM 通道和 VIC 通道 Ct 栏显示"undetermined"。610 通道 Ct 值 ≤ 38(且有明显"S"形扩增曲线)。

2. **阳性对照品检测结果** FAM 通道和 VIC 通道 Ct 值均 ≤ 35,且有明显"S"形扩增曲线。

(二) 结果判断

1. **阴性结果判断** FAM 通道和 VIC 通道 Ct 栏均显示"undetermined",610 通道 Ct 值均 ≤ 38,且有明显"S"形扩增曲线。

2. **阳性判断值** Ct 值 ≤ 38。

(1)HSV-1 阳性：FAM 通道 Ct 值 ≤ 38，且有明显"S"形扩增曲线，而 VIC 通道显示"undetermined"。

(2)HSV-2 阳性：FAM 通道显示"undetermined"，VIC 通道 Ct 值 ≤ 38，且有明显"S"形扩增曲线。

(3)HSV-1 和 HSV-2 阳性：FAM 通道和 VIC 通道 Ct 值均 ≤ 38，且有明显"S"形扩增曲线。

五、临床意义

1. 生殖器疱疹诊断的标准方法依赖于 HSV 核酸检测。HSV 核酸检测结果阳性，提示患者感染 HSV。临床医生根据患者的病史、临床症状和体征、检验报告结果，给予患者抗病毒治疗。核酸检测灵敏度超过组织细胞培养和免疫荧光反应。除了 HSV 水疱症状外，溃疡分泌物或非典型症状的皮损部位采集的标本，都可以检测到 HSV 病原体。生殖器疱疹 90% 为 HSV-2 感染，10% 为 HSV-1 感染。异位性行为可导致传统感染部位发生 HSV 型别位移交换和双型感染。

2. HSV 核酸检测阴性，如不能排除 HSV 感染，临床医生应结合患者的病史、临床症状和体征进行综合判断。必要时重复采集标本进行核酸检测，或者预防性治疗。尽管 HSV 分子检测具有高灵敏度，如果皮损或采集样本时没有病毒颗粒，HSV 分子检测仍然可以为阴性。

3. 皮肤黏膜损害会增加 HSV 传播和被感染其他疾病的风险，及时检测和监测 HSV 感染，有利于预防和控制传染病的蔓延。

4. HSV 感染终身存在,随着年龄增加,人群中累积的 HSV 感染者比例会有所增加。对初诊者应及时检测和确诊 HSV 感染,指导预防传播。HSV 复发是常态,因此要及时检测和掌握患者复发规律,提高预防性治疗效率。无论哪种治疗手段,仅能缩短病程和减轻症状,要及时检测和确诊感染状态,为优化个性化治疗方案提供参考。

六、关键技术

1. 当标本的 FAM、VIC 及 610 通道均显示 "undetermined" 时,提示 PCR 反应受到抑制或抽提核酸不当,应重复检测。重复检测时,首先检查核酸抽提过程中的试剂添加量、操作步骤是否准确,然后检查 PCR 扩增试剂是否有污染或失效,可同时设置新的阳性对照和阴性对照进行对比验证。

2. 血液会影响 HSV 核酸检测,采集标本时要避免出血。

3. 疱疹的一个典型症状就是疼痛。采集标本时动作须轻缓,以增加患者依从性,提高采集标本质量。

4. 核酸检测的优势是提高了正确管理 HSV 感染疾病的能力。应选择经过权威认证、具有高灵敏度和特异度的试剂盒,并按照试剂盒说明书的要求储存和使用。

七、局限性

1. 即使采用灵敏度高的核酸检测,阳性结果仍取决于靶标的丰度,如 HSV 靶标<1×10^3 拷贝 /mL,则无法检出。因此,规范地标本采集、标本处理和抽提核酸可以提高阳性率。

2. 采集标本前要询问和观察患者是否使用了外用制剂,高浓度的常用药物可能干扰检测结果。

3. 由于 HSV 寄生在上皮细胞和宿主细胞中,正常的细胞代谢脱落需要 2~3 周,并且没有生物活性的 HSV 仍然可以被检出核酸。因此,HSV 核酸检测阳性的感染者,治疗后随访应再超过 21 日后复检。

4. 由于 HSV-1 存在单核苷酸多态性和遗传多样性,当偶然遇到病毒碱基或基因突变,且恰巧位于该试剂原有引物匹配位置时,可导致假阴性结果。可考虑采用多对探针针对不同保守区域序列进行检测,或者定期对引物进行优化和更新,以适应病原体的基因变异。

第三章　生殖器疱疹血清学检测

快速准确地诊断 HSV 感染有助于尽早启动抗病毒治疗,减少感染传播。生殖器疱疹的病原学检测在临床存在取样困难、阳性率不高、患者依从性低等问题,而血清学检测可以很好地弥补以上的问题。

感染 HSV 后,人体免疫系统首先产生特异性抗 HSV-IgM 抗体,1 周后即可被检测到,因此一般 HSV-IgM 抗体的存在表示近期感染或复发感染。原发性感染患者在 2~3 周后,体内一般出现特异性 IgG 抗体。

通过检测 IgG 可评估患者的免疫状态,并提供 HSV 既往感染的血清学证据。结合 HSV-1 或 HSV-2 抗体血清转化的结果,可帮助诊断近期(原发性或继发性)HSV 感染。

第一节　单纯疱疹病毒抗体检测

临床上对于 HSV 抗体检测主要有化学发光免疫分析(chemiluminescence immunoassay,CLIA)和酶联免疫吸附分析(enzyme-linked immunosorbent assay,ELISA),CLIA 以自动化程度高、速度快、连续上样、灵敏度高的优势,逐渐取代了 ELISA,成为临床应用最广泛的方法。通常是 HSV-1 和 HSV-2 联合检测,并区分亚型的 IgG 和 /

或 IgM 抗体。

一、实验准备

1. **设备** 全自动化学发光免疫检测仪(或适用的洗板机和化学发光检测仪)、全自动酶联免疫检测仪(或适用的洗板机和酶标仪)、96 孔微量板脱水器、96 孔微量板振荡器、恒温水浴箱或恒温孵育箱、离心机、普通冰箱、低温冰箱、微量移液器等。

2. **耗材和试剂** 一次性采血针、真空抗凝血管、真空促凝血管、HSV 抗体(HSV-1 型 /HSV-2 型)IgG 抗体检测试剂盒(CLIA)、HSV 抗体(HSV-1 型 /HSV-2 型)IgM 抗体检测试剂盒(CLIA)、HSV 抗体(HSV-1 型 /HSV-2 型)IgG 抗体检测试剂盒(ELISA)、HSV 抗体(HSV-1 型 /HSV-2 型)IgM 抗体检测试剂盒(ELISA)、蒸馏水或去离子水等。

3. **对照品、质控品和可溯源标准物质** 试剂盒配套的阴性和阳性对照、质控品(商品化或自配)、HSV-1 型 IgG 抗体检测国家参考品(370015)、HSV-2 型 IgG 抗体检测国家参考品(370016)、HSV-1 型和 HSV-2 型 IgG 抗体检测国家参考品(370034)等。

二、实验原理

(一)化学发光免疫分析

HSV 抗体(HSV-1 型 /HSV-2 型的 IgG 和 IgM 抗体,2 种型别的 2 类抗体)检测试剂盒采用间接免疫检测。

待测样本与磁珠包被物(对应 4 种抗体中的一个型特异性重组抗原)一起孵育,经磁性分离洗涤去除未结合物质后,加入吖啶酯标记物一起孵育,再次洗涤后,加入底物,随后检测吖啶酯的发光值,吖啶酯的发光强度与样本中抗体的含量成正相关,检测结果根据设定的临界值指数(cut-off index,COI),自动判断阴阳性结果。

(二)酶联免疫吸附分析

HSV 抗体(HSV-1 型 /HSV-2 型的 IgG 和 IgM 抗体)检测试剂盒采用间接免疫检测。当固相上抗原(对应 4 种抗体中的一个型特异性重组抗原)与患者血清孵育,血清中特异性抗体被吸附在固相上形成抗原 - 抗体复合物。洗去剩余血清后,加入辣根过氧化酶结合的山羊抗人 IgG/IgM 抗体结合物,在固相上形成抗原 - 抗体 - 酶 - 二抗的复合物。洗去多余酶结合物,加入底物四甲基联苯胺溶液,溶液将变为蓝色。当加入 $1N\ H_2SO_4$ 终止反应时,微孔内转变成黄色,颜色深浅与血清抗体浓度水平成正相关,用检测系统记录数值。

三、实验步骤

(一)标本采集

按照标准操作采集患者血液标本,离心后获得受检者的血清和血浆标本。

(二)标本处理

如果当日不进行检测,应将标本分离血清或血浆后,压紧管盖于 $2\sim8℃$ 环境保存,可存放 2 个连续工作日。

否则应置于 –20℃或更低温度环境保存，可存放 8 个月。标本冻融次数不超过 5 次。

（三）检测流程

1. CLIA

（1）按照使用试剂的说明书和相关参考文献，编写管理体系文件，并进行全自动化学发光免疫检测仪的安装、调整和校准，以及检测性能验证，确认合格。

（2）实验前取出试剂盒和标本恢复室温，将磁珠包被物（R1）轻轻颠倒翻转，直至磁珠颗粒彻底悬浮，在仪器操作界面选取试剂位，将试剂放入试剂仓中，按说明书准备样本稀释液和清洗液，按全自动免疫检测系统根据底物液说明书准备底物液 A 和底物液 B，将阴性和阳性对照品、标本、质控品分别上载标本架中，确认操作界面各项参数，点击"运行"。

（3）仪器自动按照程序读取试剂和标本管上条形码，并且进行检测和记录检测值，根据设定的临界值指数（COI），自动判断阴阳性结果。通过以上步骤，确保检测过程规范、结果准确可靠。

2. ELISA

（1）取出试剂盒和标本，恢复至室温后待用。

（2）将浓缩洗涤液和蒸馏水或去离子水按 1∶19 稀释后使用（IgM 样本稀释液中的山羊/绵羊抗人 IgG 能减少病毒特异性 IgG 抗体，也能抑制样本中的类风湿因子，减少 IgM 假阳性的产生），待测血清、校准品、质控品用样本稀释液按照 1∶80（10μL+800μL）的比例稀释，充分混匀。

（3）累计标本数、空白和质控品孔数，取出固相微孔条，放在 96 孔酶标板条架子中，分别加入空白试剂以及经稀释的阴性对照品、校准品、阳性对照品、待检血清各 100μL。

（4）在待检血清中随机插入外部高值阳性质控品、外部低值阳性质控品。加入标本的微量板在振荡器震荡后，室温条件(21~25℃)饱和湿度环境下孵育 30 分钟 ±2 分钟。

（5）在微孔板洗板机中，每孔加入 250~300μL 稀释冲洗缓冲液 3 次，用微孔板脱水机离心 5 分钟，每孔加入 100μL 酶结合物，微量板振荡器震荡后，室温孵育 30 分钟 ±2 分钟。

（6）每孔加入底物和显色剂显色后，再加入 100μL 终止液(1N H$_2$SO$_4$)终止反应，微量板振荡器振荡后，用酶标仪检测吸光值。建议使用双波长检测(检测波长 450nm，参考波长设置为 600~650nm)。

四、质量标准和结果判断

(一) CLIA

1. **质量标准**　首先判断阴性、阳性对照品和质控品是否符合预期结果。否则排除干扰因素后重新检测。

2. **结果判断**　当样本 COI<0.8 时，HSV 抗体检测结果为阴性；当 0.8 ≤ 样本 COI<1.0 时，HSV 抗体结果为不确定；当样本 COI ≥ 1.0 时，HSV 抗体检测结果为阳性。

（二）ELISA

1. 质量标准

（1）试剂空白孔(空气调零后)在450nm处吸光度必须<0.150。

（2）阴性对照品(空白调零后)在450nm处吸光度必须<0.250。

（3）每个校准品(空白调零后)在450nm处吸光度必须>0.250。

（4）强阳性质控品(空白调零后)在450nm处吸光度必须>0.500。

（5）Cut-off值＝校准品平均光密度(optical density，OD)值 × 校正因子；国际标准化比值(international standardization ratio，ISR)=患者血清样本OD值/Cut-off值。

（6）强阳性质控品、弱阳性质控品和阴性质控品的ISR分别必须在其试剂瓶标签所示范围内。如果质控值不在其对应试剂瓶标签所示范围内，则实验无效，必须重做。

2. 结果判断

根据待测血清ISR来判定检验结果：ISR ≤ 0.9，为抗体阴性结果；ISR为0.91~1.09，抗体不确定结果；ISR ≥ 1.10，为抗体阳性结果。

五、临床意义

（一）阳性结果

提示患者标本中含有某一种或者几种HSV抗体。

临床医生根据报告做出诊疗决策。

（二）不确定结果

提示检测过程可能受到干扰，或抗体处于临界状态。应对同一个标本复测。如果复测结果为阴性或者阳性，可报告复测结果。若复测仍然为"不确定"结果，建议1周后重新采集标本进行检测。由于免疫反应滞后性，极早期感染者的抗体水平在随访检测时可能升高。

（三）阴性结果

提示标本中不含抗体，或者抗体水平低于检测系统的检出限。临床医生根据就诊者的病史、临床症状和体征进行综合判断，做出诊疗决策。

（四）HSV 抗体类型构成、浓度水平和作用规律

1. **延迟性** 感染 HSV 后，机体在1周后产生 IgM 抗体，2~3 周产生 IgG 抗体。当患者有明显的水疱症状并且可以检测到 HSV 病原体时，其血液中抗体检测可能为阴性。这也是临床诊断与实验室结果之间存在差异的原因之一。

2. **顺序性（渐进性）** IgM 抗体的产生与 HSV 的存在或激活有密切关系，随着病原体侵入，机体1周后首先产生 IgM 抗体，当病原体被清除或者活性抑制时，IgM 抗体首先降低并逐步消失，因此血清学 IgM 抗体筛查建议在感染后的1~4 周进行。对高度疑似新近感染者或 HSV 阳性的性伴随访者，若首次 IgM 抗体检测阴性，应在1周后重新采血检测。HSV 感染后2周产生 IgG 抗体，因此血清学 IgG 抗体筛查可以在感染后的2~6 周进行。无论

治疗与否,IgG 抗体产生后终身存在。因此,IgG 抗体阳性无法判断现症还是既往感染。

3. **持续和转归** IgM 抗体产生后会在 2~3 周达到峰值,随后 IgM 抗体水平逐步降低,可维持数月之久,直至 HSV 处于休眠期后 IgM 抗体逐步消失。每次 HSV 感染复发再次激发免疫系统产生 IgM 抗体,而治疗将会加速其降低速率,导致 IgM 抗体水平出现比较显著的波浪线变化。基于 IgM 抗体的这种特性,临床随访患者时监测抗体水平的构成和趋势,用于诊断是否为初次感染或判断治疗效果。IgG 抗体产生后 2 周达到峰值,随着症状减轻和缓解 IgG 水平略有降低,但是终身维持在一定水平。持续的 IgG 抗体阳性不能作为治疗效果的依据,HSV 每次复发都会加速 IgG 抗体水平达到峰值。因此,IgG 抗体检测常用于人群中 HSV 感染率的流行病学调查和复发型 HSV 的判断。

4. **无免疫保护性** 宿主感染 HSV-1 后产生的抗体既不会阻止感染 HSV-2,也不会阻止再次感染或者 HSV-1 感染复发,反之亦然。免疫系统产生的 HSV 抗体没有免疫保护作用,仅仅是复发的临床症状和体征比首次感染时轻;频繁 HSV 复发感染或再感染提示患者免疫力低下或使用免疫抑制剂。HIV 阳性者常混合感染 HSV,尤其是发展为艾滋病阶段的患者,在就诊时可见巨大的 HSV 融合状溃疡和糜烂,但是这类患者的抗体水平通常低下,甚至可能持续无法检出。生殖器疱疹 HSV-2 病原体和抗体的构成与临床诊断一览表见表 3-1。

表 3-1　生殖器疱疹 HSV-2 病原体和抗体的构成与临床诊断

临床诊断	皮损	HSV病原体	IgM	IgG
原发感染	+	HSV-2+	–	–
	–	HSV-2–	HSV-2+	HSV-2–
原发异型感染	+	HSV-2+	HSV-2+/–；HSV-1+	HSV-2–；HSV-1+
	–	HSV-2–	HSV-2+；HSV-1+	HSV-2–；HSV-1+
复发	+/–	HSV-2+/–	HSV-2+；HSV-1+/–	HSV-2+；HSV-1+/–
亚临床	–	HSV-2–	HSV-2+；HSV-1+/–	HSV-2+；HSV-1+/–

注:"+"指有皮损或阳性;"–"指无皮损或阴性。若为生殖器溃疡 HSV-1 感染,其生物标志物构成与表 3-1 基本相同。若为 HSV-1 和 HSV-2 混合感染则生物标志物构成更为复杂。

六、关键技术

1. HSV 糖蛋白 G 是区别 HSV-1 与 HSV-2 的特异性蛋白。应选择 HSV 包膜糖蛋白 G(gG)的型特异性抗原决定簇 gG-1 和 gG-2 的试剂盒,否则 HSV-1 与 HSV-2 之间可能发生较高的交叉反应。

2. 不同原理或品牌试剂盒的检测结果不能相互比较。某试剂检测报告中 IgG 检测值很大,并不一定意味着一定有很高的抗体水平。

3. 国内 HSV 抗体试剂盒有不同品牌和检测方法,需谨慎选择。重点要研读试剂上市前的临床评估方案、参比试剂、评估机构、标本来源和构成,以及差异结果病例分析。尤其是检测值较低的标本,部分试剂对 HSV-2 检测的特异度低。

4. 使用非全自动检测仪器进行实验,应使用 96 孔微量板脱水器确保每一次洗涤无残余水分。使用封板膜贴好微孔板,用微孔板振荡器迅速混匀,防止反应孔之间标本污染。

七、局限性

(一) CLIA

1. 由于孕妇 HSV-IgM 抗体存在假阳性风险,推断性诊断胎儿患病有争议,故不建议对无症状孕妇筛查 HSV-IgM 抗体,更不能仅凭检测结果作为终止妊娠的依据。

2. 免疫功能受损或接受免疫抑制治疗的患者,如 HIV 感染患者或器官移植后接受免疫抑制治疗的患者,其抗体及抗体亲和力检测的参考价值有限,可能误导医学解释。

3. 在近几个月内接受过输血或其他血液制品治疗的人群,对其阳性检测结果的分析应慎重。

4. 接受小鼠单克隆抗体制剂诊断或治疗的患者,其样本中可能含有人抗小鼠抗体。使用含有小鼠单克隆抗体的试剂盒检测此类样本时,检测值可能会假性升高或降低。

5. 人血清中的异嗜性抗体可以与试剂发生反应,干扰体外免疫测定。经常与动物或动物血清产品接触的患者,其样本可能容易受到干扰,并使检测结果出现异常。需要临床咨询患者更多信息后做出综合判断。

6. 高浓度 HSV-1-IgG 会干扰 HSV-1-IgM 的检测结果,增大样本稀释比例可以减小 HSV-1-IgG 的干扰。

7. 由于 HSV-1-IgM 与 HSV-2-IgM 具有一定的交叉反应,HSV-2-IgM 高浓度抗体可能干扰 HSV-1-IgM 的检测结果。

(二) ELLSA

1. 检测性能仅建立在血清标本的实验基础上。临床评估不包含儿童血清标本,不建议对新生儿常规筛查 IgG 抗体。严重的黄疸、脂血和溶血或灭活血清可以干扰检测结果。

2. 应谨慎解释新生儿 IgM 抗体检测结果。推荐新生儿与感染母亲的血清标本平行测试,婴儿血清 IgM 抗体阳性提示先天性感染。另外,先天性感染 IgG 抗体水平可能在随访中一直保持稳定或者上升。而如果抗体来源于母亲,则婴儿的随访 IgG 抗体水平会下降。

3. 临床病例的血清转化需要时间,极早期感染者的抗体检测可能为阴性。对疑似感染者应在 2~4 周后再次采集标本,并与首次标本做平行检测。

4. 不应作为健康人群的筛查策略。阳性或阴性预测值因抽样人群的流行率而变化。实验结果仅用于临床诊断的辅助依据。

第二节　单纯疱疹病毒 IgG 抗体亲和力检测

HSV-IgG 抗体亲和力是除 HSV-IgM 外,判断 HSV 是否为新发感染的另一个有效指标。4 个月内感染的 HSV-IgG 抗体亲和力低,而随着感染时间延长,HSV-IgG 的亲和力逐步提高。根据 HSV 免疫反应的这种特性,可区分新近感染还是复发感染。

一、实验准备

1. **设备**　全自动酶联免疫检测仪(或适用的洗板机和酶联免疫检测仪)、96 孔微量板脱水器、96 孔微量板振荡器、恒温离心机、普通冰箱、低温冰箱、微量移液器等。

2. **耗材和试剂**　一次性采血针、真空抗凝血管、真空促凝血管、单纯疱疹病毒 IgG 抗体亲和力检测试剂盒、蒸馏水或去离子水等。

3. **对照品、质控品和可溯源标准物质**　试剂盒配套阴性和阳性对照品、质控品(商品化或自配)、HSV-1 型 IgG 抗体检测国家参考品(370015)、HSV-2 型 IgG 抗体检测国家参考品(370016)、HSV-1 型 + HSV-2 型 IgG 抗体检测国家参考品(370034)等。

二、实验原理

试剂盒采用间接酶联免疫吸附检测技术。HSV 抗原(HSV-1 型和 HSV-2 型)包被在固相微孔中,双孔待测标本共同孵育后,如果标本中含有配伍特异性 HSV-IgG 抗体,会在固相上形成 HSV 抗原 -IgG 免疫复合物,洗去剩余标本后,向一个孔加入解离缓冲液,另外一孔加入对照缓冲液。孵育后低亲和力 HSV-IgG 抗体从固相上解离。双孔标本充分洗涤后加入辣根过氧化酶标记的抗人 IgG 结合物,未解离对照孔孵育后在固相上形成 HSV 抗原 -IgG 抗体 - 酶标 - 抗人 IgG 抗体复合物,加入底物后显色,终止反应后读取吸光值。被解离孔由于形成复合物少而显示较浅。检测结果以待测标本亲和力的百分比表示。

三、实验步骤

1. **标本采集** 按照标准操作采集患者血液标本,离心后获得受检者的血清或血浆标本。

2. **标本处理** 非当日检测的标本应置于普通冰箱保存,若超过 48 小时检测,应置于 −20℃ 或更低温度保存。

3. **检测流程**

(1)取出试剂盒和标本恢复室温,待测标本用标本稀释液 1∶100 稀释,充分混匀。

(2)累计标本数和质控品孔数,取出微孔条,放在 96 孔酶标板条架子中,向 A1 和 B1 孔分别加入 100μL 低亲和力对照品,C1 和 D1 孔分别加入 100μL 高亲和力对照品,E1 和 F1 孔分别加入 100μL 稀释后的待检标本,其他待测标本以相同方式双孔加样(如有外部质控品,随机插入待测标本顺序中）。在微量板振荡器振荡后，置于 37℃ 饱和湿度环境下孵育 30 分钟 ±2 分钟。

（3）在微孔板洗板机中，按照每孔设置 250~300μL 稀释冲洗缓冲液 3~6 次，用微孔板脱水机离心 5 分钟，向双孔标本的第一个孔，加入 100μL 对照缓冲液（如 A1、C1、E1、G1 等）。另外一孔加入 100μL 解离缓冲液，在微量板振荡器振荡后，孵育 30 分钟 ±2 分钟。

（4）用微孔板洗板机充分洗涤 3~6 次，微孔板脱水机离心 5 分钟，每孔加入 100μL 酶结合，微量板振荡器振荡后，孵育 30 分钟 ±2 分钟。

（5）微孔板洗板机充分洗涤并脱水机离心 5 分钟，每孔加入底物和显色剂各 50μL，微量板振荡器振荡后，孵育 30 分钟 ±2 分钟。每孔加入 50μL 终止液（1N H_2SO_4）终止反应，微量板振荡器振荡后，用酶标仪检测吸光值。建议使用双波长检测（检测波长 450nm，参考波长 600~650nm）。

四、质量标准和结果判断

（一）结果计算

1. IgG 抗体亲和力 = 解离缓冲液孔 OD 值 / 对照缓冲液孔 OD 值 ×100%。

2. 待测标本若对照缓冲液孔 OD 值 ≥ 0.15，提示含 IgG 抗体，可进行亲和力计算；若对照缓冲液孔 OD 值<0.15，提示不含 IgG 抗体，或者抗体含量低于检出限，不可进行亲和力计算。

3. 待测标本任何孔 OD 值 ≥ 3.0,应使用双波长读取吸光值,并且计算亲和力比例。

(二) 质量标准

亲和力对照品的对照缓冲液孔 OD 值 ≥ 0.7,亲和力>45%,并且低亲和力对照品的对照缓冲液孔 OD 值 ≥ 0.4,亲和力 ≤ 40%,提示实验有效。如不满足以上任何条件,则需排除干扰因素后重新检测。

(三) 结果判断

1. 待测标本亲和力 ≤ 40%,提示低亲和力。

2. 待测标本 40%<亲和力 ≤ 45%,提示不确定,建议 2 周后重新采集标本,并与首次标本平行检测。

3. 待测标本亲和力>45%,提示高亲和力。

五、临床意义

1. IgG 和 IgM 抗体同时阳性时,IgG 抗体亲和力检测结果可辅助临床判断是否为近期原发感染,一般而言,IgG 抗体高亲和力可排除近 3~4 个月内的原发感染。IgM 抗体阳性合并 IgG 抗体低亲和力,提示可能为近期原发感染。在临床缺乏 IgG 抗体基础数据、不能检测到血清学转化的情况下,结合 IgM 抗体检测和 IgG 抗体亲和力检测,可显著提高原发感染的检测灵敏度和特异度至 90% 以上。

2. 在原发感染后,特别是药物治疗后,一些个体的 IgG 抗体低亲和力状态可能持续数月,甚至超过 1 年,所以不能仅凭 IgG 抗体低亲和力结果判断患者近期的急性感染,应结合 IgG 抗体定量结果等多项指标进行综合判断评估。

六、关键技术

1. 贴好封板膜防止标本孔之间污染,并通过微量振荡器充分混匀。

2. 每一次洗涤后,要用微量板脱水机彻底甩干,避免残余物质干扰下一个环节。

七、局限性

1. 亲和力的高低是一个渐进的过程,近期感染时 IgG 抗体通常为低亲和力,而既往感染的 IgG 抗体通常为高亲和力;由近期感染向既往感染的过渡阶段,IgG 抗体的亲和力可位于判断阈值的临界区域。

2. 由于方法学或免疫学特异性原因,不同品牌试剂对同一份标本的检测可能出现相反结果。不同试剂检测结果不应直接相互比较。推荐同步进行 IgG、IgM,以及 IgG 亲和力的检测,并且结合病史、临床症状和体征进行综合评估后,做出诊疗决策。IgG 亲和力检测结果是对临床诊疗的辅助依据,不能单独作为确诊或排除病例的依据。

3. 严重溶血、脂血可影响 IgG 亲和力检测结果。

第四章　临床检测应用策略

生殖器疱疹是宫颈癌和男性同性恋（MSM）者肛门癌的主要致病因素。生殖器疱疹是由 HSV-1 或 HSV-2 感染引起的常见的 STIs。但有研究发现越来越多的生殖器疱疹由 HSV-1 感染所致，在年轻女性和 MSM 中尤为突出。

典型的生殖器疱疹可导致疼痛性水疱或溃疡。有些原发感染者可有发热、身体疼痛和淋巴结肿大。临床症状和体征消退后随着时间的推移而可能复发。大多数人没有症状或只有轻微症状，许多人不知道自己感染病毒，因此未及时诊断，并且由于单纯疱疹病毒间歇性排毒的特点，患者在不知情的情况下可将病毒传染给他人。由于 HSV 是终身性疾病，目前尚无疫苗可以预防，且感染后抗体无免疫保护作用，故大部分患者可复发和再感染，患者的性伴始终存在被传播的风险。药物治疗可以减轻症状、减少排毒、缩短病程、减少复发等，但不能治愈。HSV 感染者皮肤黏膜的损害会增加 HIV 发生发展的风险。因此，生殖器疱疹的管理应关注亚临床和慢性感染，而不是仅治疗疱疹的急性发作。

医疗技术服务是以临床实践为基础的。医技人员首先要对生殖器疱疹病程自然发生与发展规律有充分的理论基础；其次要有丰富的临床实践经验，能够辨别患者典型和不典型症状和体征、判断患者病程、对性伴随访、进行医疗咨询服务等；最后，要掌握实验室检测方法、检测性能的特性、临床意义和局限性。提高医技人员 STIs 专业技能培训和考核的实效，需由技术专家主导对专业技术人员的操作和演练的培训。应该参考权威机构颁布的指导原则，兼顾患者疾病现状和本地疾病流行背景选择检测技术和应用。

因此，加强 HSV 感染者筛查、科学管理患者、追踪性伴、改善咨询服务质量和公众认知等，是预防生殖器疱疹蔓延的综合措施。

第一节　疾病症状表现与检测方法选择

生殖器疱疹可以根据患者典型症状和体征进行临床诊断。但是，大部分感染者仍然需要综合判断，即病史、临床表现和体征、实验室检测结果三个要素。其中实验室检测结果对精准诊断 HSV 感染有重要支持作用。

了解就诊者的性行为方式和 STIs 的风险评估、检查临床表现和询问症状是进行 STIs 筛查与否的因素，患者医学常识背景和表述能力可能干扰临床医生的判断。而 HSV 感染可以是无症状的，STIs 的实验室筛查是确诊感染的重要环节。STIs 诊断通常可以作为 HIV 感染的风险标志，皮肤黏膜损害可以促进交叉感染 HIV。因此对高危人群的 STIs 与 HIV 伴随检测对精准诊疗具有重要意义。

复发和亚临床 HSV-2 感染病例的病毒颗粒脱落比 HSV-1 感染者更频繁,并且 HSV-2 患者感染 HIV 风险会增加 2~3 倍。因此,对感染者治疗预后、感染 HIV 和性伴被感染的风险评估需要首先了解感染者的 HSV 亚型。

一、皮肤黏膜损害、疼痛表现与检测方法选择

感染者有 HSV 相关的自限性、复发性、疼痛性和水疱性或溃疡性病变。如果存在生殖器周围皮肤黏膜病变,应通过分子生物学方法或组织细胞培养对病变 HSV 亚型进行鉴别来确认生殖器疱疹的临床诊断。HSV 的分子生物学检测的灵敏度超过 90.9%,特异度超过 95%。分子生物学方法已经被广泛应用在临床检测,这种方法还可以用于诊断 HSV 的中枢神经系统感染和全身感染。除非患者是播散性感染,否则分子生物学方法不宜采用血液标本检测来诊断生殖器疱疹。组织细胞培养的灵敏度低,溃疡脱颗粒窗口期很短,而且还有间歇性脱颗粒的特点。皮肤黏膜损害后期的检测灵敏度急剧降低。直接免疫荧光和免疫层析检测同样对典型的皮肤黏膜损害有较高的灵敏度和特异度。

二、性活跃人群与检测方法选择

在性活跃人群中,生殖器疱疹的临床诊断面临诸多挑战,部分感染者在临床评估时并未呈现出明显的 HSV 相关水疱性或溃疡性病变。MSM 中生殖器 HSV 直肠炎在 HIV 感染者群体中更为常见;而在女性同性恋者

（women who have sex with women, WSW）中,HSV-2在女性性伴之间的生殖器传播效率相对较低。这些特殊情况均增加了临床诊断的复杂性,需要综合多方面因素进行判断。

三、孕妇和低龄患者与检测方法选择

建议对曾经有生殖器疱疹病史的孕妇进行HSV筛查。研究表明,临近分娩确诊生殖器疱疹的孕妇传染给新生儿的风险高达30%~50%;而在产前有复发性疱疹病史或在妊娠前90日有生殖器疱疹的孕妇,传染给新生儿的风险<1%。分娩时出现生殖器疱疹复发的孕妇,应该采取剖宫产以降低新生儿HSV感染风险。对于低龄患者,由于其生理特点及免疫状态可能与成人有所不同,在检测方法选择及结果判读时需格外谨慎,应充分考虑到年龄因素对检测准确性及疾病转归的潜在影响。

四、病因的筛查流程

（一）不同病程阶段的筛查要点

1. HSV感染初期至水疱阶段　该阶段皮损组织中有大量的病毒颗粒,可采用组织细胞培养、抗原检测、分子生物学检测等方法及时确诊。

组织细胞培养检测是基础研究的重要环节,商品化的培养液和器材已经为开展细胞培养提供了极大的便利。但是组织细胞培养需要实验室环境和专业技术人员,且检测周期长,不同实验室之间检测结果差异大,通常临床实验室不用于病例的诊疗服务。

病原体分子生物学检测方法已经被公认为"金标准"，不仅灵敏度和特异度高于组织细胞培养检测，并且可以鉴别 HSV-1 和 HSV-2。常规基因扩增检测是采用多样本集中检测模式，对疑似患者需要再次复诊。如果采用 POCT- 核酸检测模式，则可以减少复诊的失访率。

HSV 抗原免疫层析法检测的灵敏度和特异度已有提高，并且可满足随时检测的要求，减少复诊的失访率，提高临床诊疗效率。由于操作简单，不需要专业设备，为就诊人数少的医疗机构、基层实验室、现场检测等提供了便利。但是目前的商品化 HSV 免疫层析试剂盒尚不能区分 HSV-1 和 HSV-2。国内 HSV 免疫荧光检测试剂盒尚无国家药品监督管理局（national medical products administration，NMPA）注册产品。以上检测均需要使用水疱液、溃疡分泌物等样本，阳性检出率与样本采集的规范性有很大关系，可能出现假阴性结果。

2. **水疱开始收敛和进入结痂阶段**　皮肤黏膜的病毒被廓清而无法查到病原体，但 HSV 未被清除，而是进入抗体和抗病毒药物不容易到达的脊髓神经鞘中隐匿起来，此时 HSV 颗粒排毒快速减弱，采用组织细胞培养或抗原检测的阳性检出率非常低，甚至采用灵敏度和特异度非常高的分子生物学检测的阳性率也会明显降低；同时由于 HSV 病毒颗粒是间歇性排毒，即使有典型的生殖器疱疹的临床症状和体征，仍然可能得到阴性检测结果。

在机体的细胞免疫和体液免疫作用下，HSV 被机体免疫系统识别并产生抗体,随抗体浓度升高,可逐步被各类血清学方法检测到。血清学检测可在感染后 1~4 周检测到 IgM 抗体,2~6 周检测到 IgG 抗体。患者的病程差异以及免疫反应的异质性可能导致机体产生抗体的时间不一致,部分患者的抗原和抗体可同时被检测为阳性。HSV 抗体检测不受间歇性排毒的影响,且样本获取方便,感染者阳性结果时间长,因此在抗原或核酸未检测到的情况下,抗体检测是一个极好的确定患者感染的辅助实验,IgM 和抗体亲和力可以提示近期感染或复发感染。

(二)血清学检测的影响因素

血清学检测结果需要科学地认识和客观地评价。感染者检测结果受以下 2 个要素影响。

第一是 HSV 感染自然病程与免疫反应的特点,即抗体产生的滞后性和早期抗体水平低于检测限;感染者首先产生 IgM 抗体,随着疾病的自然缓解和 / 或治疗,IgM 抗体浓度逐渐降低,甚至可低于检出限;当再次感染或者复发,IgM 重新出现,本质上 IgM 与 HSV 病原体激活有关。IgG 抗体在 IgM 抗体之后出现,无论是否治疗、复发或再感染,IgG 抗体一经产生终身存在。

第二是检测技术的方法学差异,不同检测方法的灵敏度和特异度均有差异,造成一定比例的假阳性和假阴性。HSV 血清学筛查假阳性会带来潜在的社会心理危害。将美国食品药品监督管理局批准的 HSV 亚型特异性血清学试剂盒用于 HSV-2 患病率为 16% 的 10 万名人群,血清学检测发现 15 840 例真阳性和 15 960 例假阳性

（阳性预测值为 50%）。我国目前缺乏大样本 HSV 血清学阳性率的基础数据。

为了满足临床精准诊疗的服务需求，应提供分子生物学和免疫学的检测方法，至少包含但不限于区分 HSV 亚型的检测方法，血清学至少要包含 HSV 亚型特异性的 IgG 抗体检测方法，以提高对患者的临床症状和体征的不同病程做精细区分的能力，且可以针对病程、临床表现和方法学差异采用适当的检测方法。

需要强调，HSV 感染的病程是渐进过程，抗原和抗体的检出和转归是渐变的，绝非跨越式的改变。因此，医生需要了解 HSV 感染病程与实验室开展的检测方法的特征，合理选择检测方法和采样标本，对检测结果需要结合临床症状和体征进行综合判断以做出医疗决策。实验室应该优化筛选、评估和管理 HSV 感染的工具和策略。应优先评估需要 HSV 血清学筛查的人群，以及抗体水平和特殊人群的特征，包括孕妇和 HIV 感染者。迫切需要研究 HSV 感染对孕妇和 HIV 感染者或有 HIV 感染风险者结局的影响。

第二节　检测结果与医疗决策

预后评估和患者咨询取决于所感染 HSV 的类型。在没有生殖器皮肤黏膜病变的情况下，型特异性血清学测试可用于辅助诊断 HSV 感染。在为 STIs 患者或有感染风险者提供护理的临床环境中，应提供 HSV 的型特异性病毒学和型特异性血清学检测。HSV 引起的病变在 HIV 感染者中很常见，且 HIV 感染会使 HSV 病毒颗粒脱落增加，可能导致 HSV 感染症状加重和呈现非典型特征。因此，所有生殖器疱疹患者都应接受 HIV 检测。

核酸扩增检测方法可以提高正确管理生殖器疱疹疾病的能力。有助于缩短准确诊断和治疗的时间，从而有可能降低 HSV 的传播风险和全球负担。

数十年来医护人员将美国传染病委员会年度报告作为对低龄人群的重要临床指南，为感染的表现、病因、流行病学、诊断和治疗等提供了最新的临床指导。

使用抗病毒药物的目标是治疗生殖器疱疹感染，减轻生殖器疱疹症状，改善患者生活质量并尽量避免病毒传播给性伴。有研究认为，HSV-2 血清学检测阳性者每日服用 500mg 伐昔洛韦，传播风险降低了 48%。然而，这些药物既不能根除潜伏病毒，也不会阻止停药后复发。

如果接受抗病毒治疗后皮损持续或复发，应怀疑出现阿昔洛韦耐药，可检测病原体耐药基因，或进行组织细胞培养，并进行药物敏感性表型谱检测。免疫功能正常的 HSV 感染患者对阿昔洛韦的耐药性较低；免疫功能低下个体的耐药率可高达 25%。

第三节　技术应用

近几年因为传染病防控需要，国家和政府投入巨资建设和普及标准化的基因扩增实验室,为开展高水平的临床分子生物学检测奠定基础。日益进步的检测技术需要配合高理论水平的认识,管理标准和要求也要随之不断优化。这涉及人员技能培训、仪器设备校准、试剂检测性能、标准操作程序和检测结果判断等因素。因此,上岗前技术人员要参加专业机构组织的技能培训和考核;全程深度参与对仪器设备的调试校准,是熟悉和掌握操作特性的必要步骤,切忌由供应商技术人员代替;参阅培训课或者专业机构历年颁布的试剂评价报告,遴选优质品牌试剂,切忌将成本作为唯一评估的依据。

一、人员技能培训和资质

1. 根据工作岗位要求,技术人员应接受生物安全防护、医学伦理和 / 或临床分子检测等技能培训,考核后获得上岗资格,并参与日常实践和熟练技能操作,持续对技术人员进行能力评估。切忌放任仅仅参加理论学习并且拿到所谓"上岗证"的技术人员独立操作。

2. 根据工作岗位要求,接受 STIs 知识和检测技能的专业培训,掌握 STDs 自然发生发展规律、生物标志物变化和检测方法的医学背景,并且获得上岗资格。

3. 兼职参与临床和基础科研的技术人员,应接受包括提取、量化、纯化核酸的基本技能培训,接受包括库构建、测序平台操作和数据初步处理的高通量测序技能的培训。接受应用软件分析测序数据和生物信息学解释的培训,并且经过评估才可参与工作。

二、实验室设置和管理

1. 实验室应符合《实验室生物安全通用要求》(GB 19489—2008),二级生物实验室标准,《医疗机构临床基因扩增检验实验室管理办法》(卫办医政发〔2010〕194号)的设置和管理等要求。

2. 制定质量管理体系文件,执行标准化操作程序,并记录实验流程。

3. 遵守 ISO15189 和美国病理学家协会质量管理体系的基本准则:"做所写的,记录所做的"。实验记录和报告要根据检测数据事实为依据。

4. **检测性能验证** NMPA(截至 2025 年 4 月 2 日)公布的 HSV 检测试剂多达 317 款,其中绝大部分是抗体检测试剂盒,分别检测 HSV-1 和 HSV-2 的 IgG 和 IgM 共 4 种抗体;有 27 款核酸检测试剂盒分别可以检测 HSV-1 和 HSV-2。理论上,上市前的临床评估要满足大于 90% 的灵敏度和特异度,然而目前临床实践中对检测结果的反馈令人不是很满意。由于试剂原料来源、方法学、靶基因、亚型组合、生产工艺等因素差异,对同一批标本在不同实验室之间,甚至同一个实验室不同批次的检测结果仍然存在差异。实验室应严格审核试剂说明书、临床评估报告,以及检测方法学。

检验科技术人员要培养仔细研读说明书和技术资料的习惯和意识,充分理解所开展检查项目的指标性能、临床价值。应由实验室核心的质量和技术主管、技术人员、产品技术支持人员共同制定性能验证方案，并且由检验科技术人员全程主导新项目检测系统的性能验证工作。制定方案和实施验证是了解检测系统特性的必要环节，是熟悉检测系统、设备操作、检测特性，以及发现问题和优化方案的过程。确保正式开展项目时已经熟练掌握操作技术要领和质量要求。

检测性能验证至少包含但不限于以下指标：符合率、准确度、重复性、线性、最低检出限。标本涵盖各不同病程皮肤黏膜损害的分泌物和血清等，除分子生物学检测方法要鉴别亚型外，还要增加其他病原体干扰的特异性检测。

三、HSV 病原体检测

(一) 标本类型和处理

1. 离体的标本在干燥或低温环境下很快失去生物活性。若进行组织细胞培养检测，应立刻洗脱在 SP4 保养液中并且阶梯式降温冻存，或在 60 分钟内感染细胞爬片的单层宿主细胞。

2. 送检标本可以是各类分泌物，也可以是脑脊液等体液。

(二) 组织细胞培养和鉴定

1. 组织细胞培养是唯一获得具有生物活性 HSV 的途径。由于技术条件和检测周期限制，很少用于临床常规检测，主要是专业机构或者研究所用于基础研究和应用研究。随着商品化的器材和培养基日趋完善，为广大技术人员开展 HSV 组织细胞培养和鉴定提供了可能。

2. 感染的宿主细胞需要通过直接免疫荧光反应进行鉴定。注意要找到宿主细胞内典型的包涵体,而不是悬浮在宿主细胞表面的颗粒。

(三) 直接免疫荧光检测

1. 对组织细胞培养是否感染 HSV 具有非常高的灵敏度和特异度。

2. 皮损分泌物涂片直接免疫荧光检测,需要注意实验过程中容易脱片导致假阴性,或分泌物中有干扰物质导致假阳性。

(四) 分子生物学检测

1. 分子生物学检测是 WHO 推荐诊断生殖器疱疹的"金标准"。应根据临床需求配置分子生物学检测系统和技能储备。必要时,提供分子生物学 POCT 技术和常规分子生物学技术服务。对所有检测系统都应进行性能验证和一致性比对。

2. *US7* 基因存在单核苷酸多态性,可能导致单基因检测漏检的风险。

3. 有关 HSV 分子分型、耐药机制等的研究尚在初级阶段。

(五) 抗原免疫层析法

1. 免疫层析法检测 HSV 有广泛的应用场景。对水疱或早期溃疡分泌物检测灵敏度和特异度等效于分子生物学,但是其他标本或病程检测灵敏度明显低于分子生物学。

2. 免疫层析法的试剂盒主要通过酸碱裂解细胞和释放 HSV 抗原。加入 "A" 试剂后反复揉捏拭子洗脱上皮细胞,确保等待数分钟后细胞中 HSV 颗粒充分裂解、释放抗原后,再加入 "B" 试剂,否则会导致假阴性。

(六) 耐药检测

1. 有关 HSV 耐药表型的检测有待完善,需要引入 HSV 标准病毒株耐药检测溯源体系与折点判断标准方案。

2. 临床持续性皮损和频繁复发病例亟待实验检测技术和标准的突破,特别是合并 HIV 和 HSV 感染者的疗效检测。

3. 有关耐药基因和耐药机制的研究亟待突破性成果。

(七) 关于 HSV 抗体检测试剂盒

1. HSV 型特异性血清学检测基于 HSV 特异性 gG2 (HSV-2) 和 gG1 (HSV-1)。使用前需仔细审阅说明书技术参数。

2. 关于 IgM 检测试剂中抗原亚型特异性目前仍然存在争议。国内试剂盒生产企业提供了购买境外原料 IgM 抗原的亚型特异性产品证明,并且 IgM 抗体试剂盒获得了 NMPA 批复。但 2006 年有报道指出 IgM 检测不具有型特异性。IgM 的出现与病原体存在有关。在首次感染后最早产生 IgM,病情稳定或处于隐性状态,IgM 逐步降低甚至消失,再次感染或复发又会出现。生殖器疱疹性伴的血清学检测有助于评估感染的风险。

（八）溯源体系

美国菌种保藏中心（American Type Culture Collection，ATCC）提供了 41 种 HSV 参考菌株或核酸物质，还有宿主细胞。例如：ATCC 提供 VR-260（HSV-1 病毒株）和 VR-540（HSV-2 病毒株）菌株、VR-539DQ（HSV-1 定量基因组 DNA）和 VR-540DQ（HSV-2 定量基因组 DNA）分子生物学标准品，以及 CCL-81（来源猴肾组织的 Vero 细胞）和 STAT1 KOCCL-81-VHG（*CRISPR/Cas9* 基因编辑敲除 *STAT1* 基因的 Vero 细胞。注：增加感染病毒载量）宿主细胞供研究。

英国国家生物标准与控制研究所（National Institute for Biological Standards and Control，NIBSC）提供 WHO 国际标准品 16/368（HSV-1 基因组 DNA）和 17/122（HSV-2 基因组 DNA）。

国家药品标准物质查询与订购平台 370015（HSV-1 IgG 抗体检测）、370016（HSV-2 IgG 抗体检测）和 370084（HSV-1+HSV-2 核酸检测）标准品。

第五章　质量管理

检测实验室的全面质量管理对获得客观、公正、科学的检测结果非常重要，检测质量水平的高低，反映一个实验室的综合实力。为保证实验室的有效运作和检测质量，本章主要介绍试剂评估和室间质量评价。

第一节　试剂评估

试剂上市前的临床评估通常由 STIs 医疗和质量管理的专业机构组织实施。并且符合《涉及人的生命科学和医学研究伦理审查办法》和《人类遗传资源管理条例实施细则》管理要求。

一、临床评估医疗机构要求

医疗机构必须登录 NMPA 官网的政务服务门户，进入办事指南的医疗器械临床试验机构备案信息系统申请注册，获取开展临床评估的资格。具备临床评估所需的专业技术水平、组织管理能力，开展伦理审查工作，以及准备与所开展临床试验相适应的人员、设施和条件等。常规开展相关检测项目和 / 或疾病诊疗项目，应具有相关诊断结果解读和疾病处置的能力，具有防范和处理临床试验中突发事件和严重不良事件的应急机制和处置能力;具有能够满足临床评估需要的受试人群;具有必备的实验室检测条件,满足相关的检测实验室资质认定要求等。

临床试验机构应能够确保临床评估严格按照方案实施,并能够配合产品注册申报过程,包括进行必要的补充试验、配合申办者组织的监查和稽查,以及药品监督管理部门、卫生健康管理部门开展的检查等。

二、人员资质与专业能力要求

技术人员必须参加 NMPA 的医疗器械临床试验质量管理规范的技能培训,并且考核通过获得资格证书。临床评估主要研究者应具有设计并实施相关临床试验的能力、具有试验体外诊断试剂临床试验所要求的专业知识和经验,应熟悉相关的临床评估法规要求。参与人员经培训后应熟悉相关检测技术的原理、适用范围、操作方法等,并能够对检测结果进行正确判读。临床评估统计学负责人应为具有相关专业背景、专业能力的人员。

三、方案设计与多中心写作规范

申办者应根据试验目的,综合考虑体外诊断试剂的预期用途、产品特征和预期风险等,组织制定科学、合理的临床评估方案。根据产品特点和产品性能评价需要,有必要针对各个临床试验目的,分别进行科学的临床试验设计,包括选择适当的临床试验设计类型,确定适合的对比方法、受试者入组 / 排除标准和临床评价指标等,并进行科学的样本量估算。临床试验方案经伦理委员会批准后应在临床试验全过程中严格遵循。通常一个评估项目需要三家及以上有资质的医疗机构共同参与，各个临床试验机构应执行同一临床试验方案，方案中对试验设计类型、对比方法选择、受试者选择、评价指标、统计分析方法、样本量估算和质量控制要求等做出明确的规定，并根据各机构情况合理确定样本量分配计划。

特别强调资料的真实性和完整性。临床评估数据表内容至少包括唯一可追溯的样本编号、人口学信息(性别、年龄)、受试者临床诊断背景信息、样本类型、检测结果等。需要时附临床试验原始图谱等。

四、科学分析和客观解释

绝大多数情况下，参比试剂和待评估试剂的检测结果是一致的，关键问题是如果分析标本的两种试剂检测的差异结果。要有第三方检测来验证更加符合临床诊断的试剂，并且需要科学、合理的解释。

要辩证地分析统计学结果，不能仅仅将统计学数据作为选择系统的唯一标准。如果没有纳入充分的病例数和不同病程，通过这些检测值所得到的统计结果是不可信的。

五、临床试验核心要素

核心要素包括临床评估是否有生殖器疱疹诊疗专业机构参与、涵盖病例数量和感染部位、标本类型、参比方法和产品品牌、评价指标。性能验证是否涵盖极端病程病例(极早期)和足够的病例数。有时无法获得极早期病程的病例标本,需要实验室专门配制梯度浓度待检标本补充了解检测性能的特性。

六、存在的问题

HSV 的检测体系和临床评估的技术能力目前仍在低水平,有几个关键问题亟待解决。

1. 日常监测质量体系的室内质控品和室间质评标本缺乏溯源量值。

2. HSV 病原体感染病程与血清转化。

3. HSV 亚型 IgG 和 IgM 的 4 种抗体对临床诊疗的价值。

4. 血清学检测试剂盒的靶标溯源性。

5. 分子生物学 HSV 亚型和基因型的定性和定量检测溯源标准物质。

第二节 室间质量评价

室间质量评价(简称"室间质评")的目的是了解各实验室检测值的一致性,针对性地解决临床问题,推进本地区更高质量的检测水平发展。开展 HSV 检测的各类实验室应参加由专业机构组织的室间质评。所有实验室对同一批次的质控品进行检测,若质控品具有溯源性,则所得检测值具有准确性。专业机构通过分析反馈数据了解本地区该检测项目的检测特征、系统误差方向和范围、发现个别检测系统误差问题等,为改进检测质量提供基础依据。各实验室通过实验室之间、人员之间和不同设备的检测,比较检测靶值的差异和评价,及时改善检测的质量。

一、强制性和真实性原则

各实验室应本着提高技能水平的原则参加室间质评活动,管理者不应将评价活动与医院和个人的绩效挂钩,增加试剂供应商和实验室技术人员负担,导致技术人员填报不真实的反馈数据;还可能出现私下相互比对结果,在发现与兄弟单位的检测结果有差异时,反复检测,从而掩盖可能真实存在的技术和管理问题,也会助长不良风气的蔓延,失去了质量评价的意义,违背了质控目的的初衷。

二、检测系统和仪器

应由原厂代表或者被原厂授权的代表进行安装、调试、校准。实验室技术人员应能够熟练操作,同时高水平掌握检测技能。

三、试剂选择

检索 NMPA 网站,把获得的众多产品与专业机构正在应用或评价报告过的产品进行比对。遴选产品首先满足质量水平,其次是服务质量,最后是价格。

四、样品溯源

使用美国典型菌种保藏中心（ATCC）、英国国家生物标准与控制研究所（NIBSC）、国家药品标准物质查询与订购平台等专业机构提供或发布的标准物质。

五、质控品制备原则

1. 评估基因扩增质控水平的标本应是标准毒株，或已知基因背景信息的毒株。质控品有两种：一种是病原体悬液，通过组织细胞培养增殖，用培养液或缓冲液配制梯度浓度病毒菌悬液，数字 PCR 标化分子测定单位浓度，分装后低温保存。另外一种是将病毒标本使用优质商品试剂盒抽提核酸，Nanodrop 测定核酸浓度，缓冲液稀释和调整 DNA 的终浓度，数字 PCR 标化单位浓度，分装后低温保存。

2. 评估 HSV 抗原检测的标本应是标准毒株，或已知临床信息的分离毒株。通过组织细胞培养增殖，冰浴环境下超声波破碎细胞释放包涵体，用细胞培养基稀释配制适当浓度（以微弱反应为主），数字 PCR 标化单位浓度，分装后低温保存。

3. 实验室配制标本无法反映真实的检测性能。临床就诊者的病症、感染状态、泌尿生殖道菌群、未知干扰等因素存在个体差异。当需要了解某种单一干扰因素或检测系统或质量的水平时，可以将疑似干扰效应物质混合在质控品中。例如：在无 HSV 感染的异常白带中添加低浓度的 HSV 培养物；质控品中添加一种或数种低浓度定植菌；质控品中混入近源同属的其他病原体；还可混入避孕药、栓剂化学物质等。要以临床发现问题为导向，设计混入的干扰物质。

4. 根据考核目标设计单个标本靶值水平和质控品组合的难易程度。专业机构组织者本着循序渐进的原则，针对临床检测中存在的问题，制定规划和计划制备符合管理目标的室间质评标本。通常质控品由 5 支组成。单支标本中物质的构成和浓度、多支质控品靶值谱的差异等，构成了每一次质控目标管理的要求。

六、实施技巧

1. **控制每支标本量**　每支质控品仅提供略多于一次检测所需的标本量。技术人员应对标本进行一次检测和数值记录。所有试剂盒都要求有配套的采集拭子。质控品不要使用拭子标本，非配套拭子的干扰会影响部分实验室的检测结果，建议发放液体标本。

2. **随机分组**　为了杜绝私下相互串通检测值的行为，真实反映临床实践中存在的质量问题，每次室间质评活动的质控品组合应随机地分组。可以是相同靶值的质控品编排顺序不同，或超过 5 种靶值质控品的不同组合（每组 5 种质控品）等。有时可将相同靶值的质控品放在一组质控品中的不同位置，可以及时发现检测中存在的共性技术和管理问题。

3. **限时检测**　应根据考核目标设置检测时间限制。

免疫层析法抗原检测应从收到标本的即刻进行处理,并且在检测后 1 小时内反馈结果。抗体和核酸扩增自收到标本的下一个常规检测日处理,并且随常规报告时间、即刻反馈质控检测值和结果。

4. 图像上传 用手机拍摄抗原免疫层析法检测等肉眼判断的检测结果,上传组织机构。

七、评价

1. 核酸检测 定性检测结果与预期值一致。Ct 值误差范围 ≤ 2 个值为符合。

2. 抗原检测 定性检测结果与预期结果一致为符合。

3. 每组质控品由 5 个标本构成,检测符合 ≥ 4 支为本次质评活动合格。

推荐阅读

[1] 陈泽伟, 梁诗晴, 岳晓丽, 等. 2010—2023 年中国生殖器疱疹流行趋势及时空分布特征. 中华流行病学杂志, 2025, 46 (1): 101-106.

[2] 中华人民共和国国家卫生和计划生育委员会. 生殖器疱疹诊断: WS/T 236—2017.[2024-12-21]. https://www. ndcpa. gov. cn/jbkzzx/crb/common/content/content_1656317047995174912. html.

[3] ASHER G N, FELTNER C, HARRISON W N, et al. Serologic screening for genital herpes: updated evidence report and systematic review for the US preventive services task force. JAMA, 2023, 329 (6): 510-512.

[4] AYOUB H H, CHEMAITELLY H, ABU-RADDAD L J. Characterizing the transitioning epidemiology of herpes simplex virus type 1 in the USA: model-based predictions. BMC Med, 2019, 17 (1): 57.

[5] BIBBINS-DOMINGO K, GROSSMAN D C, CURRY S J, et al. US Preventive Services Task Force. Serologic screening for genital herpes infection: US Preventive Services Task Force recommendation statement. JAMA, 2016, 316: 2525-2530.

[6] CARROLL K C, PFALLER M A. Manual of clinical microbiology. 13th ed. Rockville: American Society for Microbiology Press, 2023.

[7] CONNOLLY K L, BACHMANN L, HILTKE T, et al. Summary of the Centers for Disease Control and Prevention/National Institute of Allergy and Infectious Diseases Joint Workshop on

genital herpes: 3-4 November 2022. Open Forum Infect Dis, 2024, 11 (5): ofae230.

[8] EGAN K P, AWASTHI S, TEBALDI G, et al. A Trivalent HSV-2 gC2, gD2, gE2 nucleoside-modified mRNA-LNP vaccine provides outstanding protection in mice against genital and non-genital HSV-1 infection, comparable to the same antigens derived from HSV-1. Viruses, 2023, 15 (7): 1483.

[9] EGAN K P, HOOK L M, NAUGHTON A, et al. An HSV-2 nucleoside-modified mRNA genital herpes vaccine containing glycoproteins gC, gD, and gE protects mice against HSV-1 genital lesions and latent infection. PLoS Pathog, 2020, 16 (7): e1008795.

[10] FELTNER C, GRODENSKY C, EBEL C, et al. Serologic screening for genital herpes: an updated evidence report and systematic review for the US preventive services task force. JAMA, 2016, 316 (23): 2531-2543.

[11] GOVERNMENT OF CANADA. Genital herpes counselling tool.[2024-12-21]. https://www. canada. ca/en/public-health/services/infectious-diseases/sexual-health-sexually-transmitted-infections/canadian-guidelines/sexually-transmitted-infections/genital-herpes-counselling-tool. html.

[12] JOHNSTON C. Diagnosis and management of genital herpes: key questions and review of the evidence for the 2021 centers for disease control and prevention sexually transmitted infections treatment guidelines. Clin Infect Dis, 2022, 74 (Suppl 2): S134-S143.

[13] LIANG Y Y, ZHAI H Y, LI Z J, et al. Prevalence of Ureaplasma urealyticum, Chlamydia trachomatis, Neisseria gonorrhoeae and herpes simplex virus in Beijing, China. Epidemiol Infect, 2018,

147: e59.

［14］ LOOKER K J, JOHNSTON C, WELTON N J, et al. The global and regional burden of genital ulcer disease due to herpes simplex virus: a natural history modelling study. BMJ Glob Health, 2020, 5 (3): e001875.

［15］ LOOKER K J, WELTON N J, SABIN K M, et al. Global and regional estimates of the contribution of herpes simplex virus type 2 infection to HIV incidence: a population attributable fraction analysis using published epidemiological data. Lancet Infect Dis, 2020, 20 (2): 240-249.

［16］ PATEL R, KENNEDY O J, CLARKE E, et al. 2017 European guidelines for the management of genital herpes. Int J STD AIDS, 2017, 28 (14): 1366-1379.

［17］ PRINCE H E, BATTERMAN H J, MARLOWE E M. Characterization of serum samples with discordant results in 2 herpes simplex virus type 2 IgG assays. Sex Transm Dis, 2022, 49 (5): 353-359.

［18］ SHI M, ZHANG X, CHEN M. Prevalence of herpes simplex virus 2 among MSM in Mainland China: a systematic review and meta-synthesis. AIDS Res Ther, 2022, 19 (1): 46.

［19］ STONE J, LOOKER K J, SILHOL R, et al. The population impact of herpes simplex virus type 2 (HSV-2) vaccination on the incidence of HSV-2, HIV and genital ulcer disease in South Africa: a mathematical modelling study. Ebio Medicine, 2023, 90: 104530.

［20］ US PREVENTIVE SERVICES TASK FORCE. Serologic screening for genital herpes infection: US preventive services task force reaffirmation recommendation statement. JAMA, 2023, 329 (6): 502-507.

[21] VITALE S, LOUBATIER C, CANNAVO I, et al. Problematic molecular diagnosis of HSV-1 infection due to a single nucleotide polymorphism in the US7 gene. J Clin Virol, 2019, 110: 42-44.

[22] WORLD HEALTH ORGANIZATION. Herpes simplex virus. [2024-12-21]. https://www. who. int/news-room/fact-sheets/detail/herpes-simplex-virus.